国医大师
路志正
临证精要

『十三五』国家重点图书　国医大师文丛

主　审　路志正

主　编　胡镜清

副主编　江丽杰　郑昭瀛　路喜善　路金华

参　编　刘燕君　李玉波　吴　朦　许伟明
　　　　刘　刃　王传池　唐有瑜　叶汝萍
　　　　阙　翼　何　昆　胡嘉同　杨　琪
　　　　蔡嫣然　张冀东

人民卫生出版社

图书在版编目（CIP）数据

国医大师路志正临证精要 / 胡镜清主编 . —北京：人民卫生出版社，2016

ISBN 978-7-117-23829-8

Ⅰ . ①国… Ⅱ . ①胡… Ⅲ . ①中医临床 – 经验 – 中国 – 现代 Ⅳ . ①R249.7

中国版本图书馆 CIP 数据核字（2016）第 310761 号

人卫智网	www.ipmph.com	医学教育、学术、考试、健康，购书智慧智能综合服务平台
人卫官网	www.pmph.com	人卫官方资讯发布平台

国医大师路志正临证精要

主　　编：胡镜清
出版发行：人民卫生出版社（中继线 010-59780011）
地　　址：北京市朝阳区潘家园南里 19 号
邮　　编：100021
E - mail：pmph @ pmph.com
购书热线：010-59787592　010-59787584　010-65264830
印　　刷：北京铭成印刷有限公司
经　　销：新华书店
开　　本：710 × 1000　1/16　印张：12
字　　数：215 千字
版　　次：2017 年 3 月第 1 版　2023 年 8 月第 1 版第 3 次印刷
标准书号：ISBN 978-7-117-23829-8
定　　价：38.00 元
打击盗版举报电话：**010-59787491**　E-mail：**WQ @ pmph.com**
质量问题联系电话：**010-59787234**　E-mail：**zhiliang @ pmph.com**

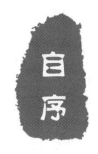

　　国医大师路志正,行医 70 余载,学验俱丰,医之楷模,国之瑰宝。我久慕先生之名,心中充满期许,但始终未得愿侍立左右求教。与路老结缘始于 2004 年,我调至中国中医科学院广安门医院工作以后,与先生渐渐熟络起来,虽只是些工作上的日常事务,但能时常与路老探讨岐黄之术,求索为医之道,深感老人家真乃一代鸿儒大医,敬慕之情,倍感于心。在那时,便盼望能有缘进一步向先生求教。机缘巧合,2012 年 3 月 24 日,在陈可冀院士主办的"岳美中学术经验传承座谈会"后,路老正式向我发出了邀请,希望我可以协助他老人家编写《路志正医学丛书》,在与路老进一步的交流过程中,得知这将是一套全面梳理、总结并升华路老一生学术思想的系列书籍,我深感荣幸之至,虽畏事之艰巨,然能借此机会钻研学习路老思想,自是欢喜不已,欣然受命。在梳理、总结路老这一生学术思想的过程中,我也最终经过了路老的考核,收我为徒,我成为路氏医门中的一员,而我又多了一位德高望重的老师,以及极有造诣的众同门。

　　自此,我悉心研读路老著述,一有时间即随诊先生左右。路老阐发岐黄之学,尤以脾胃与湿论治百病最为系统完整。路老传承李东垣、吴澄、叶天士诸家脾胃论治思想,总结了"持中央,运四旁,怡情志,调升降,顾润燥,纳化常"的脾胃十八字诀。我每每默习此十八字,总叹先生提纲挈领,微言大义,系统全面地概括了脾胃论治的诸维度!后我在学习路老"湿论"的学术思想中,细细体会其诊其治、其方其药,不揣浅陋,提出路老湿论十八字"审三因,察湿征;本中土,宣化渗;轻扬剂,和百病",得到了路老以及师兄高荣林主任医师等的首肯。首次在本书中略加阐述,以求教于同道。

　　几年来,感恩老师的谆谆教诲与细心辅导,感恩老师与我如父子般的传道授业解惑。除了对路老深厚的理论功底与丰富的临床诊疗实践经验略有些感悟之外,我更为敬佩路老在业医治学过程中无处不在的三点精神——勤勉、创新和谦逊!

路老的勤勉体现在学、思、行的各个方面。首先路老勤于临证，始终不离中医实践之根本。在整理《包钢日记》的过程中，可以看到路老在包钢工作期间，大量的临床实践，仅仅一年不到的时间，就在如此高强度的工作之余记录了长达十万余字的临床病例，可见当时临床工作任务之繁重。路老的勤勉其次体现在勤于总结、归纳与思考，总以临床实践中的所见、所闻、所得、所思甚至所失，加以记录、整理、分析。路老有一句话始终挂在嘴边，要想学好中医就要"白天看病、晚上读书，只此一途，别无他法"。我们可以看到路老不光自己整理，还特别重视临床中与别人分享，教学相长。在《路志正临床基础讲稿》一书中，路老在繁重的临床工作之余还不忘给西学中的医生补习中医基础理论，而且广涉《内》《难》，着实让人敬佩。

路老的创新精神是其学术之树长青的根本。路老特别注重顺应时代潮流，结合临床实际，不断继承并发扬中医基础理论。纵观路老一生，在学术上的创新主要集中在脾胃论与湿病证治方面。路老常说："非我发前人之未备，只是时代赋予了我这样的机会。"三因学说对于中医学的发展起到了关键的作用，然今之三因有别于古之三因，外湿多转为内湿；饮食饥饱无常多转为饮食过剩；人们生活节奏变快、压力过大；吸烟、酗酒；全球气候变暖、大气污染严重等，路老正是基于对人们生活工作方式变化的认识，通过长期的临床实践总结，反思先贤之经验，形成了自己独特的学术体系。脾胃论方面，路老强调调理脾胃十八字诀："持中央、运四旁、怡情志、调升降、顾润燥、纳化常。"治疗湿病方面，我们首次在本书中提炼出路老湿论"审三因，察湿征；本中土，宣化渗；轻扬剂，和百病"的基本思想。路老之创新，无不是在传承了古代大家之精髓，又顺应时代变迁，结合社会需求，积累升华而成。这正是路老学术生命力恒久弥新的根源所在。

路老实乃容儒、释、道之集大成者，其谦逊之情给我们学生树立了高尚的表率。路老常教诲我们"三人行，必有吾师"，中医之学问浩如烟海，为学一定要虚心向别人求教。无论在临床诊病，还是在生活中，路老谦逊之心更多体现的是他的一种胸怀和品德。

路老通过他的言传身教让我们受益良多，每每想到老师所给予我们的，内心都不能平静，也希望可以做一些事情回馈于恩师。2015乙未之年，恰逢中国中医科学院建院60周年，举院同庆，六十一甲子，意义非凡。在科学院名医名家系列丛书中，受科学院学术处之命与路老之托，我承担了《国医大师路志正临证精要》一书的编写工作。经反复考虑，并向路老商请，选择从"临证思想探源"、"诊疗策略专论"、"临床案例赏析"和"临证治学要旨"四个方面来阐释其临证精粹。

本书的完成首先要感谢路老对我的无私教诲。因为要编写这本书，我才得以较为全面地通读路老亲著以及同门哲人阐述路老学术思想的高作，其中的收获足以抵消编写中的辛苦！不仅让我对路老脾胃新论和湿论的学术思想有了新的认知，于我在中医理论和临证思维上也有太多收益。再者，我要感谢参编的学生们，尽管我也是希望借这种方式让他们较为系统地学习路老思想，但个中的艰辛也是自不待言的，但相信他们会因为参加此次编写工作而受益终生。最后还要感谢中国中医科学院组织此次名医传承工作的学术处谢琪处长、彭锦主任医师等。

因时间有限，加上我才疏学浅，学习路老思想还尚未能得其要义，难免挂一漏万，不当之处，请诸君指正！

胡镜清
2015 年 10 月国庆假期定稿于北京

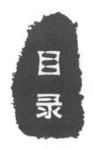

第四篇 临证治学要旨

第一篇
临证思想探源

篇首短语:路老学贯古今,学验俱丰,已然自成体系。然无论学术思想还是临证,其核心均以脾胃与湿为要。他的"持中央,运四旁,怡情志,调升降,顾润燥,纳化常"脾胃新论知者已众,我们更于此提出"审三因,察湿征;本中土,宣化渗;轻扬剂,和百病"为路老湿论要点,以便后学提纲挈领学习路老从湿论治诸病之学术思想。

第一章 新时代新变化，病多涉脾胃之因

现代社会丰衣足食、物质文明高度发达，人们往往过食肥甘厚味、起居无常、劳逸过度、工作精神压力大，病伤脾胃者日益增多。然今之脾胃与古代既有相同之处，亦有诸多新的临床特征和病机变化。路志正国医大师正是充分认识到这一变化，继承阐发东垣"内伤脾胃，百病由生"、吴澄"理脾阴"和叶桂"养胃阴"之说，提出了新时代调理脾胃法"持中央，运四旁，怡情志，调升降，顾润燥，纳化常"，广泛运用调理脾胃法于风湿病、胃肠病、眩晕、痹证、胸痹、中风、痛风、高血脂、冠心病、干燥综合征等诸多病证治疗中，均取得较好疗效[1]。

一、内伤因素

1. 饮食失调——古之饥饱无常与今之饮食过盛　金·李东垣创立脾胃内伤论，提出"内伤脾胃，百病由生"，被后世称为"补土派"始祖。其认为脾胃是元气之本，亦为升降的枢纽。从时代背景看，李东垣生活于南宋北金对峙的混战时期，战争频繁，民不聊生，战乱之后，疾病流行。东垣所处时代的脾胃之病应多为饥饱无常所致。随着时间推移，现代社会物质生活水平逐步提高，获取足够食物已不是大多数人的难题。相反，在食物种类愈发丰富、味道愈发可口的同时，饮食过盛问题悄然而至。早在《黄帝内经》中已指出："饮食自倍，肠胃乃伤。"现代人们肥甘厚腻之品食用过多，饮酒无节制，嗜食辛辣、生冷。"饮食失调"虽仍是脾胃受损的主要病因，但其内涵在当今社会已然趋向于"饮食过盛"为主。

---

[1] 冯玲. 路志正脾胃学术思想探微——新时代内伤脾胃的致病因素[J]. 中华中医药杂志,2010,25（5）:693-696.

2. 情志失调——古之悲恐与今之忧思 战争年代,七情致病因素多有悲愤与惊恐。而现代社会,随着科技的发展,不管是农业还是手工业已逐步向机械自动化转变,造就了越来越多的脑力劳动者。工作压力大,人际关系复杂,竞争日益激烈,人们思虑过度,肝郁乘脾;心火过盛子病及母,进而导致脾胃受损而变生诸病。《素问·举痛论》曰:"思则心有所存,神有所归,正气留而不行,故气结矣。"脾为土脏,坐处中州,脾气主升,胃气主降,为人体气机升降之枢纽,升降有序,气机通畅,人即安康。一旦思虑太过,气机郁结,气结则水谷不能正常运化,脾不升清,胃不降浊,以致积滞中阻而形体无以所养,故而出现食欲不振、脘腹胀满、四肢乏力等症。

3. 劳逸失调——古之劳力与今之劳神 "劳则伤气",在以体力劳动为主的时代,人们往往易耗伤气导致气津耗损过度而出现少气乏力、神疲懒言等症。时代变迁,现代社会经济发展迅速,劳动方式发生转变。许多年轻人夜以继日地工作,深夜不寐,生物钟颠倒,大脑不得休息,未能做到很好的劳逸结合,过度劳神则心血耗伤,思虑伤脾而致脘闷纳呆、腹胀便溏等症。另一方面,随着社会进步,代步工具的增多以及大都市拥堵的交通环境,使得许多人每天上下班的路上时间就要2~3个小时,身体缺乏适当的运动和锻炼,身心失调,使得精神抑郁、烦躁,人之气血不畅,阴火内生,脾胃运化功能失职而变生诸症。

二、外感因素

1. 六淫致病——古之"南方多湿"与今之"北方亦多湿" 在我国江淮流域,经常可见阴雨连绵、高温湿热的梅雨气候,人们易犯湿邪,素有"南方多湿"、"湿热为患,十之八九"、"吾吴湿邪害人最广"之说,此为外在气候之湿。而随着时代进步,冰箱、空调的普及,今人衣着日减、寒温失调,多喜食寒饮冷,此为当今时代人们内生湿邪的主因,更无南北东西地域的区分,同时,北方人嗜食咸味厚重辛辣刺激之品等,久之也易损伤脾胃而生湿,所以今之湿不单局限于南方,北方亦多湿伤,故路老提出"北方亦多湿论"。路老还从我国北方四季气候特点,论证了每一季节各种邪气夹湿致病的表现及临床病理特点。同时结合流行病学调查的结果阐述了北方湿邪致痹之因,指出风寒暑燥均可夹湿致病[1]。

2. 路老也注意到近年雾霾频发,多从湿化为患,也是湿邪为患不分地域

---

[1] 路志正,路洁.北方亦多湿续论[J].中华中医药杂志,2006,21(9):515-518.

的原因之一　仲景在《金匮要略》中,率先将雾作为致病的五邪之一,明确指出:"五邪中人,各有法度……湿伤于下,雾伤于上……雾伤皮腠。"近代医家陈其昌在其《湿证发微》一书中分别对时令之湿、水谷、雾露、川泽、秽浊、伏气之湿作了阐述[1],其认为湿散为雾,湿凝成露,湿聚成水,而有五饮、五水说。雾霾天气是近年来频现的恶劣天气[2]。雾霾的产生是由于逆温层阻碍空气对流运动而导致近地层空气中的各种有害气体、汽车尾气、烟尘以及水汽等无法向上向外扩散。人们已经意识到雾霾对肺部的危害,但往往忽视雾霾之入内化湿,病伤脾胃之变。当然,恶劣天气还会使我们的心情灰暗压抑,加上因工作压力产生的焦虑,久之则肝失疏泄,气机郁滞,乘克脾胃。

3. 其他因素　当代疾病多为慢性疑难性疾病,病程长,取效困难。在长期的治疗过程中,因其失治误治,损伤脾胃,也是现代疾病多及脾胃的主要原因之一。有医者贪功,多用攻伐峻剂,或超量用药,致脾胃受伤,也有以虚妄补,久致滋腻而伤脾胃。再者,如抗生素、激素等化学药物滥用误用,更是当今病多及脾胃的重要原因。

总之,随着时代以及环境变迁,调理脾胃法的理论基础悄然演化,病及脾胃的病因也随之发生了改变,路老通过探索不同时代背景下脾胃病的病因病机,提出适应新时代的调理脾胃法——"持中央,运四旁,怡情志,调升降,顾润燥,纳化常",传承创新,发展了从脾胃论治现代疾病的新思维和新视角。

[1]毛开颜.陈其昌及其《湿证发微》[J].河南中医,2005,25(5):19-20.
[2]王润清.雾霾天气气象学定义及预防措施[J].现代农业科技,2012,(7):44.

第二章　调理脾胃十八字诀

国医大师路志正行医七十余载,特别重视中医理论研究的继承与创新。在遵循中医整体观念和辨证论治原则的基础上,提出了"持中央,运四旁,怡情志,调升降,顾润燥,纳化常"系统调理脾胃的学术思想。现将路老调理脾胃学术思想简介如下,以启后学。

一、持 中 央

中医学是我国具有独特理论体系的一门学科,它在继承中国古代哲学、道家观念、易学思想的基础上,形成了独特的思想体系与思维方式,始终把人与自身(即灵与肉)、人与人、人与社会、人与自然关系的平衡与和谐作为宇宙万物存在的理想状态以及人生追求的最高目标。路老认为在当下作为一名中医师,特别要注重培养并坚守中医的原创思维。如何培养中医的原创思维呢?路老指出中医药学深深根植于中华传统文化这棵参天大树。自古有云:"秀才学医,笼里抓鸡。"培养充实的文化底蕴对于成为一名中医师大有裨益。"上知天文,下知地理,中晓人事"实为医生所必须具备之素养。"持中央"作为路老调理脾胃十八字诀的开篇之词,既有表达临证立法处方准则之意,更重要的是强调医者需领悟中华文化之精髓,形成较为系统的中医思维。

1. 中庸之道,执中致和　"持中央"不仅作为医理指导诊疗,更高层面反映了中医需具有的中华文化之底蕴。"持,握也"(《说文解字》),"持弓矢审固"(《礼记·射义》)。"持"又引申为控制、掌握。"持中央"之"持"是立足、居于、把握的意思。"持中央"有广义、狭义之分,广义上强调中医应遵循中庸之道,顺势而为。"持中央"之"中",既体现的是中华民族对宇宙万物的根本认识:人与自然界中的所有事物都不是孤立存在的,而是息息相关的一个整体;又体现了当医生处理矛盾问题时的行为准则:不偏不倚,执中而致和。

医道即人道,亦达天道;救人即做人,皆达君子人格。《中庸》:"君子中庸,小人反中庸。君子之中庸也,君子而时中。小人之反中庸也,小人而无忌惮也。"《素问·调经论》曰:"夫阴与阳皆有俞会。阳注于阴,阴满之外,阴阳均平,以充其形,九候若一,命曰平人。"可以看到,前者做人中,君子"时中"的思想与后者救人中,"平人"之思想一脉相承,都表达了中华文化之"中庸之道"。

正是因为中医学和中华文化的密不可分,路老特别强调为医者应该广涉百家之所长,不断领悟行医之道。

路志正,字子端,号行健,"行健"二字便是出于《周易·乾》:"天行健,君子以自强不息。地势坤,君子以厚德载物。"路老一直以此为座右铭,不断鞭策自己。儒家强调"有为",讲个人对他人、对社会的责任与使命,不懈奋斗的精神境界,哪怕遇到再多的艰难困苦,也不放弃努力,不断地追求。路老的字号表达了路老对于儒家思想的深刻认同,但同时,路老认为有为不是强为,老子道家的思想,作为一名医者同样要给予足够的重视。老子说:"为学日益,为道日损,损之又损以至于无为,无为而无不为。"所表达的是"因物之性,顺物之情,顺势而动"的思想,就是依顺事物的本性,依顺人的本性真情,依据本性和规律去办事,自然而无为。医者,唯有持中央,怀仁心承仁术,方可利及天下。

2. 脾胃为后天之本,气血生化之源,持中央方可安和四方　"持中央"狭义上是指在治疗疾病的过程中,应始终围绕中州脾胃的特性和生理功能,结合脾胃与其他各脏腑的生理病理关系治疗有关的各种疾病。路老所提出的"持中央,运四旁",与《素问·玉机真脏论》之"脾脉者土也,孤脏以灌四旁者也",以及《素问·太阴阳明论》之"脾者土也,治中央,常以四时长四脏"有异曲同工之妙,是系统调理脾胃学术思想的高度概括。

(1)持中央以滋养五脏:自东垣以下,历来有"补肾不如补脾"之说,凡出现肺气虚、心血虚、肝阴虚、肾精虚等各种五脏精气血津液不足或虚损劳伤,都可以在滋养本脏的基础上,持中央补养后天以助五脏生化,充养五脏之体,"调脾胃即所以安五脏"。叶桂《临证指南医案·卷一·虚劳》指出"上下交损,当治其中"。《类经·论脾胃》中强调"治五脏以调脾胃"。《慎斋遗书·卷二·辨证施治》又云:"诸病不愈,必寻到脾胃之中,方无一失……治病不愈,寻到脾胃而愈者颇多。"《医门揽要》指出:"盖脾胃强盛则饮食消化,而津液生生不息矣。故古人云:调养脾胃,乃医家王道。"以上都充分说明了脾胃为后天之本,调理脾胃治疗五脏的意义。

(2)持中央以生养血气:脾胃为气血生化之源,凡气血不足之证,临床上见到各种出血、贫血、月经量过多等血虚病变,采用健中养血为主,归脾汤之类是也;凡见习惯性感冒,气息短促,倦怠乏力,气短懒言,语声低弱,言语无力,不耐疲劳等气虚病变,不论何脏气虚,都可以采用健脾补气固表的方法治疗,四君子汤或六君子汤之类是也。

由此可见,临证当时时顾护中焦脾胃,斡旋中央,帷幄四方。于病黎,唯有持中央,调后天,才能摄纳有常。

二、运　四　旁

"运,移徙也"(《说文解字》),"转也"(《广雅》)。因天时而行罚,顺阴阳而运动(《新语》)。"运"取通达、运送之义;四旁是一个相对的概念,五脏、六腑、四肢、经络相对于"中央"脾胃比较,统称为四旁。张景岳提出:"脾为土脏,灌溉四旁,是以五脏中皆有脾气,而脾胃中亦有五脏之气,此其互为相使……故善治脾者,能调五脏,即所以治脾胃也。"运四旁是指将五脏中存在的物质、能量、信息流动和交换,通过良性疏导而达到周身,营养四肢百骸。

1. 构建"四旁"的空间维度　"中央"与"四旁"之描述,在空间维度上,试图使医生的思维跳离开书本上的二维平面,转而构建一个以"脾土"为中心的三维甚至多维的形象。四旁者,左右上下也。左右应肝胆,上下言心肾。"四旁"与"中央"从地理方位而言:东西南北,加上中构成五方;从空间立体而言:上下左右,加上中构成五面;从五脏而言:心主火属南,肾主水属北,肺主金属西,肝主风属东,脾主湿属中央。在临床中,应时刻以"土"所对应的象为中心,梳理好四旁四方之关系从而达到动态的平衡,此为王道。

2. 构建"四旁"的时间维度　"中央"与"四旁"之描述,在时间维度上,试图使医生始终注重一年四季之变化,顺应四时阴阳之变化。从季节而言:春夏秋冬分属四季,加上长夏,构成四时五季;从气候而言:风热燥寒,而湿居其中。《素问·太阴阳明论》指出:"脾者土也,治中央,常以四时长四脏,各十八日寄治,不得独主于时也。"也就是说,脾属土,土生养万物,位居中央,为其他四脏之长,所以脾不单独主一时,而是寄旺于四季的立春、立夏、立秋、立冬节气前的十八天。因此说,凡是各季最后一个月(辰、戌、丑、未月),是中央土寄旺于四时的月份,这四个月各最后十八天是脾本气旺盛之期,脾实不易受到邪侵。同时,也强调了脾一年四季皆旺,脾旺万物皆旺,具有滋养生长其他脏腑的作用,即"治中央,常以四时长四脏",只要中央脾土功能正常,其他四脏就会得到脾胃运化的精微物质滋养灌溉。

3. "四旁"以运为要　《金匮要略》云:"五脏元真通畅,人即安和。"此为人体健康的基石,也是治愈疾病的最终目的。路老认为:安和四旁以运为要。脾主一身之运化,而胃又为六腑之一,以通为用,所以脾胃总以运为要。唯运才能通达四旁。

"运"以气机为本,协调脏腑、四肢百骸。肝随脾升,胆随胃降,若四旁失运,则土气冲和,脾不能升而胃不能降,肝脾并郁而不升,胆胃同滞而不降;肝木主升,若肝木不升,生机抑遏,下焦生热;胆木化气于相火,胆木右降,则相火蛰藏,若胆木逆升,相火上炎,肺金被克,清气郁蒸,上焦生热。金木者,水火所由以升降也,木直则肾水随木而左升,金从则心火随金而右降。木曲而不直,故肾水下润,金革而不从,故心火上炎。此皆中土失运,升降失司,气机失调,五脏失和之病。可见临证中,需通晓各脏腑之特性,把握脾胃与其他脏腑的关系,知其与四时、四方六合之变,所处地域、人之禀赋、水土、生活习俗之异,达成脏腑协调和谐之目的。

再者,"运四旁"与"持中央"密不可分,相辅相成,相得益彰,只有持中央,四旁才得以运转,更助中枢之硕健。

三、怡 情 志

"怡,和也"(《说文解字》),"乐也"(《尔雅》),"怡然自乐"(《桃花源记》),和悦、愉快的意思。"夫百病始生也,皆生于风雨寒暑,清湿喜怒,喜怒不节,则伤脏,脏伤则病起于阴也"(《灵枢·百病始生》)。《黄帝内经》中"喜怒"为"情志"之代称。五志各伤所对应五脏为病。"怡情志"即是调情志以达五脏和悦之义。

现代社会竞争尤为激烈,社会关系复杂,社会心理因素对身体健康形成的危害也越来越大,西医学模式由原来单一的生物医学模式转变为生物—心理—社会医学模式。在两千多年前的《黄帝内经》中就明确提及"怒伤肝"、"喜伤心"、"悲伤肺"、"恐伤肾"、"思伤脾"等七情致病因素的存在。在临床中我们发现,很多疾病仅仅依靠药物治疗,效果并不显著,还需结合"治神"的方法。

历代医家多奉《黄帝内经》为圭臬,不论在四诊和临证中,还是在养生保健、针灸等方面均非常注重人的"神",如《素问·移精变气论》所说:"得神者昌,失神者亡。"可以看出"神"在人体中具有十分重要的作用。《灵枢·九针十二原》:"……粗守形,上守神,神乎神,客在门……"《灵枢·小针解》"……神者,正气也"及"上守神者,守人之血气有余不足"明确要求高水平的医师在临床中需时时顾及患者的"神"。

情志致病与肝的关系最为密切,肝气和则五志易和,肝气乖则五志乖。肝失疏泄,气机郁滞,乘脾克胃。现代工作生活方式常思虑过度,久坐少动,久之则思虑伤脾,久坐伤肉。所以,路老强调"怡情志"多肝脾同治,以条畅气机为先。

四、调 升 降

"调者,和也"(《说文解字》)。"调升降"的关键在一个"调"字,调是调理、理顺、调畅、恢复正常生理功能或状态的意思,"调"到不偏不倚,含有"中庸""中正"之义。"调升降"主要针对中焦脾胃升降失常而设,使脾气上升,清阳得升,胃气下降,浊阴得降,中焦气机不致壅滞,升降有序,生理功能自然恢复,不是指单纯的补气或升提,也不是指单纯的行气或降气,而是升中有降,降中有升,升降并用。

1. 升降相因,法于自然 "升降"在自然界主要指大气的升降,才有一年四季气候的变化,才有万物的春生、夏长、秋收、冬藏。春夏阳气升发,则清阳上升,秋冬阳气沉降,则浊阴下降,阴阳交泰,化生万物。"升降"存在于一切物器之中,是自然界普遍存在的一种现象,也是自然界一切事物的普遍规律。一切物器都有气机,所有气机皆有升降运动,升降有序,万物才能生生不息。这是古代哲学对自然现象的概括。"气之升降,天地之更用也""高下相召,升降相因"。古代医家从"天人相应"的观点出发,认识到人体亦有升清降浊的运动规律。《素问·六微旨大论》说:"升降出入,无器不有。故器者,生化之宇。器散则分之,生化息矣。故无不出入,无不升降""上下之位,气交之中,人之居也""气交之分,人气从之,万物由之,此之谓也"。如升降乖戾,就会导致自然灾害的发生,没有升降出入在自然界就没有万物生长,在人就没有生命活动,所以《素问·六微旨大论》又说:"出入废,则神机化灭;升降息,则气立孤危。故非出入,则无以生长壮老已;非升降,则无以生长化收藏。"

2. 五脏六腑之气机,升降出入皆应有常 调升降不仅指的是脾胃之升降有序,这其中也包括了肝气的升发与调达,肺气的宣发与肃降,肾所主之纳气等,人体中的气机运动不只上升与下降这一个过程,而是应当使得气机符合其本身运行之规律。

肺位居上焦,主气、司呼吸,主宣发与肃降,其气机以肃降为顺,其下降的道路从右侧下行。肝位于下焦,气机宜疏畅条达和升发,故肝气的运动以升为主要形式,其道路在左侧为上升之路。肝肺二脏左升右降,调节着体内气机的升降运动。故《素问·刺禁论》曰:"肝生于左,肺藏于右。"左右为阴阳之道路,肝主升发,从左而升,肺主肃降,从右而降,肝左肺右,犹如两翼,为气机升降的道路。脾胃同居中州,在中焦的气机升降中,脾主升,胃主降,脾胃居中而通连上下,为升降的枢纽。它既可引肾水上济心火,又可引心火下温肾水,以助心肾相交;还可引肝升之气克制肺降之气,亦可引肺降之气克制肝升之气。故

《医门棒喝》云："升则赖脾气之左旋,降则赖胃之右转。"

脏腑的气机升降运动,在生理状态下,是有一定规律的,体现出升已而降,降已而升,升中有降,降中有升的特点。由于人体是一个完整的统一体,各脏腑组织不仅各自进行升降运动以完成新陈代谢,而且各脏腑之间的升降运动又是相互为用、相互制约和相互化生的。共处于升降出入的对立统一体中,共同完成整个机体的新陈代谢,保证生命活动的物质基础——气的不断自我更新,即不断地从外界摄取食物,并将这种物质通过气化作用,升清降浊,摄取精微而充养自身。同时又将代谢产物排出体外,以维持机体物质代谢和能量转换的动态平衡。脏腑气机升降运动的这种动态平衡,是维持正常生命活动的关键。

3. 土为中枢,升降之源 脾为脏,属阴,喜燥恶湿,得阳始运;胃为腑,属阳,喜润恶燥,得阴始安。脾与胃,一脏一腑、一运一纳、一润一燥、一升一降,是阴阳对立与互根的辩证关系,既相互依赖,又相互制约,即相反相成。脾主升清,以升为主,故"脾宜升则健"(《临指南医案·脾胃》);胃主通降,以降为和,故"胃宜降则和"(《临证指南医案·脾胃》)。胃的通降还包括小肠将食物残渣下输于大肠,以及大肠传化糟粕的功能活动在内。胃的通降,相对于脾的升清而言,则是降浊。胃的通降,是继续受纳的前提条件。小肠的受盛、化物功能和泌别清浊的功能,实际上即是脾胃升清降浊功能的延伸和具体体现。大肠的传导变化作用,也是胃的降浊功能的延伸。同时脾胃气机升降也与肺气的宣降、肾的气化功能有关。在脏象学说中常以脾升胃降来概括整个胃肠系统的生理功能。脾主运化升清,体阴而用阳,阳者主升;胃主受纳腐熟,又主通降,体阳而用阴,阴者主降。由此可见脾升胃降是人体气机升降之枢纽,所以《医门棒喝》认为:"升降之机者,在乎脾胃之健。"生理上脾胃纳运相合(《景岳全书·饮食门》引王节斋语:"胃司受纳,脾司运化,一纳一运,化生精气,津液上升,糟粕下降,斯无病也")、升降相因(《临证指南医案》说:"纳食入胃,运化主脾,脾宜升则健,胃宜降则和")、燥湿相合(《临证指南医案》说:"太阴湿土得阳始运;阳明燥土得阴自安")。脾胃纳运功能正常,气机升降协调,则正气旺盛,邪不可干,百病皆无,正如《四圣心源》说:"中气健旺则胃降喜纳,脾升而喜运,水谷腐熟,精气滋生。"当脾不升清,胃不降浊,气机升降失司,则出现诸多疾病,正如《素问·阴阳应象大论》说:"清气在下,则生飧泄;浊气在上,则生䐜胀。"

人体在动态平衡中达到阴平阳秘、精神乃治的平衡状态。关键在于人体气机的升降条畅。路老重视脾胃升降在整个人体气机中的作用,只有升降有序,心肺之阳降,肝肾之阴升,精微物质才能输布全身,糟粕及废物才能排出体外,从而维持人体正常的出入平衡。

五、顾　润　燥

"顾,环视也"(《说文解字》),"顾瞻周道"(《诗经·桧风·匪风》)。引申为顾及,考虑。"顾润燥"就是考虑顾及润燥之性,主要指脾胃之润燥有别。脾喜润恶燥,胃喜燥恶湿。

1. 脾喜润而恶燥,胃喜燥而恶湿　"脾喜燥"之说,是由《素问·脏气法时论》的"脾苦湿,急食苦以燥之"演绎而来,指治疗脾湿证时,用苦味药燥湿。"脾恶湿"之说源出于《素问·宣明五气》和《灵枢·九针论》都提到的五脏所恶:"心恶热、肺恶寒、肝恶风、脾恶湿、肾恶燥。"张景岳注:"脾属土,其应湿,湿胜则伤肌肉,故恶湿。"脾虽主湿,但湿过多,必损伤肌肉四肢,发生痿痹、水肿等证。因而脾之运化不及,则恶湿之过盛。吴崑注:"脾以制水为事,喜燥恶湿,湿胜则伤脾土,急食苦以燥之。"明确把脾喜燥和恶湿两方面联系在一起。吴崑还在其《医方考》中谈到:"然脾胃喜甘而恶苦,喜香而恶秽,喜燥而恶湿,喜利而恶滞。"姚止庵谓:"脾本湿土,而性则喜燥,盖湿极则气滞而不能运化矣。"叶天士云:"太阴湿土,得阳始运,阳明燥土,得阴自安。以脾喜刚燥,胃喜柔润也。"这些论述,探讨了脾胃清浊升降、燥湿喜恶等特征,有利于正确理解脾喜燥恶湿的含义。脾喜燥和脾恶湿性质不同,脾所恶的"湿"是水湿过盛损伤脾阳所致的脾湿证;脾所喜的"燥"则是对脾湿证采取"燥湿"的治疗原则。

"胃喜润恶燥"之论,《黄帝内经》中未曾明示,但有按语,如:"阳明者五脏六腑之海,主润宗筋,宗筋主束骨而利机关也"(《素问·痿论》)。阳明盖指胃,主润宗筋,当作喜润解。又"肾者,胃之关也"(《素问·水热穴论》)。"肾苦燥,急食辛以润之"(《素问·脏气法时论》),皆意在胃之喜润。直到叶天士《临证指南医案·脾胃》"太阴湿土,得阳始运;阳明燥土,得阴自安。以脾喜刚燥,胃喜柔润也"明确指出"胃喜润恶燥"的特性。从脾胃的病理状态来看,则脾为湿土,胃为燥土。这在《黄帝内经》中已明确提出:"阳明之上,燥气治之,中见太阴。太阴之上,湿气治之,中见阳明。"黄元御进一步解释道:"盖足太阴脾以湿土主令,足阳明胃从燥金化气,是以阳明之燥不敌太阴之湿,及其病也,胃阳衰而脾阴旺,十人之中,湿居八九而不止也。"病理上不仅脾湿胃燥,而且脾湿多于胃燥。明代方广说:"脾恶湿而好燥,古方中多用燥药为脾湿故也。然胃火亢盛,口燥咽干,呃哕不食,又当以润剂治之。"路老在总结前人以及个人多年临证经验的基础上,提出"湿邪为病最多最广","百病皆由湿作祟","不独南方多湿,北方湿病亦不少"等观点。并创见性地提出"湿多燥亦多"的观点。

湿与热合,外湿与内湿相合,内热与外热交蒸,常化火伤阴而燥生;外湿伤人,湿邪困脾,或脾运本虚,脾虚脾困不能为胃行其津液,津液敷布失常,当至而不至,不当留而滞留;不当留而留之所湿生,当至不至之处燥生。

所谓顾润燥,直者,调理脾湿胃燥;曲者,兼顾阴阳之润燥,而脾得升清,胃得降浊,继而阴平阳秘,精神乃治。

2. 润燥相因,辨治当中正平和　脾为太阴湿土之脏而主运化水湿,得阳气温煦则运化健旺;胃为阳明燥土之腑而主受纳腐熟,得阴柔滋润则通降正常。故叶天士云:"太阴湿土,得阳始运,阳明燥土,得阴自安,以脾喜刚燥,胃喜柔润也。"然阴阳互根,相互为用,太阴脾脏之阴,既能滋养脾气脾阳,又能济阳明胃腑燥土之阳,使无燥热偏胜之弊;阳明胃腑之阴,既能济太阴脾土之阴,又助脾胃之阳,使无寒湿困阳之厄。故喻昌云:"相连脏腑,默相渗灌。"因此运用甘凉濡润、淡养胃气之法时,须知脾胃为一整体,阳动阴静,治有刚柔,既要防滋腻碍脾,又须避阴柔壅胃,故甘凉濡润之中,佐以辛香、辛苦流动之品,以达到补脾阴而不碍胃阳,培中宫而不燥津液,宣通滞涩而无燥之弊。

脾升,主输布精微于周身;胃降,主受纳腐熟,推陈致新。清升浊降,则中气旺盛,化源充足,如黄坤载《四圣心源》云:"中气旺则胃降而善纳,脾升而善磨,水谷腐熟,精气滋生,所以无病。"脾升胃降相互协调、相反相成,如周慎斋所云:"胃气为中土之阳,脾气为中土之阴,脾不得胃气之阳则多下陷,胃不得脾气之阴则无转运。"概括了两者的辩证统一关系。临证中虽升麻、柴胡、葛根、防风等,能鼓舞下陷之清阳,助脾气之升发,但此类药偏向温燥,易伤阴助火,故在临证中可选荷叶、生麦芽等轻清芳香之品,有升举清阳之功而不伤阴助火,既顾护了脾胃阴津,又达到升发脾之清阳的作用。消食导滞之品又宜以生谷芽、生麦芽、山楂、神曲、鸡内金等为主,同时以八月札、绿萼梅、玫瑰花等理气解郁,以生发脾气,复其升降,增其化源。

脏腑之阴阳属性与其生理功能及所喜恶的环境密切相关,脾喜燥而恶湿,胃喜润而恶燥,肺主升清而恶湿阻,肝体阴用阳而喜柔润,临证之时,必考虑脏腑之阴阳属性和其喜恶,用药勿过于温热而伤其阴,亦勿过于寒凉而碍其阳。此外,药物自身有其刚柔润燥之殊,遣方之时,倘若用药阴柔滋腻,少加入理气畅中之品,以防其碍胃;温补为重,亦不忘佐以滋阴之味,以防其过燥伤阳。做到补而不壅、滋而不腻、消而勿过,才是圆机活法。

六、纳 化 常

"胃司受纳,脾司运化,一纳一运,化生精气。"明确说明了脾胃的功能特点。

脾主运化,运化包括两个方面:一是运化精微,从饮食中吸收营养物质,使其输布于五脏六腑各器官组织。"饮入于胃,游溢精气,上输于脾,脾气散精,上归于肺"(《素问·经脉别论》)。二是运化水湿,配合肺、肾、三焦、膀胱等脏腑,维持水液代谢的平衡。如脾气虚弱,不能运化水湿,则可发生大便溏泄,身重肤肿等症。"诸湿肿满,皆属于脾"(《素问·至真要大论》)。

胃主受纳,胃腑具有接受和容纳水谷的功能,有"水谷之海"之称。《灵枢·玉版》云:"人之所受气者,谷也;谷之所注者,胃也;胃者,水谷气血之海也。"胃气平和则饮食正常;胃气逆则呕吐,食入即出;胃气虚则饥不受谷食。

脾主消磨,胃主受盛,中气旺则胃降而善纳,脾升而善磨,水谷腐熟,精气滋生。路老尝谓:"不纳者胃损,不化者脾伤,纳化皆难则脾胃俱困。凡能纳而不能化者,乃胃不病而脾病也,当治脾;凡纳呆,食之而安然者,乃胃病而非脾病。"脾气主升,胃气主降。纳化失常仍然是脾胃升降失调的问题,其病因可因中虚,可因气郁,可因湿阻,可因食滞等。不一枚举,盖审证查因,随证治之,纳化得常,中焦得运,升降乃调。

"纳化常"作为调理路老脾胃法的最后一个原则,与"持中央"首尾相应,万法归一,不离其中。纳化常既是路老调理脾胃诸法之一,更是路老调理脾胃的终极追求,也是治疗是否有效的评判指标。纳化有常,则患者纳食馨,运化实,营养充,百病难生。

第三章 百病多从湿论治

路志正国医大师临床数十载,对湿病的治疗颇有心得,在辨治上常常从湿入手,每获良效,在其丰富的临床经验基础上逐渐形成湿病辨治体系,是其临证精华的重要部分。我们将其归纳为十八字:"审三因,察湿征;本中土,宣化渗;轻扬剂,和百病。"

一、审 三 因

遵陈无择之三因说,湿之成因不外乎外因(外湿)、内因(情志所伤)与不内外因(饮食、劳倦等),后二者为内湿之成因。

1. 湿病繁杂,首辨内外 湿邪为病,种类繁多,湿邪之来源亦不能一概而论,首当分为外感与内伤。而内外湿又常相互影响,互为因果。

外湿为病,多因气运太甚,或非其时而有其气,致天暑下逼,氤氲蒸腾;或受雾露雨淋;或久居卑湿之地,江河之上;或水中作业;加之正气不足,腠理空疏,湿邪乘虚内侵感而受病。路老更认为当今之空调伤冷,以及近来多发的雾霾亦多从湿化。

内湿为病,每与饮食、情志、劳倦等密切相关。若饮食不节,或饥饱不调,暴饮无度,恣食生冷,素嗜浓茶,或过嗜肥甘厚味,均易导致脾胃损伤,致中气受损,运化不及,内湿停聚。正如《内经》所言:"卑隘之土,易于聚湿。"亦可因情志为病,气机失调,肝、肺、三焦宣化不利,从而影响水液代谢,聚而成湿。或因劳倦所伤,劳力、劳神、房劳过度都会导致脏腑经络气血的失常,尤其耗气伤神,均易导致湿邪内生。

此外,临床上的失治误治屡见不鲜,因失治误治所导致的变证或坏病多有发生,因此而致湿邪内生也是湿病的成因之一。临证时,湿病的治疗当有所析辨,尤其外湿与内湿在治疗上不尽相同,明确区分是诊治的前提。

2. 湿病广泛,南北皆有 六淫致病,各家皆有所论,但风、寒、火、热之邪,向为人所重视,而对湿邪则论述较少,丹溪虽有"六气之中,湿热为重,十常八九"之说,但亦详于热而略于湿。叶天士曾根据江南水乡,沟渠纵横,暑期较长,热迫湿蒸,人处其中易得湿病的特点,明确指出:"吾吴湿邪害人最广"。实补前人之未备。但对北方湿病未曾论及,致使有人认为,北方干燥,刚劲多风,湿邪不甚,而予以忽视。

路老通过多年临床实践,逐渐认识到,湿病非仅南方独有,北方亦不少见,一直强调"北方亦多湿"的观念。只是两者感邪途径有异,受侵脏腑有别。特别是当今时代,人们工作节奏加快,饮食失节,饥饱不调之人增多;随着生活水平的提高和饮食谱的改变,过饮茶酒、冷饮,食肥甘之人日长;冰箱、冰柜的普及,恣食生冷者随处可见,致使脾胃受损,中阳困遏,水湿停聚之证有增无减,屡见不鲜。

3. 长夏湿盛,寄旺四时　内湿与外湿常相互引动,互为因果,故路老在湿病的治疗中十分重视湿邪的季节特点。长夏之气通于"湿","人与天地相应",人与自然界息息相关。疾病的发生,也与时令气候关系密切。湿邪一般多发生于春夏等阴雨、潮湿季节。《医原·湿气论》曰:"湿土旺于四时,而春夏为甚,冬季尤甚。"《时病论·秋伤于湿大意》说:"大暑至白露,正值湿土司权,是故谓之秋伤于湿。"斯时,炎暑下迫,地湿上蒸,人处其中,易感而受病。特别是夏季炎热,人多贪凉饮冷,易损伤脾阳,使运化迟滞,湿浊内生。但湿为土气,寄旺于四时,易兼夹于其他邪气,故在大量的临证中,其他季节亦常见到。

二、察　湿　征

1. 湿邪隐匿,缠绵难愈　湿邪致病,正如刘纯《玉机微意》所言"伤人于瞑瞑之中",《张氏医通》曰:"湿气熏蒸,人多不觉。"因其发病缓,起病隐匿,症状较轻,无风寒之凛冽,无火热之炎暄,初起不易被患者注意,一旦引起重视,则病时已久,病变较深,或波及他脏,就诊时又因他脏病证障人眼目,故易被忽视。临床需细细辨察湿邪为患的各种征象,特别是体征。

湿病之所以起病缓、病程长,主要与湿邪的特性密切相关。湿为阴邪,其性重浊、黏滞,易伤阳气,阻滞气机。气不行则湿不化,胶着难解,故湿邪为病,起病缓慢,传变迟缓,病程较长,往往反复发作,缠绵难疗,如湿温、湿痹、湿疹等病。湿性黏腻,胶着难去,不像热邪清之可除、风邪散之可去、寒邪温之可消的特点,在临床治疗上不能也无法采取快速疗法,汗仅能微汗,下只可缓攻,补只可清补,其湿邪胶着,常喻为"如油入面"。故湿邪为患,一般病程迁延,症状缠绵,传变较缓。医家临证,不可操之过急,诚如《湿温时疫治疗法》所言:"若病家急于求成,医家急于建功,每见速死有之,而病之能痊,一无反复者,则百不见一二也。医家病家切宜慎重。"此言之确切,非临证有所体会而不知[1]。

湿邪为患多有四肢沉重,周身倦怠,头重如裹等症。湿性重浊,"浊",秽浊垢腻也,常致语音重浊不扬,分泌物和排泄物秽浊不洁。除此之外,湿邪若在上则可导致面垢,眵多;湿滞大肠则可导致大便溏薄,下利脓垢;湿邪下注则可导致小便混浊,妇女则可多见带下清稀、黄浊、腥臭;湿邪浸淫肌肤,则可导致湿疹、疮疡、疱疹流脓。

若湿邪阻滞,肺失宣降,津液失其敷布,水道失其通调,则少汗,尿少,水肿,胸闷,痰饮,咳嗽;脾不升清,运化失职,则便溏,飧泻;胃失降浊,则呃逆、嗳气、恶心、呕吐痰涎;心阳不振,不能下温于肾,水液失其温煦,气化不利,则心悸、尿少、水肿,甚则水气凌心;胆不疏泄而上逆,则口苦,黄疸,致湿热蕴结,甚或结石;胃肠传导太过,则泄泻不止;膀胱气化不行,则小便淋沥不畅,或癃闭、水肿。如《时病论·秋伤于湿大意》所说:"因湿致病者,固属不少,如肿满黄疸淋浊等证。"

2. 湿多兼夹,百病乃生 湿性弥漫无形,无处不到,内而脏腑、三焦,外而躯体、四肢百骸、肌肉,均可侵犯。如在湿阻病的流行病学调查中发现,106 例湿阻患者中,病变范围涉及他脏者就有 66 例,占 62.3%。

湿邪可见于临床各科常见病。《六因条辨·伤湿辨》曰:"夫湿乃重浊之邪,其伤人也最广。"路老根据其临床观察,发现湿邪可单独出现于内、外、妇、儿、眼科、疮疡皮各科,也可兼于他邪,衍化出不同证型。如外湿可导致的风湿感冒、湿温、暑湿、风湿痹、寒湿痹、湿热痹、湿疮、湿疹、湿癣等;内湿可导致的眩晕、头痛、失眠、多寐、咳嗽、哮喘、肺痈、胸痹、心悸、胁痛、胃脘痛、腹痛、泄泻、痢疾、黄疸、呃逆、呕吐、鼓胀、癃闭、淋证、带下、阴痒、痛经、月经不调、不孕、鹅口疮、厌食、水痘、解颅、惊风等。而湿邪同样可见于西医学的内、外、妇、儿、皮肤、五官等各科和人体的各个系统病的湿性证候阶段,只是病名不同而已。常见如风湿及类风湿关节炎、肩关节周围炎、纤维组织炎、流行性出血热、肠伤寒、斑疹伤寒、布氏杆菌病、神经官能症、神经衰弱、脑供血不足、鼻窦炎、鼻炎、上呼吸道感染、肺炎、急慢性支气管炎、哮喘、支气管扩张、肺脓疡、胸膜炎、肋间神经痛、胆囊炎、胆结石、急慢性肝炎、肝硬化腹水、胰腺炎、胃炎、胃溃疡、十二指肠溃疡、胃肠自主神经功能紊乱、结肠炎、急慢性肾炎、肾盂肾炎、肾功能不全、尿毒症、糖尿病、泌尿系感染、前列腺炎、良性和恶性肿瘤、妇科带下、月经不调、不孕症、小儿遗尿、小儿消化不良及湿疹、皮炎等多种疾病。

---

[1] 路志正.中医湿病证治学[M].北京:科学出版社.2010.

湿邪的性质,决定它具有容易兼夹其他邪气的特点。吴鞠通以其切身体会,发出"盖土为杂气,寄旺四时,藏垢纳污,无所不受,其间错综变化不可枚举"之感叹。兼症除影响他脏所出现的症状外,还可兼寒、兼热、兼暑、兼风、兼瘀、兼气郁、兼饮邪、兼停食等不同。

湿邪可与其他外邪同时侵犯人体而致病。如风湿痹证,湿邪与风邪同时侵犯人体筋脉关节,可见发热恶风,四肢酸楚,关节肿痛困重,屈伸不利。湿邪与寒邪同时直中脏腑而致脘腹冷痛,呕吐清水,泻下清谷,肠鸣水声。暑湿伤人,可见身热不扬,午后为甚,胸闷呕恶,食少倦怠,大便溏薄,小便短少。湿邪与热邪同时伤人而为湿热证,可见发热心烦,胸满,口渴而不思饮或关节肿痛。若湿热下注大肠,可见腹痛,便泻不爽或下痢脓血,里急后重,肛门灼热。其他外邪伤人亦可导致湿病。如"风为百病之长",风邪为外感病的先导,风邪伤人肌表,致卫外功能降低,使湿邪易于侵入人体,造成风湿病。又如寒邪伤人,易寒凝气滞,损及脾阳,致水湿运化失常而生寒湿证。在湿病过程中,在一定条件下,湿与其他邪气可相互转化。如体质阴盛之人,感受湿邪后,湿邪易于寒化,而成寒湿证;素体阳盛之人,感受湿邪后,易于热化,而成湿热证。暑湿证,治疗不当,日久可伤阴化燥生火。湿证,日久不愈,湿蕴化热,或过用热药,亦可转成湿热证;或过用寒凉药,亦可转成寒湿证,湿热久郁亦可伤阴化燥生风。临证时,确有些患者,所述之症状支离琐碎,不够典型,必须详为审视,认真推敲,方能悉其端倪。

(1)风湿相合:湿邪多兼夹为患,如与风合邪,则为风湿,易侵犯人体而形成上下内外疾病。初起风湿之邪客表,卫阳被遏,腠理开合失司。证见恶风发热,头重如裹,肢体困重,关节酸楚,小便不利,舌质淡,苔薄白腻,脉浮濡,或浮缓等。喻嘉言谓:"风也,湿也,二气之无定体而随时变易者也。""其中人也,风则上先受之,湿则下先受之,俱从太阳膀胱经注入。风伤其卫,湿留关节;风邪从阳而亲上,湿邪从阴而亲下;风邪无形而居外,湿邪有形而居内;上下内外之间,邪相搏击,故显汗出恶风,短气发热,头痛,骨节烦疼,身重微肿等证。"常见的有风湿外感证,见恶寒发热少汗,头重头胀如裹且痛,身困关节酸楚,咳嗽身重,鼻塞流涕,舌质淡红,苔薄白或稍腻,脉浮或濡等;风湿郁热证,风湿之邪,郁久化热,热遏肌肤或关节。见发热口渴,肢体酸胀困重,或关节肿痛不利,或肌肤瘙痒渗液,舌质红,舌苔黄白而干,脉濡数等;风湿阻络证,风湿相搏阻遏经络。证见汗出恶风,短气发热,头身重痛,关节烦疼,屈伸不利,小便不畅,舌苔薄白润或薄黄稍腻,脉浮紧或濡等;风湿夹毒证风湿毒邪浸渍肌肤。见下肢浮肿,溃疡,阴部湿疹,瘙痒,流黄水或足趾间奇痒,妇女黄白带下等。

(2)寒湿兼夹:寒湿俱为阴邪,易伤阳气,阻滞气机,证见神疲恶寒肢冷,头身困重,关节冷痛,屈伸不利,无汗,或胸腹痞满,呕逆,濡泻,小便不利,舌质淡,苔白润,脉沉迟或沉滑等。《素问·调经论》曰:"寒湿之中人也,皮肤不收,肌肉坚紧,荣血泣,卫气去,故曰虚。虚者聂辟气不足,按之则气足以温之,故怏然而不痛。"《证治汇补·湿证》:"伤湿又兼寒,名曰寒湿。因先受湿气,又伤生冷,其证头汗身痛,遍身拘急,不能转利,近之则剧痛,遍身无汗,小便不利,证与风湿相似,但大便转泄耳,宜渗湿汤主之。"

常见的包括:寒湿外感证、寒湿瘀滞证、寒湿痹阻证、风寒湿凝滞筋骨证、寒湿困脾证、肾经寒湿证、大肠寒湿证。

(3)暑多夹湿:有明显的季节性,多见于夏季和秋初。暑湿蕴结,熏蒸灼热。常见口渴不欲饮,神疲肢倦,身体困重,关节酸楚,心烦少寐,汗出不彻,舌质红,苔薄黄,或黄腻,脉濡数,或滑数等。清·费伯雄说:"惟夏季则暑、热、湿三气迭乘,合操其柄","但暑热之气自上而下,湿气自下而上,人在其中,无时无处不受其熏蒸燔灼,致病已非一端,又况起居不慎,饮食不节,其受病尚可问乎?"

感受暑湿之邪,又可分为外感、内闭和暑湿困脾的不同。

(4)湿热互阻:感受湿热秽浊之邪,湿热互结,交蒸遏伏,阻滞气机,纳化失司。证见身热不扬,头身困重,胸痞脘闷,口干不欲饮,纳呆,或面目周身发黄,皮肤丘疹发痒,小便短赤不利,大便溏而不爽,或带下黄稠,秽浊有味,舌质红,苔黄腻,脉滑数或濡缓等。叶天士说:"热得湿而热愈炽,湿得热而湿愈横。湿热两分,其病轻而缓,湿热交合,其病重而速","湿热一合,则身中少火悉化壮火,而三焦相火有不皆起而为暑者哉?所以上下充斥,内外煎熬,最为酷烈。"

湿热内蕴可弥漫三焦,阻滞气机,常见身热不扬,口渴不欲多饮,大便泄泻,溏而不爽,小便短黄,舌质红,苔黄腻,脉滑数等。若湿热痹阻,蕴于经脉,流注关节,气血痹阻,则导致关节屈伸不利或湿热成痿证。若按脏腑来看,又常有脾胃湿热、胃肠湿热、肝胆湿热、肝郁湿热、肾经湿热、膀胱湿热、胞宫湿热等多种情况[1]。

(5)湿瘀互结:湿、瘀同属阴邪,均能阻滞经络血脉的运行。湿瘀关系密切,湿邪阻滞经脉,气血运行不畅,日久成瘀,故在湿邪致病过程中常可见因湿致瘀,湿瘀互结的病理变化[2]。湿瘀互结并非路老独创,正如《金匮要略》中的当归芍药散即为血、水并治的典型。

临床上常见湿瘀互结证,症见胸闷如堵,心胸钝痛,甚或刺痛,心悸怔忡,

[1]路志正.中医湿病证治学[M].北京:科学出版社:2010.

[2]陈光泽.疼痛从湿瘀论治[J].新中医,2006,12(38):73.

头昏头重,精神不振,舌紫黯或有瘀斑,苔白腻,脉濡滑或弦滑。湿阻气机,则胸闷如堵,心胸钝痛;湿邪内阻,血行不畅,"不通则痛",故胸部刺痛;水气凌心,则心悸怔忡;湿蒙清窍,则头昏头重,精神不振;舌紫黯或有瘀斑,苔白腻,脉濡滑或弦滑,为内有痰湿、瘀血之象。反之,瘀血致病,血运受阻,气血不畅,气化失司,水液运行障碍,也会出现肿胀、水肿、流注、痈疡等湿浊停滞病证。

因"湿"、"瘀"在临床上可互为因果,形成恶性循环,湿瘀交阻可致病久缠绵不愈而加重病情。故临床治疗上常以活血利水用于水湿停聚而兼有瘀血证候者,即用活血利水的药物,以化瘀祛湿,此法有活血利水作用。因"血不利而为水",能"瘀血化水"。《素问·汤液醪醴论》说:"去菀陈莝","开鬼门,洁净府。"《素问·针解》说:"菀陈则除之者,出恶血也。"治疗湿证,除用发汗(微汗)、利小便等法而外,《素问》还提出祛瘀利水。近年来亦有不少医学家重视活血利水法,如水气射肺、凌心(肺心病、冠心病、心衰、慢性肾炎、严重水肿等)或关节肿痛兼用活血利水法,均取得较好疗效。临证常用的活血利水药有泽兰、牛膝、刘寄奴、蒲黄、天仙藤、丝瓜络、坤草等。其代表方如桂枝茯苓丸。

三、本 中 土

论湿治湿,本乎中土。无论是湿为患的病因病机,还是论治湿病都以脾胃为本。湿邪外感或内生,其本在于机体正气的亏虚,脏腑功能失常特别是脾(胃)失健运是导致湿邪侵袭或湿由内生的内在主因。在湿病的治疗中,不仅要重视祛湿,更要重视固土培元,从中焦论治,以脾胃为要,扶正为本,祛湿为标,注重通过调理脾胃达到培护正气祛湿利湿的作用。

脾主运化,一则运化水谷精微,从饮食中吸收营养物质,使其输布于五脏六腑各器官组织。《素问·经脉别论》:"饮入于胃,游溢精气,上输于脾,脾气散精,上归于肺。"一则运化水湿,配合肺、肾、三焦、膀胱等脏腑,维持水液代谢的平衡。脾胃虚弱,不能运化水湿,则可发生腹胀、纳呆、便溏、身重肤肿、舌苔白腻润滑、脉沉濡等症。《素问·至真要大论》:"诸湿肿满,皆属于脾。"湿邪为患,迁延缠绵,变化多端,其治亦随之而变,但治疗的关键是调理脾胃。俟脾胃健运,湿自遁形。

"本中土"还强调协调扶正与祛邪的关系。邪气实,而正已虚或因实致虚之时,当运用祛邪佐以扶正,即以祛邪为主,佐以扶助正气。如猪苓汤,用于水热互结,小便不利,淋漓涩痛,小腹胀满,口渴心烦之淋证兼阴伤者,以清热利水为重,佐以滋阴,利水而不伤阴,滋阴以助去水。五苓散,用于水肿,身重,小便不利,小腹胀满,或吐泻交作,兼有脾虚者,以化气利水为主,佐以健脾。又如水臌患者,腹大如鼓,腹壁脉络暴露,尿少,形衰,气短,服舟车丸后,饮独参汤,亦是取祛邪佐以扶正之法。蒿芩清胆汤用于湿遏热郁,阻于少阳胆与三焦,三焦气机不畅所致,治疗以清胆利湿,和胃化痰为主。

若正气已虚而邪气未退尽,或因虚致实之证,又当以扶正为主,佐以祛邪。如济生肾气丸,温补肾阳,化气利水,用于阳虚水泛,小便不利,水肿等证。完带汤,以益气健脾为主,兼以疏肝祛湿,用于脾虚失摄,带脉不固,肝气不舒,湿浊下注的带下,白浊等证。又如肾病终末尿毒症期病势危重,湿浊内壅,尿少,浮肿,呕吐,四肢抽动者,临床上单纯利尿往往尿量不增,单纯止呕、镇痉,呕吐、抽搐依然。只有首以温肾健脾,益气活血为要,改善肾的气化功能。气化行则小便自利,湿浊自化。"化"体现了调动机体自身的内在积极因素,此亦属扶正佐以祛邪法。肺气虚,行水无力,水道不利的病证。常用益肺利水药有黄芪、人参、党参、茯苓、桔梗、薏苡仁等,方如春泽汤、益气止淋汤。脾虚湿困,湿浊中阻,如食少泛恶,脘闷,纳呆倦怠,乏力肢体沉重,尿少,便溏,浮肿等证。常用益气健脾祛湿药有黄芪、党参、白术、扁豆、薏苡仁等,其代表方剂有防己黄芪汤、六君子汤、实脾饮。

四、宣 化 渗

自古以来,治湿之法甚多,路老临床上尤擅长运用宣、化、渗的方法治疗湿病。

1. 宣化渗,三焦分治 路老临床对湿病的治疗倡导遵从温病的三焦辨证法,主要通过宣、化、渗的方法,从上、中、下三焦对湿邪进行分治。

(1)宣法:主要针对上焦湿邪的治法。若湿郁上焦,多见头昏胀痛,胸闷不舒。治宜辛开宣降肺气,使肺气宣畅,外资卫气之宣发以散表邪,内助水道之通调以利水湿。正如"上焦如羽,非轻不举",宣法则主要包含了宣肺利水、祛风散湿等具体方法。宣肺利水即通过宣发肺气以发挥肺之通调水道的作用,适用于肺气失宣,决渎失职,尿少,水肿等证,常用的宣肺利水药有麻黄、防己、浮萍、杏仁、桔梗、橘红、枇杷叶、细辛等。其代表方剂如越婢汤。祛风散湿即通过宣通肌表,祛除肌表、经络、筋骨间的风湿邪气,达到疏风散湿、活血通络、舒筋止痛作用的治疗方法。适用于风湿表证,或风湿痹证,证见恶寒发热,头身重痛,肌肉疼痛,关节不利,腰膝酸痛,苔腻,脉浮、弦等。常用的疏风散湿药有防风、羌活、独活、秦艽、豨莶草、海风藤等。其代表方有羌活胜湿汤、九味羌活汤、独活寄生汤等。

(2)化法:即芳香化湿法,是主要针对中焦湿邪的治法,通过运用芳香化湿药,振奋胃气,苏醒脾气,使中焦气机宣畅,升降复常,则水湿自化。湿阻中焦者,可见脘痞腹胀,呕恶便溏,口淡不渴等症。"治湿不用燥热之品,皆以芳香淡渗之药,疏肺气而和膀胱,此为良法"。凡气味芳香,具有醒脾行气化湿功能的药物,能使脾运得健,气机畅行,气行则水行,脾运则湿化,因此可起到化湿的作用。芳香化湿法用于湿浊内盛,上蒙清窍,阻滞经络,或脾为湿困所致头重如裹,眩晕耳鸣,肢体困重,或脘腹痞满,泛酸呕恶,便溏等。对于湿浊壅盛及湿温、暑湿等病证亦可选用此法。常用芳香化湿中药有藿香、佩兰、香薷、苏梗、白豆蔻、石菖蒲、砂仁。其代表方有三仁汤、甘露消毒丹、藿朴夏苓汤等。

（3）渗法:即用淡渗之品,引湿邪从小便排出,为下焦湿邪的具体治法。"治湿不利小便,非其治也",即运用淡渗的利湿药,祛除体内水湿,具有利水消肿,通淋止痛等作用的治疗方法。适用于水湿内停,小便不利,水肿,淋浊,泄泻,痰饮,湿温,关节肿痛等证。常用的淡渗利湿药有通草、滑石、薏仁、茯苓、猪苓、泽泻、车前子等。其代表方有苓桂术甘汤、茯苓皮汤、五皮饮等。

路老临床运用时,往往是多法合用,上、中、下三焦同治,宣上、化中、渗下并施,但常以中焦为重点,同时顾护到肺之肃降,脾气之运化,肝之疏泄,肾之开合,三焦之气化。对于湿邪侵袭在肌表、经络、脏腑的不同部位,亦采用相应的治法,灵活权变;在表者,宜宣散在肌表之湿,但以微微似汗出而愈,不宜大汗淋漓,以湿性多兼故也;在里宜运脾祛湿。其上者引而越之,其下者引而竭之,驱邪于近途,或从汗解,或从便泄,或从中化。遇有湿从热化而成湿热病,或从寒化而成寒湿病者,或湿阻气机致脏腑功能失调,或遏阻经脉致气血瘀滞,或湿邪过盛聚成水饮,或凝结为痰痹阻于脏腑经络者等,其治万变不离其宗,总以治湿为主线。湿重于热者,祛湿为主,清热为辅,选用辛温与苦温药物相配伍,湿去则热孤;热重于湿者,治宜苦寒清热为主,燥湿为辅,可使热清湿祛而病除;湿热并重者,属于湿郁热蒸,热处湿中,胶结难解的一类证型,徒清热则湿不退,徒祛湿则热愈炽,遣方运药,颇为棘手,只有燥湿与清热同时并进,更要有所偏重,始能收到湿祛热清之效。且治湿病,切忌大辛大热之品,以免过燥伤阴;湿热搏结者虽应苦寒清热燥湿并施,又不宜过用大苦大寒之味,以免湿邪凝滞不化,或化燥伤阴。路氏通过临床验证,从湿痰入手,治愈许多疑难杂病。华云岫在总结叶天士治湿病的经验时曾说:"今观先生治法,若湿阻上焦者,用开肺气,佐渗湿、通膀胱,是即启上闸,开支河,导水势下行之理也;若脾阳不振,湿滞中焦者,用术朴姜半之属,以湿运之;以苓泽、腹皮、滑石等淡泄之,亦犹低湿处,必多烈日晒之,或以刚燥之土培之,或开渠以泄之耳。然三焦又为一整体,用药当互为策应。"

2. 多法治湿,临证巧用　路老虽善于通过分治三焦以治湿病,但临床上

又不局限于此,总以临床实际为根本,常以多种祛湿法相结合,以处理复杂的临床病情。除宣、化、渗外,还包括以下治法:

(1)燥湿法:分苦温燥湿和苦寒燥湿。苦温燥湿法,即运用苦温燥湿药物,祛除湿浊,具有苦温燥湿作用的治法。适用于湿浊中阻,湿浊困脾,或湿滞经络所致的脘闷腹胀,涎多食少,口淡无味,或肢体沉重,酸楚困倦,思睡,苔厚腻,脉濡或滑等证。常用苍术、厚朴、半夏、草果、陈皮。其代表方有平胃散、藿香正气散。

苦寒燥湿法,是用苦寒而燥的药物组方以祛除湿热病邪的治法。适用于温热病证,如胃肠湿热所致腹痛腹胀,大便稀烂热臭,舌苔黄腻等症。常用黄连、黄芩、黄柏、龙胆等药物组成方剂,代表方剂如龙胆泻肝汤等。

(2)温化寒湿法:主要用于寒湿,或作为湿温中的佐药。意在通阳以化湿,即"病痰饮者,当以温药和之"之意,药如桂枝、厚朴等。

(3)清热利湿法:即运用清热渗湿的药物,具有清热通淋,利胆退黄作用的治疗方法。常用于湿热病证,如湿温,黄疸,湿热下注的淋浊,带下,腹泻,下肢丹毒及湿疹等证。药如萹蓄、木通、石韦、茵陈、瞿麦、萆薢、海金沙。其代表方有八正散、茵陈蒿汤、萆薢渗湿汤等。

(4)攻逐水饮法:即使用峻下逐水药,使体内积水通过大便排出,从而达到消除积水肿胀的目的。常用峻泻逐水药如芫花、甘遂、大戟、牵牛子、商陆等,代表方如十枣汤、舟车丸。但现已很少使用。

五、轻　扬　剂

路老临床用药的一大特点是用药轻清灵活,他认为组方用药不在多而在精,量不在大而在中病,贵在轻灵,恰中病机。在湿病的治疗中,轻扬剂的运用更是随处可见。

1. 用药轻扬,以调升降　用药轻扬既是指药量不宜过大,药味不宜过多、过杂,量大药杂味厚,则脾胃难以运化,从而传输不利,则易阻于中州,不但药不治病,而且可伤于药也。更是指在治湿过程中,应以轻清行气,条畅气机,避免壅滞为要。常用辛散芳香之品,避免味厚质腻,以免闭塞气机,助湿内生。

近代名医曹炳章认为:"湿即气也,气化则湿化……故治法必以化气为主,在上焦则宣肺气,在中焦则运脾气,在下焦则化膀胱之气。"路老也十分强调通过调畅以中焦脾胃为主的三焦气机来治疗湿病,所以有了"善治湿者,不治湿但治气""气化则湿化""气行则水行"的说法。路老用药调补脾胃之余强调疏畅气机,尤其善用化湿醒脾开胃和理气之品。常用方剂为三仁汤、藿朴夏苓汤、羌活胜湿汤、甘露消毒丹等[1]。多着眼于肺脾,喜用轻扬药,无论苦温燥湿、清热祛湿、益气健脾,均在方中佐入一二味宣降肺气、化浊醒脾之品,能够调达气机的升降,以利于其他药物更好地发挥作用,如宣肺气常用炒杏仁、炙枇杷叶、桔梗、桑白皮、荆芥穗、薄荷等;醒脾运湿、畅三焦则加炒薏苡仁、草蔻仁、苏梗、藿梗、荷叶、荷梗、炒苍术、半夏、茯苓、炒枳实、厚朴花、茵陈、六一散、木香等;条畅气血用素馨花、鸡冠花、娑罗子、绿萼梅、玫瑰花、鸡冠花等;清热解毒用玉蝴蝶、凤凰衣、金荞麦、金蝉花、马鞭草等;清热利湿用鸡矢藤、椿根皮、石见穿、玉米须等;补气祛湿用五爪龙、金雀根等。药虽轻灵,但可切中病机,收非常之效[2]。反对过用苦寒、滋腻,认为湿为阴邪,"非阳日不化,气滞则难消"。若过用苦寒,则耗伤阳气,致湿邪更盛,郁遏难化。若过用滋腻,则反助其湿,阻滞气机,成胶着难解之势。

2. 重视药对,组合精当 药对是两个药物的特定配伍,可增加药力,提高疗效。路老常用药对,如藿香合佩兰,加强芳香化湿之力。荷梗配苏梗,一升一降,化湿理气。素馨花配玫瑰花,疏肝理气并具活血之力。鸡冠花配椿根皮,清热化湿止带。枳椇子配葛花清热利湿解酒。五爪龙配金雀根,益气健脾利湿,用于湿证兼有气虚者。西洋参配太子参,益气养阴。南沙参配石斛、天冬配麦冬,养阴生津。凤凰衣配玉蝴蝶,清热解毒利咽。金荞麦配鱼腥草,解毒清肺化痰。苍术配白术,健脾燥湿祛湿。防风配防己,祛风化湿利湿。厚朴花配娑罗子,理气化湿醒脾。桃仁配杏仁,宣肺活血利湿。赤芍配白芍,活血和血。桑枝配桑寄生,祛湿通络补肾。忍冬藤配络石藤,祛风湿,通经络。青皮配陈皮,疏肝理气和胃。桔梗配浙贝母,化痰止咳。萆薢配蚕沙,清热利湿化浊。

六、和 百 病

1. 疑难重症,多从湿治 路老在长期的临证实践中发现:诸多慢性疑难重症患者,经中西医多方诊治,或病因不清,或诊断不明,或久治乏功,或失治误治等,其病机复杂,常常虚实兼夹、寒热错杂。起病隐匿不显,治疗时已多脏腑功能受损,上中下三焦同病,病势缠绵,反复发作,治疗用药不易。其发病性质和特点与湿邪重浊、黏滞不爽、胶着难解之势颇为相似,患者亦多见胸脘痞

[1] 张维骏,路洁,刘喜明.路志正教授调升降学术思想之治湿调升降法初解[J].世界中西医结合杂志,2012,11(7):931-933.

[2] 苏凤哲,杨嘉萍.路志正教授用药心法[J].世界中西医结合杂志,2006,1(1):8-10.

满、腹胀纳呆、倦怠乏力、四肢重着酸困、肢体肿胀、大便不爽、小便短涩等脾困湿阻的临床表现。此时，从湿与脾胃论治，常获佳效。脾胃为后天之本，若脾为湿阻或脾困生湿则运化乏力，五脏百骸亦缺所养。恰如周慎斋所说："诸病不愈，必寻到脾胃之中，方无疑是，何以言之？脾胃一虚，四脏皆无生气，故疾病日久矣。万物从土而生，亦从土而归，补肾不如补脾，此之谓也，治病不愈，寻到脾胃而愈者颇多。"路老对上述观点颇为赞同，认为脾为中土，易留湿邪，胃主受纳，其务最繁，因此他治疗慢性疑难重症在中医辨证论治的基础上，多立足脾胃，重视湿邪而每获佳效。

如其从湿热论治糖尿病。路老认为糖尿病虽多为燥热阴伤见症，而究其起因则多为饮食失宜，过食肥甘厚味，酿湿伤脾，脾伤不能运化津液，湿热更伤阴津，湿多津少而燥生。湿为阴邪，其显不著，燥为阳邪，其征昭然。湿热伤脾为本，燥胜阴亏为标。早期治疗当治其本，用药多以化湿醒脾恢复脾运为法，同时叮嘱患者改变不良生活习惯，杜绝起病之源尤为重要。及病已成，燥热之象明显，益气养阴润燥又当兼顾祛湿，湿去而脾困除，津液自然来复。治湿用药以甘辛、辛润、苦润为主，多选用苏叶、荷叶、葛根、苍白术、白蔻、白茅根、芦根、黄连、黄柏等，以免过用辛热再伤阴燥。糖尿病根治不易，此与湿邪胶着不化不无关系。

2. 综合治疗，平和为贵 治湿之难，常令医家困扰。除了内服药物外，路老还善用多种方法综合治湿，如外治法（熏、洗、敷、贴）和推拿按摩、针灸、气功、太极拳、音乐等诸法。

（1）食疗：路老提倡湿病患者应以清淡饮食为主，忌食油腻、辛辣、寒凉、甘甜等壅滞之品，应做到饮食有节，饥饱适度，在药疗的同时，配以食疗。如对于脾虚湿困者，配食黄芪薏米粥，湿困脾土者则以苍术、白术各15g煮粥，临床多行之有效。路老每遇湿病患者，尤其是脾胃不足的患者，常在处方之后配与数味药的小方，煎以代茶。有时还亲自教患者调节情志、饮食，甚至是饮水方式都要交代。路老认为脾胃虚弱之人，一次饮水过多、过快都会妨碍脾胃，影响病情[1]。故其注重对患者药后的护理，均收获良效。

（2）外治法：水肿严重者，可用麻黄、桂枝、紫苏叶、生姜煎水趁热熏洗，得以汗出，而水肿可以减退。脾肾阳虚、水湿不化，而慢性泄泻者，可用吴茱萸、胡椒、艾叶炒热敷于命门和神阙穴，以温阳止泻。寒饮咳喘者，可用生姜、哮喘膏贴敷肺俞和定喘穴，以散寒化饮止喘。

（3）推拿按摩、针灸：根据不同的病情，选择相应的部位和手法，施行推拿

---

[1] 吴深涛, 路洁. 路志正教授治疗湿病五大法[N]. 中国中医药报, 2005-12-29(4).

按摩,以达祛邪除病、健身防病的目的。如寒湿伤脾而腹泻者,可用常规捏脊,重提脾俞、肾俞、大肠俞,亦可按揉神阙、关元穴,或配合艾灸天枢、关元、足三里穴,以温肾健脾,达到止泻之效果。根据不同的病证,选择相应的穴位和针灸手法,进行治疗。如湿热癃闭者,可取膀胱俞、阴陵泉、中极、三阴交,针刺用泻法治之;阴水者,取脾俞、肾俞、气海、水道、足三里、命门等穴交换配伍使用,针刺用补法加灸配合治之。

(4)气功:应用气功方法,以自我身心锻炼为主,增强正气,提高身体素质,发挥人的机能潜力,增强人体免疫功能,从而达到防病治病,益智延年的目的。如淋证,小便频数短涩者,《杂病源流犀烛》记载可用"六字诀"中的"吹"字法,久之"一阳生,气机动",以意引气行小周天,可以治之。慢性腹泻者,可用揉腹功、内养功或静养功等进行治疗,亦有一定效果。慢性肾炎,蛋白尿、水肿者,可练静养功,意守命门,或肾俞、脾俞、气海、关元等穴交替应用,均有较好帮助。

路老强调多法并举,综合治湿,然其中总以"平和"为要。路老尝谓临床用药当补而勿壅,滋而勿腻,寒而勿凝,热而勿燥,贵在"疏其气血,令其调达,而致和平"。无论用药、调养,内治还是外治,都要强调平和,太过与不及均不可取!

再者,平和也是路老治百病所追求的目的,通过祛邪与扶正,恢复人体平衡健康状态,达到平和,"以平为期",终是医者之所求。

第二篇
诊疗策略专论

篇首短语：策略，乃实施的路径也。路老临证诊疗策略，体现了路老中医辨证论治思维体系下的具体实施路径，包括辨治方略、三因制宜、配伍用药与治养结合四个专题论述。

第一章 辨治方略

路老经过多年的临床实践,形成了独具特色的辨治方略。在处理病证关系方面,认为要勿囿西医病名,强调辨证的精确和规范;临证时,要注意把握好"三因制宜"及"抓住主要矛盾"等原则;治疗时,注重整体治疗、诸法并用;用药方面,往往性味相反的药物同时出现在一个方中,润燥兼顾,升降并用,虚实同调,消补合一,寒温相配,且用药精到,轻灵活泼;重视药对,增加药力;强调炮制,功用各异;善用药茶,方便实用;提倡合理使用稀有和有毒中药。路老这些辨治方略及思想,给后学以启迪。

一、勿囿西医病名,强调辨证的精确和规范

在当今医学条件下,如何处理好中医学、西医学对疾病的认识差异,如何坚持和发挥中医的辨证论治特色优势,路老提出了自己独特的观点。

1. 辨证论治勿囿西医病名 路老认识到,中、西医学形成的历史条件和对疾病观察的方法不同,因而产生两种不同的理论体系。中西医学各有所长,互相补充,相得益彰。西医在化验检查方面,确较中医为优,对了解病情、观察疗效有很大帮助。但要突出中医特色,切实提高中医临床疗效,仍需重视辨证论治。辨证论治是中医之精华,是中医提高疗效的不二法门,切不可被西医病名、西医诊断所囿而束缚思路,孟浪用药,而犯虚虚实实之戒,致变证百出。如路老诊治一名 61 岁男性老年患者(1974 年 3 月 28 日),半个月来高热 38.8℃,胃纳呆滞,右胁下可触及小鸡蛋大小之包块,经各方检查,确诊为胆囊管结石,结石为混合型。外科医生认为须手术治之。患者年老体弱,不愿手术,要求路老诊治。路老以补中益气汤培补中气为主,佐以金钱草、鸡内金等化湿消积之品,补消兼施,终排出结石,并未一见结石即一味强攻。

另外,路老还提出,对于中医书籍上没有记载的疾病,只要遵照中医理论进行辨证,亦可治愈。如以养血柔肝法治 10 岁女孩"指甲不长";以中医湿病、

外科理论为依据,治愈钢水灼伤、瓦斯爆炸的严重灼伤工人;以"山岚瘴气中人"理论,治愈"严重一氧化碳中毒后遗症"等,都是西医学确诊,治后复查证实痊愈之病例[1]。

2. 强调辨证的精确和规范　路老认为,辨证是一个精确而客观的过程,并非模棱两可、路路皆通的主观思辨。中医的客观性表现在辨证的精确和规范上,患者的症状和体征是客观的,通过对客观表现的分析,认清疾病的本质,这就是辨证的过程。唯有准确辨证,"有是证,用是药",熟练掌握中医的经方、验方、时方、偏方、自拟方等的功能、主治及适用范围,临床方能游刃有余。

路老始终提倡辨证论治过程的规范和统一。他在《读〈证素辨证学〉有感》一文中提及,朱文锋教授的《证素辨证学》一书,以证素为核心,将辨证体系归纳为证候—证素—证名之间复杂的三阶双网结构。从患者的症状体征出发,结合现代技术、流行病学调查、名老中医经验和文献资料,将辨证的关键、核心称为证素,将证素有机综合就可辨出证候,再结合名老中医的论治经验遣方用药,理法方药一体,诊断治疗同步。这种规范的辨证论治方法体系,可以保证辨证论治过程的标准和统一。并且认为《证素辨证学》将以往数种辨证方法融合为一体,将百名老中医的诊疗经验纳入其中,继承了中医先辈的临证经验。同时,为后学者发蒙解惑提供了有据可循的标准化辨证方法,提供了新的认识中医的学习思路。将中医辨证的内在绳墨用证素的方式表达出来,将中医核心的客观本质用证素的方式表示出来,阐释了中医辨证的科学性,提高了中医的实用性,能促进中医学诊断治疗的科学规范,为传统的中医学注入了新的活力,为弘扬辨证学术思想开辟了新的途径,有望为提高临床疗效做出新的贡献[2]。

二、疑难复杂病症,注意抓主要矛盾

对于临床病症,尤其是临床疑难复杂病症,路老认为一定要注意抓主要矛盾。疑难复杂病症大多旷日持久,几经周折,病情复杂,虚实兼夹、寒热错综。或诸多脏腑同时受累,或病本为一症状百出。难免使人有如入迷宫、行走于大雾迷漫之中,难辨方向之感。这就要求医者详审谛视,细致周密,辨真假于疑似之间,分主次于细微之处,抓住主要矛盾,才能做到胸中有数,有的放矢,纲

[1] 中国中医科学院广安门医院"路志正学术思想及临证经验研究"课题组,高荣林,路洁.路志正成才经验总结[J].世界中医药,2008,3(03):181-183.

[2] 路志正.读《证素辨证学》有感[J].湖南中医药大学学报,2009,29(1):书评.

举目张。主要矛盾一解决,次要矛盾就会迎刃而解。

如在治疗成人甲状腺功能减退症时,路老强调首当详辨机体阴阳虚损之轻重与主次,遇患者虽一派畏寒怕冷、倦怠乏力、肢肿纳少和舌胖、脉沉等阳虚内寒之象,但同时又见肌肤干燥、汗少、发脱、大便秘结、经水稀少和舌苔少且脉细精匮乏者,则必当谨记张景岳"阴阳互济说"之要旨——"善补阳者必于阴中求阳,则阳得阴助而生化无穷;善补阴者必于阳中求阴,则阴得阳升而泉源不竭",恰当地贯彻到该病阴阳精气水火不足证的立法组方中,使之与临证实践密切联系,甚至是"阳失阴而离者……水失火而败者"之重症,详辨阴阳更可效如桴鼓。处方用药亦不离左、右归丸(饮)之形意。诚如张景岳之"非补阴何以收散亡之气? 非补火何以苏随寂之阴? 此又阴阳相济之妙用也"及"其有气因精而虚者,自当补精以化气;精因气而虚者,自当补气以生精"和"善治精者能使精中生气,善治气者能使气中生精"之所言[1][2]。

三、整体治疗,诸法合用

中医学认为,人体是一个有机的对立统一整体。人体正常的生命活动,需要人与自然以及人体内各脏腑组织之间,保持相互联系、相互影响、相互制约、相对平衡的状态。有鉴于此,路老临床尤其注重整体观念的应用。他认为整体观念是中国古代唯物论和辩证思想在中医学中的体现,贯穿于中医学的生理、病理、诊法、辨证和治疗等各个方面。辨治疾病不能仅限于生病之脏腑,还应着眼于与疾病的发生、发展相关的脏腑;不能只注重疾病的结果,还应追溯产生疾病的根源,分析疾病发展之机制,还要根据当地的气候、时令、季节、所居地理条件、患者的体质禀赋、生活习惯、心理情志、症状表现、社会等诸多因素综合分析,整体治疗,诸法合用,才能清除病起之因,截断病传之势,纠正失衡之态,使已生者得除,未生者不起,气血阴阳归于平衡,才为治本之道[3][4]。

路老在所治疗的各科病证中,充分发挥中医整体治疗的特色,内外合用,针药并施,食药相配,身心同治,医患互动。如此诸法并举,达到了单一治疗方法达不到的效果。如路老在治疗痹证时,多采用综合疗法,包括针灸、推拿、理

[1] 王冰.黄帝内经素问[M].北京:人民卫生出版社,1963.

[2] 魏华,路洁,殷翠儿.国医大师路志正教授临证辨治成人甲状腺功能减退症经验浅析[J].中华中医药杂志,2012,(12):3132-3134.

[3] 姜泉,路志正.路志正临床整体辨证思维探讨[J].中医杂志,2011,52(19):1633-2634,1642.

[4] 边永君,路洁,王秋风,等.路志正谈运用中医思维提高临床疗效[J].中国中医基础医学杂志,2010,16(1):26-27.

疗、熏洗、外敷、擦痹、药浴、食疗等措施。举例如下。

1. 热熨法 ①陈醋1500ml,煎三四沸,再入葱白250g,煎一沸,滤去。纱布数层,蘸药汁热熨之。②芫花30g、椒目30g、桂心30g、桑白皮30g、防风已各30g、米糠或麦麸60g(后下)。先炒前六味,热后加米糠或麦麸,炒热后加醋1斤,拌匀,分作2份,以布裹熨之。

2. 外贴法 牛皮胶30g,水溶成膏,云台子、安息香、川椒、附子各15g为细末,拌入膏液中,摊于布上。贴在患处。

3. 熏洗法 透骨草、马鞭草、追地风、络石藤各30g,红花15g,加水2000ml,煎沸5~8分钟,先熏后洗。

4. 擦痹法 麝香3g,研烂贮好勿泄气,蓖麻子90g去油,活地龙7条去土,甘草、甘遂各30g,俱为末,生葱、鲜姜各30g,捣烂,包患处,次用姜汁化此药,蘸药如鸡子黄大,擦半时许[1]。

5. 茶饮方 主要适用于体质虚弱患者,应根据体质不同,辨证选用药物。阴虚选用太子参(或西洋参)、生山药、麦门冬、木瓜、生地黄、阿胶、龟板、玉竹、桑甚等;阳虚选用杜仲、附子、党参、淫羊藿、五加皮、肉桂、狗脊、黄芪、当归等;气血不足选用熟地黄、当归、白芍药、党参、黄芪、大枣、枸杞子等,药味不宜过多[2]。

6. 食疗方 常用食疗方是赤豆三米粥,做法是用丝瓜络、木瓜、忍冬藤来煮薏苡仁、粳米、红豆,该食疗方能健脾化湿,舒筋活络,对于风湿痹病的恢复期疗效显著[3]。

又如在白塞病的治疗中,路老认为该病病机复杂,病程较长,症状变化反复,不易速去,且湿邪熏蒸于外,每有皮肤黏膜损伤之外症,临证用药宜内外同治,缓以图之。临证治疗应抓住湿邪的病理特点,以化浊祛湿贯穿疾病始终,并常配以中药外洗,以期使病邪内外分消,达到最佳的治疗效果。常用外治方如:①参矾汤:苦参、白矾、马鞭草、黄柏、当归、制乳没、甘草。上药煎汤熏洗或坐浴。②冰硼散合锡类散:先用淡盐水清洗后,外用冰硼散合锡类散撒患处[4]。

而在诸种综合疗法中,路老临床尤喜针药并用。他认为医针虽小,然收效

[1] 路志正.治痹心得[C].首届国际中西医结合风湿病学术会议论文汇编,2004:30-33.

[2] 商阿萍,路洁.路志正教授治疗类风湿关节炎经验[J].河北中医,2008,30(4):341-343.

[3] 姜泉,罗成贵,李纪川,等.路志正教授治疗风湿病用药经验举隅[J].新中医,2011,43(9):132-133.

[4] 岳树香.路志正教授从湿论治白塞氏病经验[J].中国中医急症,2009,18(7).1114-1115.

神速,具有简、便、廉、验之特点,故古人有"一针二灸三服药"之说。路老早年即拜王步举先生为师,深研《灵枢》《甲乙经》《针灸大成》中重要篇章,熟读其中"百症赋"、"标幽赋"、"马丹阳十二穴歌"、《医宗金鉴·针灸心法要诀》之"经脉循行歌"和"穴位分寸歌"。数十年间,常以此而起沉疴,愈是急症,得益愈多。针刺时,不仅要重视刺手的作用(右手),更应注意押手(左手)的作用。《难经》谓"知为针者,信其左;不知为针者,信其右",即是强调了押手的作用。得气感应,先从穴下反射到押手上的一瞬间,刺手针下的沉、紧、酸、麻、胀感随之而至。对补泻手法,常将"迎随"、"呼吸"、"提插"等手法融合在一起,喜用"烧山火"、"透天凉"两法,分别治疗虚寒证和热性疾病[1]。

总而言之,路老认为根据患者病情,适当酌情选用诸种疗法,常能获得良效。

---

[1] 中国中医科学院广安门医院"路志正学术思想及临证经验研究"课题组,高荣林,路洁. 路志正成才经验总结[J]. 世界中医药,2008,3(03):181-183.

第二章 三因制宜

　　路老认为不论是学习中医还是临床治疗,关键是学好基础理论之后,要根据当地的气候、时令、季节、所居地理条件、患者的体质禀赋、生活习惯、心理情志、临床表现、社会等诸多因素综合分析,三因制宜,辨证论治,而不宜死搬硬套,削足适履[1]。如在调护脾胃时,路老主张根据天时、地理、个人禀赋之异,制定相应的治疗方案。路老举例说,肥人多痰,故选择用药,不可少用理气流动之品;瘦人多火,立法处方,不宜多用补益升发之剂;老人体虚,或阴液不足,或阳气虚衰,故泻法慎用;年轻人,气血旺盛,故补法少施;春夏季节,阳气生发,遣方用药,应防升阳助火,不可过用参、芪、升、柴之类;秋冬时节,阴长阳消,临证处方,当防苦寒伤阳,而少予胆草、栀子之类。此外,北方多燥,南方多湿,因此,临床辨证不可不审之。

　　具体说来,路老临证时重视因时制宜;五方异治,随俗为变;强调详问病史,务在澄源溯流。

一、立法处方,从湿论治,重视因时制宜

　　路老重视自然界四时气候对人体的影响,主张辨证尤其应遵循因时制宜的原则,处方用药结合四时季节气候变化特点,从整体恒动、天人相应角度实施有效治疗[2],这在立法处方及其从湿论治各科疾病时,体现得尤其明显。

　　1. 立法处方、顺应四时　　路老认为四季寒热温凉的变化,直接影响着疾病的发生、发展和演变。故临诊"必先岁气",审时令,察病情,辨体质,析证候,

[1]　中国中医科学院广安门医院"路志正学术思想及临证经验研究"课题组,高荣林,路洁. 路志正成才经验总结[J]. 世界中医药,2008,3(03):181-183.
[2]　苏凤哲,李福海. 路志正因时制宜学术思想探讨[J]. 中国中医基础医学杂志,2009,15(9):670-672.

依据时令气候的变化,确定治疗方法。

(1)法宗时令:天时因素对人体的影响,既有四季寒热温凉、升降浮沉的节律变化,又有昼夜阴阳盛衰、气血运行的变化,故临证当把时令气候的寒热与疾病的性质有机地结合起来,依据四时气候变化特点,确定相应的治疗方法。如春天大地回暖,冰雪消融,万物复苏,阳气升发,中医认为春季与肝气相应、肝喜条达而恶抑郁,春天阳气升发,肝气应之,如升发太过,则可产生肝气过旺而内热的临床表现。同时肝旺又很容易克脾土而引起脾胃病。故从春季气候变化与脏腑功能联系的特点看,应以清肝、养肝、疏肝、护脾为原则。用药应遵孙思邈所言:"春七十二日,省酸增甘,以养脾气。"路老尝治脑中风患者,先以化痰祛瘀通腑之法,肢体逐渐恢复正常,病情趋于稳定。值立春时分,患者出现颜面浮红、急躁易怒、口干、血压不稳等症。路老认为,此乃春季来临,阳气升发,肝火内盛所致,有动风之象,遂以清肝潜阳息风为法,药后患者诸症消失。春季肝旺,易克脾土,素脾胃虚弱或原有脾胃宿疾之人,立春后很容易因气候变化及饮食不节、情志失调而诱发。又曾治浅表性胃炎患者,经中药调理病情已控制,立春后由于饮食增多,活动减少,复出现胃中不适,胃胀泛酸,呃逆,口干,睡眠欠佳,大便溏,苔薄,脉弦细等症。路老认为,春季来临,阳气升发太过,致肝旺克脾土,复因多食少动,脾胃运化失司,致胃病复发,遂以疏肝清热、健脾和胃法治疗。药用素馨花、青蒿、炒白术、厚朴花、半夏、黄连、茵陈、郁金、醋元胡、焦三仙、石见穿、娑罗子、九香虫、炒枳实、炒薏米、瓦楞粉等,药后诸症缓解,睡眠、便溏等亦明显改善。春季风大,气候干燥,水分大量丢失,可致胃肠积热,出现上火症状,常见咽痛、口疮、口苦、鼻衄、便秘等。尝治反复发作口腔溃疡患者,每春季复发,伴口干、口苦及便秘、心烦躁等症,路老认为今人饮食肥甘,胃肠积热,冬季室内温暖,蓄热于中,春季阳气升发之时,肝气偏旺,引动胃火,故口疮复发。治疗以清胃热平肝法,药用藿香、防风、焦栀子、生石膏、黄连、生地、丹皮、当归、菊花、柴胡、薄荷、芦根等发散郁热,清胃热平肝,药后口腔溃疡即消。

(2)同病异治、因时立法:《素问·五常政大论》:"西北之气散而寒之,东南之气收而温之,所谓同病异治也。"路老认为,同一疾病,在不同的地域、不同的时令,可显示出不同的证候,故"不知年之所加,气之同异,不足以言生化",治疗上应遵循"天人合一"的原则,"化不可代,时不可违",充分考虑到地理环境和季节气候的变化,"必同其气,可使平之",法取于时,采取不同的治疗原则。如对于不寐的治疗,认为一年四时均可发生不寐,但由于四时季节的变化及人体阴阳气血的盛衰,治疗上则有很大的区别,如夏暑之季,素体元气亏乏之人,暑热之邪乘虚而入,暑气通心,心主血属营,暑热内扰于营分,可发生不寐,治疗当以清暑益气为主。如不寐发生于秋季,由于秋令主燥,内应于肺,感受燥邪,燥热伤津,肺失宣降,痰阻气逆,心神扰动,治疗则应予清燥润肺宁心为法。冬季气候寒冷,发生不寐者,多由于体质素虚,风寒侵袭,由于"太阳脉行,由背抵腰,外来风寒,先伤阳经"(《临证指南医案》)。太阳受之,寒凝血脉,经气不利,气血阻滞,心神失宁,以致不寐。治以温通太阳经气,补气血为法。路老临床辨证,即使同一疾病,处于不同的季节,病证与时令相关者,即依时令立法,充分体现了因时制宜的学术特点。

(3)审四时用药:李东垣指出:"凡用药,若不本四时,以顺为逆。四时者,是春升,夏浮,秋降,冬沉,乃天地之升浮化降沉,是为四时之宜也。"路老秉承李东垣的学术思想,在处方用药上常结合时令气候的寒热而恰当地选择,使药物的作用合于人体生理病理节律变化,以取得最佳治疗效果。如春季阳气升发,宜以调肝护脾为大法。调理肝气,路老常以清肝、柔肝、疏肝为主,选用白芍、郁金、佛手、八月札、素馨花、醋元胡、绿萼梅、娑罗子、玫瑰花、玳玳花、天麻、钩藤、菊花、金蝉花、茵陈、牛膝、羚羊角、桑叶等。同时结合春季阳气升发的特点,在诸多疾病中,配合茶饮,清热养阴生津,防止阳升太过,化热伤阴,常用药物玉蝴蝶、凤凰衣、薄荷、枇杷叶、麦冬、白茅根、芦根、金银花、金莲花等。夏季气候炎热,汗孔开泄,多伤气阴,且暑多夹湿,湿热为患居多,路老用药多加清暑益气化湿之品。如生石膏、知母、双花、连翘、西洋参、五爪龙、太子参、荷叶、荷梗、藿香、藿梗、苏梗、佩兰、茵陈、石见穿、秦艽、晚蚕沙、六一散等。秋季气候转凉,秋高气爽,燥盛则干,易伤阴液,深秋时期,万物萧条,宜收敛神气。故路老在9月份以后,辨证多主燥邪当令,用药选用沙参、麦冬、川贝、杏仁、百合、元参、石斛、玉竹、黄精、白芍、枸杞子、女贞子、芦根、太子参、阿胶珠等养阴润燥、益气保津。冬季天寒地冻,草木凋零,万物闭藏,阴气较盛,气候寒冷,风寒湿易合邪侵犯人体,故路老冬季用药注重固护阳气、温阳散寒,常用桑枝、桑寄生、炒杜仲、仙茅、仙灵脾、肉苁蓉、威灵仙、豨莶草、羌活、荆芥、狗脊、巴戟天、紫河车等。

(4)用药加减顺应四时:路老认为,四季气候变化不同,患者感邪不同,临床用药各异,用药加减亦考虑四时的气候变化。如治疗外感,在春暖多风之际,应在疏风清热解表同时,酌加炒白术、白茅根、芦根、生黄芪等益气固卫护津之剂;如遇阴雨天气,应考虑湿邪作祟,以芳化温通药物,宣畅气机,透达表邪,酌加藿梗、荷梗、佩兰、厚朴花、苏梗等。又治疗泄泻患者,在多雨之际,应注意健脾益气祛湿,用生白术、桂白芍(桂枝拌炒白芍)、生山药、炒薏苡仁、茯苓、杏仁等和中化湿以止泻;在冰雪寒冷之际,则应注重温阳护脾肾,加吴茱萸、肉豆蔻、补骨脂、干姜等温中散寒而收敛止泻之功。又在气候当寒反温之时,应在温阳散寒药中伍清热之品,当暖反凉之时应在清热药中伍温补之剂,当雨而旱应酌加养阴益气之品,当晴而阴雨连绵之际应加重祛湿药物。时间医学研究成果表明,由于给药时间或季节的不同,相同剂量的药物,其作用的强度可有很大的差异。路老顺应气候变化而加减用药的特点,值得我们效法。

2. 四季皆有湿,治疗应顺时

（1）四季皆可夹湿为患:路老在数十年的临床实践中提出"百病皆由湿作祟"、"四季皆可湿为患"的论点,认为湿为自然界气候之一,气运主属太阴。路老认为,湿病不仅南方独有,北方亦不少见,只是感邪途径有异,受侵脏腑有别而已。特别是现今人们工作节律加快,生活水平提高,饮食谱的改变,致使饥饱不调之人增多,过饮茶酒,嗜食肥甘之人日众。冰箱、冰柜、空调的普及,恣食生冷者随处可见,致使脾胃受损,中阳困遏,水湿停聚有增无减,故内湿外湿之证日渐增多。尝言北方干燥,南方多湿,路老认为由于全球气候变暖,湿度增大,节令有变,饮食结构亦不同,故不论南方北方四季均可多湿为患。如春天气候变暖,立春雨水节后,冰雪融化,土地潮湿,气温回升,地中湿热之气郁蒸,酿成湿热,湿热秽浊毒邪,借春风吹拂,成为传播疾病的媒介。若素体虚弱,正气不足,极易感受寒湿、风湿之邪而为病。另春气升发,肝气升张,克土刑金,皆可致痰湿为患。夏天气候炎热,人体腠理常开,动则汗湿沾衣,加之暑期气温高,雨水多,湿度大,又贪凉饮冷,冷水洗浴,且昼长夜短,睡眠少,食欲差,人体极易疲劳,致暑湿、湿热之邪乘虚而入,伤人于冥冥之中。刘河间云"六月湿气太甚","湿病本不自生,因于火热怫郁,水液不得宣通,即停滞而生水湿也",故夏季多见暑湿。秋季金风送爽,气候转凉,草木黄落,燥邪当令,昼短夜长,但暑热余焰未熄,仍有高温、高湿的秋老虎天气,令人闷热烦躁。霜降节至,天气转凉,万木萧瑟,空气中水气凝结成白霜,故曰霜降。雷丰《时病论》:"湿气在于秋分之前,燥气在于秋分之后。"故初秋仍有暑湿存在。冬天大地冰封,气候寒冷,地上水湿无以蒸发,凛冽风寒湿之邪侵袭人体,对人体肢节肌肉筋脉造成危害,《素问·六元正纪大论》云:"寒湿之气搏于气交,民病寒湿,发肌肉萎,足萎不收,濡泻血溢。"冬季室内暖气空调,膏粱厚味,羊肉火锅,饮食增多,活动减少,内蕴湿热,患湿阻之人亦不少见。总而言之,南北地域,四时节气,湿邪无时无处不伤人为患。

（2）审时令辨湿证:路老临证非常重视湿邪为患的多元性,不但四季皆有湿,临床湿证亦较以往多见,故治疗上应审时令,并综合分析症状、舌苔、脉象,明确湿邪阻滞部位及寒热虚实,使湿祛正安。如对于眩晕的治疗,《素问·生气通天论》:"因于湿,首如裹。"湿邪蒙蔽或湿热熏蒸,则头晕沉重,以湿为病因者,路老称作"湿晕",湿晕可发生于四季。曾治一患者,刘某,男,37岁,于3月份感冒后,出现头晕目眩,视物旋转,时有恶心,经反复治疗不解,求诊于路老。症见头晕恶心,周身倦怠,头胀,精神萎靡,困倦嗜卧,睡眠可,纳食一般,舌苔白腻,脉濡。平素嗜酒,有饮冷水习惯。经四诊合参,诊为平素湿邪内蕴,值春季感受风邪,与湿相搏,风湿束于肌表,上蒙清窍所致。治以散风祛湿、健脾利水,药用秦艽、防风、防己、蔓荆子、炒蒺藜、葛根、当归、海风藤、大腹皮、炒苍术、杏仁等。经服药7剂后,头晕即缓解,继如前法调理而愈。又治患者张某,男,42岁,眩晕已2年,初时发病均在夏季,经治疗头晕未发,只是倦怠无力,睡眠不安。今年又逢夏季,天气炎热,贪凉饮冷,眩晕发作,头胀耳鸣,舌淡苔白,脉弦滑。此属外感暑湿之邪,与内湿相搏而致,仿清暑益气法治疗。药用生黄芪、炒苍术、姜半夏、菖蒲、郁金、茯苓、杏仁、薏苡仁、防风、防己、川芎、葛根。药后眩晕即减,诸症亦消。是例体现了路老辨治湿邪,善于审时令、抓主证、因时立法、随机而变的治疗思想。

二、五方异治,随俗为变,强调因地制宜

《灵枢·岁露》曰:"人与天地相参也,与日月相应也。"说明人与自然界是息息相关的整体。路老治疗时重视气候、地理、患者三者之间的相互关系。不同地域,所发生的疾病不同,其治法亦异,而各种治法又各有其适应证。因而一个高明的医生,必兼有众长,才能达到治疗各得所宜的境界。如1983年路老到泰国进行学术交流和医疗工作,求诊者甚众,遍及各阶层。通过与大量患者接触,询其生活起居,形志苦乐,观其形态色泽,问其所苦,因而了解其发病原因,为辨证论治提供了可靠依据。曼谷地处东南亚,气候炎热,雨量充沛,湿度较大,闷热异常,而汽车、室内有空调设备。这种忽冷忽热,室内外温度之悬殊变化,使人之机体卫外功能难以骤然适应,久之则卫外不固,表阳虚衰,免疫功能低下,致患者经常感冒,鼻塞齁嚏,咳嗽咽痛,肢体关节酸楚,纳谷呆滞,精神倦怠等症交至。在衣着、饮食和生活习惯方面,贪凉饮冷,汽水加冰,久之阴寒内盛,损伤脾胃之阳,致寒邪凝滞,纳化失常,而脾胃病作矣。加之过食肥甘厚腻,耽于酒色,肾精亏虚,心脏病、消渴病等亦随之而至。男子短衫短裤,妇女赤足短裙,肌体暴露而少防护,猝遭酷热之袭,复受寒气之侵,脾虚湿盛而中阳式微,土壅木郁而失调达,则痹病、带下、月经不调、不孕等病纷至沓来。同时该地雨水较多,经常涉水淋雨,从事水中作业,所以,湿疹、皮肤病屡见不鲜。

三、详问病史，澄源溯流，注重因人制宜

　　路老认为，详细的问诊十分重要。通过仔细询问，每能使病者尽吐其情。盖五方之气候不同，天之寒暑燥湿不定，地之肥清高下有别，察天之寒暑燥湿，地之肥清高下，人之禀赋强弱不一，生活习惯各殊，而病之新旧浅深隐显变化又人各一状，固非详问不能尽得其情。详细的询问不但可以了解疾病的发生、发展、演变、治疗过程，为辨证、立法、处方、遣药打下良好的基础，而且可在反复的询问中发现以往被忽视的致病因素。如他诊治四平市某患者发作性睡病多年，不论开会作报告、乘车均可不自主地入睡，经详细询问，夜卧时并不是不想睡，而是因鼻窍呼吸不利而憋醒，因之用宣肺利窍，化痰祛湿法而获愈[1]。

　　总之，路老临证时，既注重五脏的内在联系，又灵活地将天、地、人有机地结合起来，立法处方，顺应四时，用药法度，注重时令，并随时令的变化灵活加减用药。同时结合多年的临床体会，提出"四季皆由湿作祟"的理论，审时令，辨湿邪，指导临床用药。这种天人合一、顺应四时治疗的思想，对我们临床具有一定的指导意义，有待我们进一步传承发扬。

---

[1] 路志正. 疑难病辨治杂谈[J]. 天津中医药大学学报，1990（1）：10-13，37.

第三章　配伍用药

一、独到的用药经验

古人云:"用药如用兵,兵不在多,而贵在精。"又曰:"医者,意也,运用之妙,存乎一心。"中药有各自的四气五味,升降沉浮特性,路老精研药性,非常重视药物的合理搭配使用,擅长性味相反的药物同时使用,用药精到、轻灵活泼,重视药对、增加药力,强调炮制、功用各异,善用药茶、方便使用,常常效如桴鼓,以平淡之药而屡起沉疴,正所谓平淡之中见神奇,其用药规律和思路可见一斑。

1. 性味相反,同用一方

(1)润燥兼顾:"燥可祛湿","润可濡燥",燥与润用药常常相反相成。脾喜燥恶湿,胃喜润恶燥。然脾胃常同病,润燥与祛湿需要权衡有度,顾护得当。路老在使用燥湿之剂时,为防止伤阴耗液之弊,常佐以滋阴润燥之品,在使用滋阴之剂时,为防止滋腻太过而有助湿之虞,常佐以芳香辛燥之品,从而润燥相宜,相得益彰[1]。例如,对于慢性萎缩性胃炎、高血压、冠状动脉粥样硬化性心脏病等疾病都可以出现胃阴、肝阴、心阴、肾阴耗伤,同时兼夹痰湿浊邪者,养阴有碍祛邪,燥湿又可伤阴,实属两难。故路老养阴常用如太子参、麦冬、南北沙参、玉竹、女贞子,少用滋腻之品如生地黄或熟地黄;燥湿化湿一般用藿梗、紫苏梗、厚朴花、白豆蔻、杏仁,这些药物芳香化湿,醒脾和胃,具有流动性,祛湿而不过燥,一般不取苍术、砂仁、陈皮、厚朴等温燥之品,因其易伤阴。

(2)升降并用:升降并用有两个方面的含义:①用升补药物时不要忘了使用沉降的药物,脾主升,升补药物包括黄芪、党参、太子参,如四君子汤,另

---

[1] 冯玲,苏凤哲,刘喜明,等. 从"顾润燥"谈路志正调理脾胃法的学术思想[J]. 世界中西医结合杂志,2010,5(02):93-95.

外,加上少量风药可以增加升补的力量,如荆芥、防风、葛根、柴胡、升麻等,这些药物有松土的作用,可以增强补气药物的力量。在使用升补药物时,一定注意加入行气降气的药物,如枳壳、枳实等。②脾升胃降,所以在补脾气的同时,要加入降胃气的药物,如陈皮能降气化痰燥湿,但由于陈皮偏燥,故常采用八月札、娑罗子之类的药物,这些药物行而不燥,并具有和胃清热解郁的作用。

(3)虚实同调:目前,城市人所患疾病主要与生活方式有关,特别是与饮食生活不规律、冷热不调、饥饱不调有关,纯虚者少,纯实的也少,所以要虚实同调,补虚不忘治实,治实不忘补虚,补虚不要峻补,治实不要孟浪,掌握二者的轻重缓急。路老临床上多用平补、淡补的药物,如太子参、南沙参、北沙参、炒薏苡仁、山药、茯苓。他认为白术偏于壅滞,一般用炒薏苡仁、山药、茯苓代替。

(4)消补合一:现代人肥胖、血脂异常者越来越多,此时往往要重用行气消导的药物如炒枳实、焦槟榔、丹参、瓜蒌等,为避免这些行气消导药物耗气太过,路老临床上大多时候佐以补气的药物,如太子参,熔消补药物于一炉。

(5)寒温相配:路老注重方中各药物之间寒热温凉的搭配与相佐。如治疗肾阳虚证,在使用仙茅、淫羊藿、菟丝子、补骨脂等温肾补阳药物的同时,佐用黄柏、知母、桑葚、女贞子等清热养阴药,以防过燥伤阴,寓未病先防之意。

2. 用药精到,轻灵活泼 路老注重调理脾胃,制方严谨稳妥,用药轻灵活泼,常选性味平和之品,做到滋而不腻、补而不滞、理气而不破气。值得一提的是,路老的处方中,很少见大苦大寒、大辛大热之品,前者易伤中阳,后者易伤阴助火,故慎用之。路老常说:"用药之道,贵在切病。"指出"脾胃虚者,药多量大则不易吸收;小剂轻灵活泼,使脾胃有生发之机,往往奏效"。辨证准确,则药精方简而效佳[1]。

所谓用药轻灵,轻指药量不宜过大,药味不宜过多、过杂,量大药杂味厚,则脾胃难以运化,从而传输不利,易阻于中州,不但药不治病,而且可伤于药也。灵指轻而灵活,药选辛散芳化之品,避免味厚质浊黏腻药物,以免闭塞气机,助湿生痰,以达"疏其气血,令其调达,而致和平"的治疗目的。在临证中,轻清宣肺多选桑白皮、枇杷叶、荆芥穗、薄荷、功劳叶、竹叶等,醒脾化湿用荷叶、藿香梗、苏梗、厚朴花等,条畅气血用素馨花、鸡冠花、娑罗子、绿萼梅、玫瑰花等,清热解毒用玉蝴蝶、凤凰衣、金荞麦、金蝉花、马鞭草等,清热利湿用鸡矢藤、椿根皮、石见穿、玉米须等,补气祛湿用五爪龙、金雀根等。药虽轻灵,但可

[1] 刘喜明. 国医大师路志正学术思想初探[J]. 中医学报,2013,28(2):193-195.

切中病机,收非常之效。

如果不得不用味厚气雄之药,也需改变其性。如大黄味苦性寒,能泻热毒,破积滞,荡涤肠胃,俗有“将军”之称,一般湿病中本不宜用,但如小其量而后下,取其推陈致新之功,而不用其苦寒破泄之力,且配杏仁以肃降肺脏与大肠之气,故闭结得除而脾胃不伤。此乃用药轻灵之又一法[1]。

3. 熟稔归经,引经报使 路老熟读历代本草著作,临证遣药注重引经报使,常在辨证论治的前提下选用合适的归经药物。如治疗风湿病时,下肢疼痛者多选肝肾经药,如木瓜、怀(川)牛膝、伸筋草;上肢疼痛者选用桑枝、桂枝或藤类药以祛风湿、通经络;腰为肾之府,故腰部疼痛多选肾经药,常选独活、狗脊、杜仲、桑寄生补肝肾、祛风湿;小腿酸痛者选用肝经药,如木瓜、赤芍、白芍;肩背痛者选用海桐皮、姜黄、葛根以祛风湿,活血通络;下焦湿热著者多用防己、生薏苡仁、盐黄柏、盐知母以清热利湿,滋阴润燥;颈项僵硬疼痛常用葛根、蔓荆子以活血舒筋、祛风止痛。再如治疗甲状腺功能亢进时,观察到甲亢病患于颈前喉结处,病位在上,故常用桔梗等引药上行,以使药达病所,更好地发挥诸药的疗效。又因病位在上属肺卫,凡见肺卫症候,均可加用清肺化痰之品如桑白皮、地骨皮以清肃肺气,而少用温燥。其他药如胆南星、僵蚕、蝉衣、露蜂房、密蒙花、蝉蜕、白蒺藜、枸杞子、菟丝子等药也较常选,但仍需辨证并视所及脏腑的不同,选用相应药物发挥引经报使作用[2]。

4. 重视药对,增加药力 药对是两个药物的特定配伍,可增加药力,提高疗效。路老常用药对,如藿香合佩兰,加强芳香化湿之力。荷梗配苏梗,一升一降,化湿理气。白茅根合芦根,凉血生津力强。素馨花配玫瑰花,疏肝理气并具活血之力。鸡冠花配椿根皮,清热化湿止带。枳椇子配葛花,清热利湿解酒。半夏配旋覆花,一辛一咸,和胃降气。五爪龙配金雀根,益气健脾利湿,用于湿证兼有气虚者。西洋参配太子参,益气养阴。南沙参配石斛、天冬配麦冬,养阴生津。凤凰衣配玉蝴蝶,清热解毒利咽。金荞麦配鱼腥草,解毒清肺化痰。苍术配白术,健脾燥湿祛湿。防风配防己,祛风化湿利湿。厚朴花配娑罗子,理气化湿醒脾。刀豆配五谷虫,和胃降气消食。桃仁配杏仁,宣肺活血利湿。赤芍配白芍,活血和血。桑枝配桑寄生,祛湿通络补肾。忍冬藤配络石藤,祛风湿、通经络。青皮配陈皮,疏肝理气和胃。桔梗配浙贝母,

[1] 中国中医科学院广安门医院“路志正学术思想及临证经验研究”课题组,高荣林,路洁. 路志正成才经验总结[J]. 世界中医药,2008,3(3):181-183.

[2] 魏华,路洁. 路志正教授治疗甲状腺机能亢进症的用药经验[J]. 广州中医药大学学报,2004,21(5):407-409.

化痰止咳。麻黄配白果,一宣一敛,宣肺定喘。萆薢配蚕沙,清热利湿化浊。麦芽配谷芽,一升一降,补中消食。山药配白术,一滋养脾阴,一温补脾阳,补脾建中。

5. 强调炮制,功用各异 路老认为药物经炮制,可改变药性,增强疗效,降低毒副作用;炮制方法不同,则功能各异。故为医者须知药之功效、炮制,方能使用药恰到好处。路老临床常用炮制药物治疗疾病,如半夏的用法,消肿散结用生半夏,燥湿化痰用石灰、甘草炮制成的法半夏,燥湿化痰、消痞和胃用经白矾炮制成的清半夏,降逆止呕用经生姜、白矾炮制成的姜半夏,清热化痰、降逆止呕用经竹沥炮制成的竹沥半夏。再如白芍,平肝敛阴多生用,养血调经多炒用或酒炒用,养血温阳、通经活络则善用桂白芍(以桂枝炒白芍)。又如白术,燥湿生用,和胃炒用,收敛用焦白术。

6. 善用药茶,方便实用 药茶是寓药于茶饮之中,将单味或复方中草药代茶冲泡或煎煮饮用,以治疗疾病的方法。中药当茶饮,药性轻灵,浓淡随调,既可将有效成分溶出,又可避免有效成分的破坏;且重复浸泡饮用,药效持久。对于不耐高温、挥发性强、不宜久煎的药物,制成药茶比汤剂更为实用。药茶不仅可却病防病,还可健身养生,在疾病防治中发挥着重要作用。临证中,路老常根据病情、体质、季节变化,结合茶饮调之。如治疗糖尿病用降糖养阴茶,药用绿豆衣、绿萼梅、南沙参、黄精、太子参、麦冬、石斛等。治疗甲状腺功能低下用红参、麦冬、五味子、黄精、炙甘草代茶饮。治疗低热汗出,用竹叶、生石膏、麦冬、西洋参、炒柏子仁、浮小麦、生龙骨、生牡蛎代茶饮。颜面痤疮用荷叶、枇杷叶、地骨皮、赤小豆、绿豆衣、炒薏苡仁、地肤子、金蝉花、玉蝴蝶、白茅根、芦根代茶饮。口腔溃疡用赤小豆、连翘、谷芽、麦芽、佛手、玉蝴蝶。IgA肾病血尿用黑大豆、墨旱莲、女贞子、玉米须、白茅根、芦根、生薏苡仁、绿豆衣、坤草、忍冬藤。皮肤瘙痒用浮萍、蝉衣、地肤子、白茅根、芦根、赤小豆、马齿苋、绿豆衣、甘草。用法是将中药饮片放置茶杯或热水瓶中,将煮沸的开水沏入,焖泡15~30分钟;或将药物用砂锅煎出药汁,装入保温瓶中,代茶频频饮用;或将药物粉碎成粗末,冲泡或煎煮后代茶饮用[1]。

二、合理使用珍稀、有毒中药

医和药密不可分,药的历史也就是医的历史。中医药在漫长的历史过程中,积累了许多使用珍稀、有毒中药的药学理论和丰富经验。这些珍稀、有毒

---

[1] 杨嘉萍. 路志正教授用药心法[J]. 世界中西医结合杂志,2006,1(1):8-10.

中药对于治疗疾病、保证人类的健康起着重要的作用，为我国和世界人民防治疾病做出了重大贡献。然而近些年来由于动物保护的意识日益增强，加上不合理应用以及中药导致副作用不断被认识，使这些药物的临床应用受到限制。完全禁止、限制这些中药品种的使用和生产已在一定程度上影响了临床疗效，特别是影响了中医急症的救治工作。所以路老强调应正确处理珍稀、濒危动物药的保护与使用的关系，具体问题具体分析，将其合理运用于临床，为人类服务。

1. 珍稀、濒危动物药

（1）中医使用动物药的理论和经验是对世界人民防治疾病的重大贡献：在漫长的历史长河中，中医积累了使用动物药丰富的药学理论和实践经验，这是对世界人民防治疾病的重大贡献。许多治疗急症的方剂中都含有稀有动物药。如中医三宝安宫牛黄丸、紫雪丹、至宝丹。其中安宫牛黄丸具有清热开窍、豁痰解毒的作用，常用于治疗邪热内陷心包证，内含稀有动物药麝香、犀角、牛黄；紫雪丹具有清热开窍、息风止痉的作用，常用于热邪内陷心包、热盛动风证，内含稀有动物药麝香、犀角、羚羊角；至宝丹具有清热开窍、化浊解毒的作用，常用于痰热内闭心包证，内含稀有动物药麝香、犀角、牛黄。犀珀至宝丹专治时邪内陷血分、瘀塞心包、四肢逆冷、内闭、外脱等证，内含犀角、羚羊角、麝香、蟾酥等药；而象皮在中医外科中有广泛应用，如生肌象皮膏由生血余、生地、象皮粉、当归、生石膏、生甘石、蜡、植物油、生龟板组成，具有清热解毒、生肌敛疮、活血化瘀、收敛脱痂之功，临床疗效确切。如诸葛行军散（含麝香、牛黄、雄黄等药物）等用于急救、危重症的治疗卓有成效。香港凤凰卫视节目主持人刘海若在英国的一场火车出轨事故中，受伤严重，一度被诊断为"脑死亡"，但归国后，经中、西医紧密结合抢救，逐渐康复。在中医治疗过程中，运用汤剂和安宫牛黄丸就起到了开窍醒脑的重要作用。

（2）稀有药物与其代用品之间的区别：近年来，由于野生动物数量的减少，人们对其动物药的替代品进行了广泛的研究，然而这并不能完全替代某些稀有药物的药用价值。例如虎骨能强筋骨、祛风湿、抗炎、镇痛，以虎骨为主要成分的药酒、膏、丸等对风湿病均有显著疗效。化学研究表明，虎骨的化学成分大多是无机物和骨胶原蛋白；药理研究表明：虎骨的强筋骨、祛风湿功效与诸多无机元素有关，虎骨抗炎、镇痛作用的有效成分为骨胶蛋白的部分水解产物经酸水解后的各种氨基酸。近年来，对虎骨替代品的研究很多，如塞隆（鼢鼠）骨、豺狗骨、豹骨等。但是这些替代品与虎骨均有一定差别，例如研究发现组成骨骼的主要成分钙、磷，虎骨高于塞隆骨；对虎、梅花鹿、猪、羊、狗的腿骨胶及椎骨胶的氨基酸组成研究表明：虎椎骨胶中必需氨基酸及含硫氨基酸的含量都高于其他动物骨胶。因此这些药物均不能完全替代虎骨的作用。水牛角与犀角在性味、功效上基本相同,从成分分析上亦基本一致,但犀角性阴寒,清胃热,凉心血,为临床除火热、解血毒之专药。古人认为,用犀角之证,无分上下表里,而总唯血热而有毒者宜之,故凡伤寒、瘟疫、热病,邪入血分,热毒壅盛,如发黄、发斑、发狂、谵语、鼻衄、吐血等症,非犀角之凉血清热解毒,则不为功。而水牛角目前涉及犀角主治的范围很小。有人对水牛角与犀角中各类氨基酸的百分含量水平进行了比较,结果显示:水牛角与犀角差异较小,单就氨基酸而言,水牛全角是犀角的较好药用替代品。但是从常量和微量元素的观察,无机元素方面的相似性与它们在药理试验及临床上所显示的相似作用一致;各元素的含量有一定的差异,犀角中铜、锰含量,常量元素钙、镁的含量都高于水牛角;而通常在药理试验及临床上水牛角所用之剂量约为犀角的6~15倍,且疗效亦欠理想[1]。

(3)中医药使用并不是造成稀有动物持续减少的主要原因:随着改革开放,我国生产力水平得到很大提高,但是由于没有注意到可持续发展问题,环境遭到了巨大的破坏,大量废水、废气的排放,森林、草原面积的急剧减少,使野生动物失去了生存、繁衍的条件,故而数量急剧减少,因此不可将野生动物资源的减少归咎于中医药。中医对犀角、虎骨的利用首先是对人类健康的重大贡献,是以动物的角、骨为人类解除病痛和疾苦,与用于工艺品、装饰品、奢侈品的行为是根本不同的,有着天渊之别,不可相提并论。

(4)野生动物资源的可持续利用和开发:野生动物资源的可再生性,为可持续利用和开发提供了可能。而现在的生物技术突飞猛进,把这种可能变为了现实。我国的历史实践证明,坚持走可持续利用的道路,既可保护野生资源,又能满足人类社会的客观需求。而且国家也确定了自然资源"在保护中开发,在开发中保护"的总原则。只有有利用的保护才是积极主动的保护,也才是真正的保护。同时,我们要加强珍贵稀有动物的人工饲养和驯化工作。目前,我国在这方面取得了巨大的成功。如我国虎的人工繁殖的成功,突破了虎养殖和治病的难关,大大提高了虎的生殖和存活能力。又如牛黄来源稀少,内蒙古现已着手研究人工给黄牛栽培牛黄的工作,已取得了一定的成绩。这样人工饲养和驯化药用动物,保证中医药之需亦是一条可取之途径。

(5)人命至重,千金难买:几千年来,动物药一直被中医用来治病救人,许多珍稀动物药对于治疗疾病、保证人类的健康起着重要的作用。应正确处理珍稀、濒危动物药的保护与使用的关系,具体问题具体分析,如犀角的角、自然

[1]陈赤.水牛角的研究与应用[J].广西中医学院学报,2004,21(4):36.

死亡的虎骨等,不应完全禁止这些动物药用于医药领域,应合理合规地将其运用于临床为人类服务。"人命至重,贵在千金",发展的目的在于人,发展的动力在于人,促进人类健康事业的全面发展,是现代化建设的根本所在。

2. 有毒中药

（1）因毒为能：《内经》中有"大毒治病十去其六,常毒去病十去其七,小毒去病十去其八,无毒去病十去其九。谷肉果菜食养尽之,勿使过之伤其正也"的记载,可见凡是中药都有不同程度的毒性,而治病正是利用其偏盛——毒性起到治疗作用。中药的毒性成分可分为两类,一类与治疗作用无关,另一类则正是毒性成分起治疗作用,也就是"因毒为能"。《素问·六节脏象论》曰："木生酸,火生苦……毒药攻邪,五谷为养,五果为助,五畜为益,五菜为充,气味合而服之,以补益精气。"所谓的"有毒中药",的确具有很大的风险性,但它性猛力强,取效甚捷,只要应用得当,疗效则远远超过"平淡之品",正如《周礼》所说"聚毒药以供医事",也就是所谓"因毒为能",但更要求医者经过中药炮制加工,方剂优化组合,能够"化害为利,减毒增效",达到安全、有效、无毒副作用,这就是患者不能离开中医自己乱服药的关键所在。例如东汉名医华佗,尤其精通外科,其著名的"麻沸散"因被运用于外科手术中的麻醉技术而被载入史册。据考证"麻沸散"主要是由曼陀罗花、生草乌等有毒中药组成。医圣张仲景著《伤寒杂病论》,在使用有毒中药方面为后世医家之楷模。常用的有毒中药有半夏、附子、巴豆、商陆等。有毒中药是其治疗痰、瘀、奇、怪等病症的首选中药,"四逆汤"、"十枣汤"等含有毒性中药的许多方剂,由于配伍精当,煎服得法,不仅功效卓著,而且很少发生不良反应,千百年来在人类与疾病的斗争中屡立奇功。砒石是剧毒药物,国家为了人身健康,已明令禁止使用,一般医家为了安全更不敢使用。然而20世纪70年代初哈尔滨和湖北等地对该药的临床应用进行整理,并在中医"以毒攻毒"理论的指导下,经过药理、毒理研究,以其主要成分三氧化二砷（As_2O_3）治疗癌症。经对1200多例各类白血病的治疗研究,发现其对白血病疗效独特,揭开了对其系统研发的序幕,并引起了美国医学家的重视。西医药物同样具有毒副作用,抗肿瘤药均是剧毒药物,而且治疗时对病变细胞和正常细胞均有杀伤作用,对人体伤害极大。虽然中药某些药物也有剧毒,但通过合理的炮制、优化配伍,使其毒性大大减低,只要正确使用,相对来说其毒副作用较小,相对安全有效。

（2）知药善用：对药物毒性的认识,先贤积累了丰富的经验。如《神农本草经》将所收载的365种药物,分为上、中、下三品,认为"上药一百二十种为君,主养命以应天。无毒,多服久服不伤人。欲轻身益气、不老延年者,本上经。中药一百二十种为臣,主养性以应人。无毒、有毒,斟酌为宜。欲遏病补虚羸者,本中经。下药一百二十种为佐使,主治病以应地。多毒,不可久服。欲除寒热邪气,破积聚愈疾者,本下经"。说明了各类药品的临床适用范围和使用注意事项。即上品无毒,多服久服不伤人,可用于轻身延年以养命;中品药物有些有毒,有些无毒,要根据祛病、补虚的不同目的斟酌选用,服用时间的长短也要根据情况而定;下品是用于治疗疾病的,但毒性大,正如《诸病源候论·卷二十六》所论"凡药物云有毒及大毒者,皆能变乱,于人为害,亦能杀人"。所以不可久服,应中病即止。这就要求我们临床医生不但要辨证准确,更要正确用药,以达到祛病不伤正的目的。甘草素有"国老"之称,但临床亦不可随意乱用,对胃病非虚证患者,因"甘能令人中满",故长期使用反而有害,同时慢性肾病亦不宜久服。正如清代医家徐灵胎指出:"虽甘草、人参,误用致害,皆毒药之类也。"所以毒药不可怕,关键是应知药性而善用。

(3)中医治病贵在辨证论治:可守方,但不可不事加减而长期服用同一方剂,这既体现了中医的原则性,也体现了中医的灵活性,并且可以防止毒副作用的产生。在处方时,药物之间还要优化组合,遵照中医学理论,按照君、臣、佐、使的原则用药,通过配伍不仅可以加强药物的治疗作用,同时可以佐制一些有毒药物的毒性。炮制学亦是中医学的一个重要分科,通过正确的炮制可以强化药物的治疗作用,而减少其毒副作用,起到减毒增效的作用。因此,中医在治病时通过正确的炮制,恰当的配伍,精准的辨证,有毒药物的毒性已减小到最低程度,可以放心使用。如中成药磁朱丸中的朱砂主要成分为硫化汞,用时宜水飞研粉3次使用,其末不堪入药。20世纪40年代,路老曾用此成药,每次3g,每日2次,连服3个月,以治幼儿幻视幻觉症,未见毒副作用。《素问·六元正纪大论》"有故无殒,亦无殒也"一语,也是此理。当人体有病时,疾病承担药物的药性和毒性,不会损伤人体,"有病则病受之,无病则人受之"。

路老总结认为,长期以来,珍稀、有毒中药的临床应用,为中华民族的繁衍昌盛起到了重要作用,虽然目前这些药物的临床使用存在这样或那样的问题,但我们不应讳疾忌医、因噎废食,应该正确面对现实,寻找解决办法,使这些药物能继续更好地服务于人类的健康事业。我们有义务、有责任向世界野生动物保护组织提出上述理由,使其对我国使用动物类药物有所了解,本着人命至重的精神,予以理解和合理解决。另外,我们更应积极地研究既可持续性利用其有效资源,又不造成随意猎杀动物的两全其美的方法。

(许伟明 整理)

第四章　治养结合

路志正国医大师从医 70 余载,崇尚《内经》《伤寒论》《金匮要略》等经典著作,重视脾胃学说,主张综合治疗,常内外同治,因证而施,并特别重视治养结合,强调养生是防治疾病的重要一环。临床中,路老在给患者治疗疾病的同时,也向患者强调养生的重要性,并指导如何养生,这种治养结合的诊疗思想对提高路老治病的疗效也有一定帮助。路老 90 多岁高龄仍然能出门诊,每年体检结果都是"未见明显异常",血管弹性跟四五十岁的健康男性一样,被称赞为"90 岁的身体,40 岁的心脏",这与路老常年坚持科学地养生也有关系。

在继承前人养生防病思想的基础上,路老尤其注重养生治病需顺时、凡事不宜过、注重心理健康等原则,并在衣食住行等生活的各个方面都提出了相应的方法和措施。

一、路老养生治病尤其注重的三大原则

路老养生治病尤其遵循三大原则,首先是要顺应四时变化规律以达天人合一;其次是万物不宜过,讲究平和;最后路老特别重视心理健康,在治疗患者时常从心理角度入手,而在自己的养生中更是注重"修德",保持内心的清净,无欲无求,这也是路老得以健康长寿的关键。

1. 养生治病需顺时　中医讲究人与自然的和谐,一年四季,天地自然有规律地变化着,人的身体状况也发生着相应的变化。人的生活起居规律须符合"四时阴阳"才能避免疾病的发生。正如《素问·四气调神大论》所说:"阴阳四时者,万物之终始也,死生之本也,逆之则灾害生,从之则苛疾不起,是谓得道。"就一年四季而言,"春三月,此谓发陈……夏三月,此谓蕃秀……秋三月,此谓容平……冬三月,此谓闭藏……"人的生活起居在四时季节中必须顺应春

生、夏长、秋收、冬藏的自然规律,生理活动才能保持正常[1]。

顺应四时养生,是中医遵循人与自然和谐统一的防病保健准则。《灵枢·本神》中说:"智者之养生也,必顺四时而适寒暑,和喜怒而安居处,节阴阳而调柔刚。如是则僻邪不至,长生久视。"路老多年来睡眠坚持春夏晚睡早起,秋冬早睡晚起,使体内的阴阳之气与自然阴阳的消长相适应。冬季气候寒冷,万物潜藏,路老尤其强调背部保暖,如晒太阳时多晒背部,夜间睡觉时,将热水袋放在背部取暖,坐椅要有靠垫,长期坚持捶背,以疏通气血,振奋阳气[2]。

2. 凡事不宜过 《黄帝内经》说:"阴平阳秘,精神乃治。"中医自古强调平衡,万事万物讲究"平",讲究"和","以平为期",养生亦是如此,路老在谈到养生时就特别强调"不宜过"的思想。

饮食是养生的重要环节,但是"水能载舟,亦能覆舟",吃既可以用于保持健康,也可以破坏健康。如今人们夏季过于贪凉,中医认为这样会伤害脾胃,然而饮食亦不可过烫,过烫的食物容易灼伤食管黏膜,易导致食管炎,日久甚至会诱发食管癌。在中国的许多地方诸如新疆哈萨克族人一日喝数次热奶茶、东南沿海潮汕地区的居民趁热饮用"功夫茶"、太行山区的人们趁热喝大碗粥,这些地区都是食管癌高发区。又例如泡脚是养生的好方法,路老也常年坚持泡脚。晚上睡前泡脚可以缓解一日的疲劳,改善睡眠质量,然而现在很多人买了足浴盆,经常一边看电视一边泡脚,不知不觉之中泡脚时间过长,出汗量过多,反而对身体不利。

总之,路老总结,养生贵在"平和",要按照生命活动的规律,合其常度,以和为贵,以平为期,以达"终其天年"的目的。

3. 健康心态很重要 路老曾说:"在我接触的病人里,现在的年轻人总是急躁易怒。年轻人负担太大,体力、脑力、精力都是有限度的,严重透支,这样不好。"可见路老治病不光看到疾病本身,还能看到患者背后的心理因素,非常注重患者的心理健康。

路老的诊室里向来氛围轻松,每次问诊时,满眼尽是慈爱,还时不时跟患者开开玩笑。在这样轻松的氛围下,患者的心态自然也放松了许多,路老为患者诊病时,常跟他们说:"不急躁,病就好了一半。"一次,一位很有名的作曲家来找路老看病,说自己经常感到焦虑,路老说,中国搞音乐的人都是长寿的,建

---

[1] 冯磊. 不治已病治未病[N/OL]. 中国中医药报,2007-8-6.

[2] 苏凤哲,李福海. 路志正教授顺应四时学术思想探讨[J]. 世界中西医结合杂志,2009,4(9):609-611.

议他多研究研究中国的传统音乐。后来这位作曲家病好了,写了一本书叫《向传统致敬》,在这本书里对路老的建议表达了感激之情[1]。

路老看病看重患者的心理健康状况,自己养生也追求着内心的平和以及思想修养的高尚。《孔子·中庸》云:"大德必得其寿。"养生必先修德,所谓修德,即超越物质情欲,追求高尚的思想境界,人的一生要乐于奉献,少于索取,凡名利之事得让且让,不要过多强求,人与人之间要互敬互爱,融洽相处,以保持人体内在的和谐、人与自然的和谐及人与社会的和谐,达到益寿的目的。路老常说:"我对生活没有什么特殊的要求,唯一感兴趣的就是读书。我总感到自己掌握的知识不够多,因此每天都要读书,尤其会多读医学方面的书。无欲无求是很难做到的。例如,人们都愿意吃美食。连孟子都说'鱼与熊掌不可兼得'。在生活中,我会尽量吃得清淡一点,健康一点。在家里吃饭时,家人总是问我饭菜'好不好'。我一定会说'很好了,很好了'。"

二、在衣食住行各方面均注重治养结合

1. 饮食治养　饮食,是与人们生活最紧密相关的问题之一,吃什么、如何吃对我们的身体健康状况起到至关重要的作用。路老在治病和养生的过程中都非常注重饮食,常告诫患者:生冷、辛辣的食物少吃,不要多食,节食增寿。路老吃饭,细嚼慢咽,吃东西尝到而止,从不大吃大喝,遇到好吃的也不多吃。路老还将中医的理论应用于饮食,常依据四时五味的相宜选择食物,如春季宜省酸增甘,多食山药、百合等甘味之品,以养脾气;夏季虽酷暑难耐,也不饮冷,喝水要一口一口地喝,不能狂饮,逆之则伤脾胃,导致水湿内停;还要注意不吃油腻、炙烤、难以消化的食物,饮食保持八成饱,如孙思邈那样,做到"饱中饥,饥中饱","热无灼灼,寒无怆怆",反对暴饮暴食,饥饱不调,注重谷肉果菜,粗细合理搭配,以补益精气津血,保持脾胃健运,营卫和调,气血充沛。

除了饮食的方式需要注意以外,路老擅长运用食疗来达到治病和养生的目的。

(1)健康不离姜:关于生姜的养身祛病功效,古已有记载。春秋时,孔子有"不撤姜食"之说,就是说孔子一年四季的饮食都离不开姜,在那个饱尝战祸,颠沛流离的时代,孔子竟活了73岁高龄,这和孔子重视食用生姜是有密切关系的。明代李时珍在《本草纲目》中也指出生姜的妙用:"姜,辛

---

[1] 杨波,关玲.不急躁病就好了一半[N/OL].健康时报,2011-1-17.

而不劳,可蔬,可和,可果,可药。"路老非常推崇古人重视姜食的思想,认为与人参、鹿茸等名贵中药材相比,生姜廉价有效,可药食两用,是调养脾胃,养生防病的必备之品。因而路老养成了平时吃姜的习惯,并且坚持了四十余年。

关于如何吃姜,路老有他独到的秘方:

用醋泡制姜片。姜可以避风寒,预防感冒,帮助消化,促进胆汁分泌。而醋是活血的,既能止痛又可以让姜不那么辣,这样会使味道更好,效用也不减。

吃姜的量要控制。路老特别提示,吃姜的量很重要,"吃几片就能达到帮助消化、补益肝脏的功能,不要吃太多。姜性温,如果吃的过多会刺激胃壁,增加胃热,效果就相反了。"

晚上不宜吃姜。俗话说:"早上吃姜,胜似参汤;晚上吃姜,赛过砒霜。"这是因为姜最擅宣发阳明经的阳气。而早晨7~9点正是人体气血流注阳明胃经之时,此时吃姜,正好生发胃气,促进消化。而晚上阳气有所损失,这时候应该维持阴气,人也应该收敛了,此时不适宜吃姜。

夏天是吃姜最好的时候,但是秋季是不宜吃姜的。"到了秋天最好不吃姜,因为秋天阳气都收敛了,秋天肃杀,万物凋零,不宜吃姜。"

具体问题具体分析。虽然晚上和秋天不适宜吃姜,但是如果我们遇到特殊情况,还是要灵活把握。对待这个问题,路老主张辩证地看待:"关键在于什么时候吃姜的问题,如果晚上出去走路,着凉了,风寒感冒,回来之后就可以服用姜糖水;如果是恶心呕吐,脾胃不健康,也可以用姜来调理。"

(2)擅用茶饮方:茶饮方是中医特色之一,路老在临床治病时,常在开出主方后,又开一个由几味药组成,代茶饮的方子。茶饮方的药材多药食通用,一般药味较少,性味清淡,口感较好。茶饮方缓慢持久,对治疗疾病和养生保健均有较好的作用。路老应用茶饮方一般有以下几点原则:

1)对主方的补充。往往用于主方治疗主症之后,意犹未尽,觉得如放在主方当中配伍又不和谐,就单处一方,代茶饮用,起到协同作用。

2)对兼症的治疗。多用于主方兼顾不到的症状,用茶饮方治疗兼症。

3)急性病需速治。风热外感,就以桑叶、菊花、芦根、蝉衣为茶饮,既疏风清热,又能清头明目,并有预防肺热咳嗽的作用;芦根生津止渴,以防身热汗出过多,津液耗伤之虞,且作药茶频饮,使体力、阴液不受损失。风寒外感,路老常用葱白、白菜根、生姜、红糖煎汤服,有立竿见影之效。急性热病,易耗气伤津,因服药次数较少,药量尚不能达到勇挫其急性症状,须以药茶作饮,以增强其量效关系,达到迅速控制病势之目的。如气分热盛者,常用芦根、太子参、麦冬、金银花、西瓜翠衣、鲜竹叶清热透邪,益气生津。治热病,留得一分津液,就有一分生机。

4)慢性病应缓调。如消渴病,用炒山药、荷叶、麦冬、鬼箭羽、黄精、芦根补脾益肾,生津止渴,醒脾化滞;还有益气、养阴、升清、活血之功。如慢性肾炎兼有水肿者用玉米须、冬瓜皮、茯苓、益母草利水消肿,兼血尿者加大小蓟、芦茅根、侧柏叶等药,有蛋白尿者,常加三豆饮(黑黄豆、赤小豆、薏苡仁),慢服常饮,对改善肾功能、减轻和消除蛋白尿有非常好的临床效果。

5)调补脾胃。路老治病,时时顾护胃气。脾胃为后天之本,气血生化之源,气机升降之枢。常用生谷麦芽、炒薏苡仁、佛手、荷叶、茯苓、甘草为方,来理脾开胃,化湿消滞,以恢复脾胃之升降功能。

6)疏肝解郁,调理气机。路老认为,现在的人们心理压力较大,肝气易郁,气机易滞。常用轻灵舒缓、芳香化滞之花类药:如素馨花、玫瑰花、玳玳花、荷花、厚朴花、菊花疏肝理气,调畅气机。

7)清上补下,滋阴潜阳。人过四十以后,阳常有余,阴常不足。常用滋补和清利之药,如用炒山药、黑豆、杞子、菊花、荷花、素馨花补肝肾之阴,清肝明目,宣清化滞。如血压高者加梧桐叶以降压;血脂高者加山楂、夏枯草以降脂;大便秘结者加草决明以润肠通便。路老还常用凤眼草、鸡冠花、椿根白皮、白矾,治带止痒,二槐汤(槐花、槐角)疗痔,马齿苋治痢,玉米须利水,茵陈蒿退黄。信手拈来,田间路旁,锅旁灶边,庭院村落,俯拾皆是,变废为宝,点石成金,深受广大患者所喜爱。

比如路老曾经诊治一个患者:杨某,男,35岁。素来体健,嗜食肥甘,烟酒无度,有时每顿达斤许。曾因左胸闷疼,小劳则甚就诊。多次查心电图,均为多个导联T波低平或倒置。诊断为"冠心病"。发病一年,经多方调治,奏效甚微,慕名请路老诊治。患者形体丰腴,精神委顿,面色晦黯,下颌部有散在痤疮,舌质黯红,舌苔黄厚而腻。闻之,语声重浊。常感胸闷气短,左胸疼痛,稍劳则剧,纳呆泛恶,口黏干苦,而不欲饮,便干溲赤,肢体酸重,心情烦躁,夜寐多梦。脉沉细而涩。四诊合参,为胆胃失和,痰热蕴结,上蒙于心,络脉闭阻所致。属"心痹"中之胃心痛范畴。治宜清胆涤痰,和胃降逆。药用:竹茹10g,茵陈12g,清半夏12g,茯苓15g,菖蒲12g,郁金10g,杏仁10g,薏苡仁20g,忍冬藤15g,赤芍10g,枳壳10g,旋覆花(后下)9g,甘草3g,水煎,早晚各服1次。同时投以茶饮方:小麦30g,绿豆15g,赤小豆15g,荷叶6g,六一散(包煎)15g,枳椇子12g,水煎代茶饮用。以上方为基础,随症略有增减,调治3个月,诸症日渐减轻,直至消失。复查心电图正常,追访半年无复发。其中茶饮方之小麦养心气,绿豆、赤小豆、枳椇子、六一散清利湿热而解酒毒,荷叶醒脾胃、升清阳。属于补主方之不足的原则,对于这位患者的康复起到了辅助治疗的作用[1]。

另外,路老对于常见的由肝胃不和,心肾不交,湿热中阻导致的失眠提出了三个对应的治疗茶饮方。

对于肝胃不和型,常用陈皮 30g、竹茹 30g、柿饼 30g 做成橘茹饮,时时饮用。中医认为"肝主疏泄"、"胃主受纳",脾胃的受纳、腐熟、运化,需要肝的疏泄功能辅助。如果肝脏的疏泄功能失常,会影响脾胃的消化功能,食物不能迅速地被消化掉,浊气就无法下降,心神也就得不到濡养。将橘皮、竹茹、柿饼同时放入锅内,掺入清水约 1000 毫升,用文火煎约 20 分钟,滤出药汁,再煎一次,合并煎液,用洁净的细纱布过滤得澄清的液体。药液加入白糖,搅匀即成。本方药味少,性平和,多是药食两用之品。温寒并用,使清中有温,清而不寒,清胃降逆功效较为显著,疏肝和胃,以助安眠。

对于心肾不交型,常用百合 30g、淮小麦 30g、莲肉 15g、夜交藤 15g、大枣 10g、甘草 6g 冷水浸泡半小时,加水至 500 毫升,煮沸 20 分钟,滤汁,存入暖瓶内,不分次数,代茶饮。路老认为五脏中,心属火,肾属水,心肾相交,才能完成人体的生命活动。在阴阳水火的轮转中,才有白天的精神焕发,才有晚上的安然入睡。如果心肾不交,水火分离,失去了各自克制,也失去了化生,那么醒着时头晕健忘,耳鸣心慌;睡觉时失眠易醒,盗汗梦遗。水火背道而驰,心火上炎,导致咽干口燥、潮热舌红;肾水下行,导致腰膝酸软,早泄无力。此方可益气养阴,清热安神,调节心肾。

对于湿热中阻型,常用小麦 30g、绿萼梅 12g、炒枣仁 20g、玉米须 30g、豨莶草 18g 冷水浸泡半小时,加水至 500 毫升,煮沸 20 分钟,滤汁,存入暖瓶内,不分次数,代茶饮用。路老认为湿热中阻的主要病因就是饮食不节、饮酒过量。酒属湿属热,最容易导致湿热内蕴。夏天空气潮湿的时候,人体感觉闷热,这种闷热让人很不舒服。体内如果也是这样闷热的话,脏腑也就不舒服了。湿热阻滞在中焦,就会导致脾胃的升降功能失常,心神也就得不到营养,心神失养于是就失眠了。在控制饮酒的同时服用上方,可以起到清热化湿,和中助眠的功效[2]。

(3)三杯茶养生:茶文化是中国的传统文化,许多人喜欢喝茶,但喝茶的人却不一定会喝茶,路老的养生秘诀中,喝茶也是重要的一部分。路老说,喝什么茶要根据时间不同和人的工作、身体状态来决定,上午应该喝绿茶、午后

---

[1] 刘建设,高社光.茶饮方为辅治病则——路志正经验介绍[J].中国乡村医药,2010,17(11):8-9.

[2] 郑昭瀛,苏泽琦.路志正:茶饮有方,一夜安眠[J].中国对外经贸,2015(1):77.

应喝乌龙茶、晚上应喝普洱(熟普洱)茶。路老喝茶犹如辨证用药,他每天必喝的三杯茶,实际蕴含了调理脾胃的养生理念。

上午绿茶:阳气上升,心神俱旺。"一日之计在于晨",上午阳强阴弱,阳气趋于表,气机上升,是人体功能最旺盛的时期。绿茶较多地保留了鲜叶的天然物质,属茶中之阳。此时饮绿茶,可以帮助脾胃运化水谷精微于周身,保持精力旺盛,即所谓提神醒脑。

下午乌龙茶:健脾消食,保持运化功能。午后阳气渐弱,阴气渐升,脾胃功能较上午有所减弱。人们常在午餐时吃一些油腻食物,妨碍脾胃运化。《本草拾遗》记载,饮茶可以"去人脂,久食令人瘦",可见饮茶去肥腻功效自古受人推崇。乌龙茶是中国茶的代表,如铁观音等,属于半发酵茶,主要成分为单宁酸(与脂肪的代谢有密切关系),能够刺激胰脏脂肪分解酵素的活性,减少糖类和脂肪类食物吸收,促进脂肪燃烧,降低血液中胆固醇含量,尤其能减少腹部脂肪的堆积。

晚上普洱茶:护胃、养胃、安睡。夜里阴强阳弱,阳气趋于里,气机下降。中医认为"胃不和则卧不安"。经过人工速成发酵后再加工而成的普洱茶(熟普),甘滑、醇厚,进入人体后附着在胃的表层,形成保护膜,长期饮用可起到护胃、养胃的作用。其中的咖啡因经多年陈放发酵,作用减弱,所以喝后不会兴奋,使人能够安睡。普洱茶还有补气固精作用,热饮肠胃舒适,还可治疗尿频[1]。

(4)食疗方养护脾胃:路老推崇脾胃论的思想,不仅善于从脾胃论治诸多疾病,更注重日常养生对脾的顾护。脾气虚、脾阴虚、脾阳虚均可导致脾的运化功能减退,对此路老有以下几个食疗方用以益脾。

1)脾气虚

药粥:用党参(或西洋参)3g、山药12g、陈皮3g、生薏仁10g、粳米(或小米)50g。制作时先将除陈皮以外的原料熬粥,陈皮水洗浸泡30分钟,切碎,在粥快熬好时将陈皮带水一起加入,稍煮一下搅匀即可。

益脾饼:用茯苓30g、白术15g、干姜2g、红枣30g、鸡内金10g、炒山楂10g研磨成细粉,将250g面粉发酵后,加入药粉和匀,再加适量菜油,食盐烙饼,八成熟时取出,切成小方块,再放在锅上烘干即可。益脾饼功效健脾益气、开胃消食,适用于食欲不振、食后胃痛、慢性腹泻、慢性肠胃病等患者。

莲子猪肚:将猪肚1个,莲子40粒,与适量香油、盐、葱、姜、蒜一起煮熟即

---

[1] 关玲,姜泉.路志正:养生茶中寻[J].家庭医学,2010(09):48.

可食用。功效健脾益胃、补虚益气,适用于饭量偏小、身体消瘦,经常腹泻的症状。

2)脾阳虚

黄芪蒸鸡:嫩母鸡一只,炙黄芪 30g,绍酒 15g,清汤 500g,食盐、葱、姜、胡椒粉适量,炖汤食用。

3)脾阴虚

燕麦百合粥:百合 15g,粳米、燕麦适量,煮粥食用。

扁豆山药粥:用白扁豆 15g,粳米 30g,加入适量水煮至半熟。将百合 15g洗净,山药 30g 去皮切片,加入粥中,煮熟加糖即可。在南方地区还可加入鲜葛 50g,以加强生津润脾的作用。

四仁竹笋粥:用松子仁 10g,甘杏仁 6g,核桃仁 12g,花生仁 8g,新鲜竹笋 15g,粳米 100g,以清水 1500ml,将粳米和其他原料分别放置在两个容器中浸泡 2 小时。先以文火煮粳米 20 分钟,再放入其他原料文火煮 30 分钟,至粥成糜状即可。此粥可开达肺气、润肠通便,适用于脾阴虚兼肠燥为主的症状,特别是年老便秘者,可长期服用[1]。

(5)常吃粗粮:现代人多食用经过精细加工的谷物之品,这些产品固然口感更好,不过粗粮中维生素、膳食纤维的含量比精细加工后的粮食更为丰富。路老说:"我每周至少吃两次粗粮,一次是吃棒子面做的发糕,一次是吃棒子面或别的杂粮做成的面茶。我在晚餐时会喝一点稀粥。这种粥是将豆子、小米等杂粮用豆浆机研磨后制成的。"当然粗粮也不一定就是多吃为宜,具体也还得因人而异。

(6)适量饮酒:《黄帝内经》中说不能"以酒为浆",路老曾经不沾酒,然而年纪增大,手关节有些容易僵直,便少量饮黄酒以增加血液循环,降低关节僵硬程度。路老说:"一般我每天喝一杯,而且是晚上喝,白天上班是不会喝的。我喝黄酒有个特点,不喝纯的,而是自己'勾兑'一下,每杯酒加 1/3 的热水,这样既温了酒,也降低了酒精的浓度"[2]。

2. 讲究穿衣 中医很多时候强调"保暖",不能"受寒",路老在保养自己的心肺时说到,冬季常穿一件中药制成的棉背心,防止后背受寒,冬天晒太阳时他也常常多晒后背。但是天冷时,许多中老年人常常裹得过于严实。"其实,穿衣过厚也对健康不利。不能怕麻烦,衣服要随时增减。"路老说,"穿衣过多,身体易出汗,阳气不能泄越,便干扰了人体阴阳平衡。当然,中老年人穿

---

[1] 路志正. 无病到天年[M].昆明:云南科技出版社,2012.

[2] 张志军. 名老中医路志正的长寿秘诀[J].求医问药,2013(10):47-48.

衣也不能过紧。穿衣太紧,不透气,病就爱上身"[1]。

3. 起居有常 规律的生活作息,是健康长寿的保障。路老身体的健康,很大程度上得益于他长年累月高度规律的生活和生活中的一些养生方法。

路老早晨起床的第一件事便是梳头。左边鬓角,右边鬓角,头顶和后枕,各梳 50 下。路老每天梳头 15~20 分钟,可以使气血流通,提神健脑,精神得到调养和放松。有人向路老请教,梳头有没有什么特别的讲究,路老认为并没有,他更看重梳头作为整体锻炼的过程,要求常年的坚持,路老说:"梳头时凝神静意,比梳头时的动作如何更加重要。时间也是可长可短,甚至每天只梳一分钟也行,但是每天一定要做。"

随后,路老便会按摩颈部,然后出门散步,做做八段锦。路老年轻时养成了练书法的习惯,常常以习字为乐,每天早晨锻炼后,都要写上几笔,偶挥毫而蹴成小作。常年养成的书法爱好,对于陶冶情操,修身养性也很有帮助。一管在握,心平气和,集右手指、腕、肘、臂力,下笔有神,犹横扫千军之势。这就是书法的魅力,写字之前,要凝神静思,持笔之中,要聚精会神,得心应手的作品完成后,有一种赏心悦目,心旷神怡的感觉,犹如一顿美餐,好似置身精神享受的意境,也会起到畅行气血,消除疲劳,延缓衰老的作用,是很高的气功养生[2]。路老从医七十余年,中医事业的追求已成为生命的组成部分,临诊看病也是生活的一部分,至今仍坚持每周三次出诊,白天出诊,晚上读书已成为习惯,如每天不读书不看报,则惆怅若失。

路老睡前坚持足浴,因为这可以放松一天下来的疲劳,并且关乎晚上的睡眠质量。足浴后路老会再梳梳头,然后坐到床上进行一些按摩,路老坚持搓涌泉穴,命门穴 60 次,这些都是养肾的好方法。

路老几十年如一日地坚持科学、有规律的生活作息,这样的生活无论是对健康人的养生,还是患者的身体康复都有很大的好处,值得人们借鉴学习。

4. 注重运动 路老非常认同"生命在于运动"的观点,坚持每天运动。"要多动",这是路老给多个患者开方时不忘叮嘱的一句话。越是天冷,越不能躲在屋里不运动。路老说:"多运动,就可以保持大便通畅。"老年人常常会有便秘的困扰,多动就在很大程度上避免了这个麻烦。同时,强调应根据自己的体质选择锻炼身体的方法。他曾说:"运动要根据自己的条件,为什么一定要用跑步机,要去举哑铃。我们的《诗经》里早就说过,中华民族是能歌善舞的民族,手舞足蹈就是一种锻炼啊,挥挥手、跺跺脚,只要你坚持,找到自己的锻炼

[1] 佚名. 国医名师路志正养生切忌三大"过"[J]. 人人健康,2013,(18):74.

[2] 汪尚. 国医大师路志正的养生经[J]. 健康生活,2011(6):36.

方法,就可以。"另外,路老非常重视八段锦的作用,每天早晨起床后,先是吐纳以吸收新鲜空气,然后练八段锦半小时,以外动四极,内养脏气,使阳气含蓄体内,以保持充沛的精力投入工作。

路老也注意将自己的养生经验教给患者。如在春季,春寒料峭,就诊的关节炎患者较多,路老给患者开完方子后,叮嘱他们,一定要注意保暖,同时要配合针灸和功能锻炼,还亲自给患者演示锻炼方法。只见路老双腿站稳,以腰为中心,慢慢做俯仰、摇摆直到全身关节都得到活动。路老的这种运动,古代称其为"导引之术",用于治疗经络肢体病,或用于疾病病位尚浅之时。如张仲景在《金匮要略》中谈到治未病时就讲到"若人能养慎,不令邪风干忤经络,适中经络,未流传脏腑,即医治之,四肢才觉重滞,即导引、吐纳、针灸、膏摩,勿令九窍闭塞……"说明古人非常重视这些非药物疗法,并把这些方法作为较理想的养生治病措施,像人们熟悉的五禽戏、太极拳等,均是较为成熟的锻炼方法,不过这些运动现在人们已经忽视了很多,有些甚至面临失传,因而也值得我们继续进行相应的研究以及传承[1]。

路老的养生思想贯穿于他的临床诊疗之中,用养生预防疾病,用养生辅助治疗疾病,这种治养结合观念在长年的临床实践中都取得了良好的效果,值得临床医生借鉴。

(何昆、许伟明 整理)

---

[1]李福海.导引治疗关节疼痛[N/OL].中国中医药报,2010-3-11.

第三篇
临床案例赏析

篇首短语：路老业医已逾70余年，医案充栋，在此凡列病症仅30余种，验案60余则，管窥之量，希冀藉此读者能理解路老对常见病证病因病机之基本认知，体会路老在临证中针对不同患者之不同病证和病情差异，概览其治疗各科病证"本重脾胃，标重湿邪"与诸法互参的具体应用，把握病之主次、缓急、标本、轻重所在，确定治疗枢机与进退章法之精妙，了解其遣方用药轻灵平和之性与综合治疗之大法。

第一章 风湿免疫类疾病

一、类风湿关节炎

类风湿关节炎（rheumatoid arthritis, RA）是一种以对称性多关节炎为主要临床表现的自身免疫性疾病，以关节滑膜慢性炎症、关节的进行性破坏为特征。临床表现为关节疼痛、早期残废，90%以上的患者累及手指近端指间关节，常导致关节破坏，同时可造成心、肺、肾等多脏器的损害[1]。

中医学虽无RA对应名称，但总结历代医家对疾病发病特点的描述，RA属中医学"痹证"、"历节"、"白虎病"等范畴，每一个病名都从不同侧面或者说是从一个方面对疾病进行了描述。早在《内经·痹论》就提出了痹证的病因病机：素体虚弱，正气不足，腠理不密，卫外不固，是引起痹证的内在因素，易受外邪侵袭，感受风、寒、湿之邪后，使肌肉、关节、经络痹阻而形成痹证。《金匮要略》立痉湿暍病篇、中风历节病篇及血痹虚劳等篇，开创了风湿病辨证论治之先河。本病的病因主要为外感六淫和内伤因素，与体质因素、气候条件、生活环境等都有密切关系[2]。外邪侵袭机体，若素体阳气不足，风寒湿邪入侵，阻滞经络，凝滞关节，形成风寒湿痹。若素体阴气不足，有热内郁，与外邪搏结形成湿热，耗伤肝肾之阴，使筋骨失去濡养；或风寒湿邪郁久化热，壅滞经络关节，形成风湿热痹。病久邪留伤正，耗损气血、肝肾亏虚。而邪痹经脉，脉道阻滞，或因气化失司，推动乏力，亦可影响气血津液运行输布，或生痰或产瘀、旧病新邪胶着，而致病程缠绵，从而造成本病的久治不愈[3]。

---

[1] 王承德,沈丕安,胡荫奇.实用中医风湿病学[M].2版.北京:人民卫生出版社,2009.

[2] 侯雷,马武开.类风湿关节炎中医病因病机的研究评述[J].风湿病与关节炎,2013,2(3):63-66.

[3] 蒋艺芬,陈进春.类风湿性关节炎的中医病机及证型浅析[J].中国疗养医学,2010,19(1):48-50.

1. 临证心得

（1）外因尤重湿，内因多责脾虚：路老强调"要想抓住疾病的本质，首先要搞清楚其发生的根本原因"，对于痹（风湿）病，他尤重《金匮要略》，认为该书秉承了《内经》"风寒湿三气杂至，合而为痹"的思想，书中指出风寒湿等邪气为致病的外因，风寒湿邪气侵入，流注经络关节，阻滞气血，不通则痛，故而出现各种不同症状。在诸多外因中，路老尤其重视湿邪为患，认为不独南方多湿，北方亦多见。湿之来源，有天、地、人之不同。天暑下逼，氤氲蒸腾，或感受雾露雨淋，是天之湿；久居潮湿之地，江河湖海之滨或水中作业，是地之湿；暴饮无度，过食生冷，素嗜浓茶，或饥饱失常，过食肥甘厚味，伤及脾气，皆人之湿。故而，湿邪发病是痹证发生过程中不可忽视的一个因素，尤其值得重视。

其次，脾胃为后天之本，气血生化之源，脾胃受伤，气血生化不足，诸痹遂起。路老认为"五脏六腑皆禀气于胃"，脾胃为后天之本，若脾运失司，则内湿停留。湿邪既是病理产物，又可成为病因，最易损伤脾阳，脾为湿困，脾气不升，则胃气不降，水湿内聚，一旦停留于体内，不仅阻碍气血运行和津液的输布，同时，又可使脾胃受损，生化乏源。天地之湿伤人，常在脾气不足时；而伤于饮食的内湿，又多有脾虚，随着年龄的增长，肾气日渐衰退，精血日趋不足，外邪侵袭固然是这类患者发病的主要原因，但因体质差异，易受环境、饮食、情绪等因素的影响而损伤脾阳，导致脾失健运，湿邪停聚，化源不足，因而脾虚湿盛是痹病发生的主要原因，脾胃功能的强弱与痹证的疗效、预后、转归有密切关系。此外，痹证大多病程长，用药久，脾胃多有损伤，所以健脾起着重要作用。

（2）辨证立足正邪，顾护中焦脾胃：辨别正邪是辨别正气强弱和邪气盛衰，决定治疗用攻用补的依据，对指导临床治疗有很重要的意义。在《金匮》首篇即引经云：勿令"虚虚实实"，应"补不足，损有余"。示以辨别虚实正邪的重要性。《济生方》曰："皆因体虚腠理空疏，受风寒湿气而成痹也。"说明痹证的发生与气候条件、生活环境、个体体质、产后、外伤等因素有密切关系，其感邪部位的深浅，治疗的恰当与否，以及是否复感外邪等，对病情转归和预后都有直接影响，因此，分清正邪的孰强孰弱，对决定其理法方药有重要意义，正邪对比主要立足于正气虚损、邪淫杂感、痰浊血瘀等几个方面。如风湿表气亏虚，脉浮身重，汗出恶风者，用防己黄芪汤益气固表，祛风除湿；风湿表阳虚，身体疼痛，不能自转侧，脉浮虚而涩，小便不利，大便反快者用桂枝附子汤温经助阳，祛风化湿；风湿表里阳气俱虚者，出现骨节疼烦掣痛，不得屈伸，汗出短气，小便不利，恶风不欲去衣者，用甘草附子汤振奋表里之阳，祛风湿止痛。

路老辨治风湿类疾病，时时重视顾护中焦脾胃，如《金匮》有述："盛人脉涩小,短气,汗自出,历节痛,不可屈伸,此皆饮酒汗出当风所致。"素饮酒本湿盛,脾喜燥恶湿,湿邪黏腻,易阻遏阳气,又加汗出当风,风与湿合,搏于关节经络,成历节痛,不可屈伸。脾胃后天得充,则先天肝肾亦足,且脾气得健,水湿得化,湿去则风气不能独留,此所谓"随其所得而攻之"之义,而且风湿病多是本虚标实之证,其产生的主要原因是气血亏虚,肝肾不足。《金匮要略》云:"寸口脉沉而弱,沉即主骨,弱即主筋,沉即为肾,弱即为肝,少阴脉浮而弱,弱则血不足,浮则为风,风血相搏,即疼痛如掣。"所以,重视调理脾胃也就是治疗湿产生的根源。同时路老也不止一次指出,临床治疗风湿病药物多为辛燥或苦温之品,易损耗气血,伤及阴津,久服容易碍脾伤胃,"脾胃受伤,百病由生",因此,必加健脾和胃之品,对风湿病的治疗颇具临床意义。且《内经》云:"脾气散精,上归于肺,通调水道,下输膀胱,水精四布,五经并行。"而脾胃恰处于水湿代谢的枢纽,因此,注重健运中焦,一方面能够使脾气散精以灌四旁;另一方面通过脾脏的上输下达,可使得气血津液畅通无阻,内湿则无从产生。由此,路老治疗风湿病多在祛外邪的同时,兼以调和脾胃,使气血生化有源,正气得生,邪气难侵。

(3)特色用药,提倡综合疗法:路老长期从事风湿类疾病的医疗实践,治疗用药颇具特色,临床中用药如用兵,药不在多而在精;小方治大病,不在药多量重。正如徐灵胎所言:"以草木之偏性,攻脏腑之偏性,必能知彼知己,多方以治之,而后无丧身殒命之忧矣。"成方是前人临床经验之总结,用之得当,确能效如桴鼓。但随着时代的推移,气候环境的变迁,年龄之大小,生活习惯之差异,应用时须根据患者的具体情况,结合天时、人事、地土方宜而辨证施治,始能适应病情之需要。

由于人体体质强弱不同,禀赋各异,故感受风寒湿之邪亦各有偏盛,风胜为行痹,寒胜为痛痹,湿盛为着痹。从临床实际看,单纯者少,以风湿痹、寒湿痹、湿热痹相兼者较多见,并且风寒湿痹与风湿热痹常可互相转化,如素体阳盛,寒湿郁久化热,或治疗时过用温热药,风寒湿痹可转化为风湿热痹。相反,风湿热痹久用或过用苦寒清热药又能使之转化为风湿寒痹,有时还会出现寒热错杂的证候,故宜据证情灵活用药。这类患者多属本虚标实,或本寒标热,或由风寒湿痹化热而成,临证时应仔细辨虚实寒热之主次、轻重。寒胜者加制附子、淫羊藿、细辛、肉桂;热胜者加连翘、黄柏、防己[1]。根据痹证所患的部位不一,中药性味和归经不同特点,在治本的同时,治标常配合使用以下药物,以发挥更好的疗效,尽快改善症状,减轻患者痛苦,缩短病程。手臂疼痛者加

---

[1] 商阿萍,路洁.路志正教授治疗类风湿关节炎经验[J].河北中医,2008(4):341-343.

姜黄、桑枝、秦艽、穿山甲珠、桂枝;下肢疼痛者加松节、木瓜、牛膝(风寒者用川牛膝,肾虚者用怀牛膝);属风湿证者加汉防己、黄柏、蚕沙;颈背部疼痛者加羌活、独活、葛根、蔓荆子、防风;腰部疼痛者加独活、狗脊、杜仲、桑寄生;小关节疼痛郁久化热者加丝瓜络、忍冬藤、鸡血藤、天仙藤;痰阻者加白芥子、白僵蚕、胆南星、黄芩;有瘀血者加桃仁、红花、乳香、没药、姜黄、赤芍药、泽兰;骨质破坏、关节变形者加骨碎补、自然铜、生牡蛎、补骨脂等。为了顾护脾胃这一后天之本,路老常在辨证论治的基础上根据具体病情选用:生谷芽、生麦芽、炒谷芽、炒麦芽、炒三仙、炒山药、炒白术、炒苍术、佛手、绿萼梅、炙甘草、大枣、鸡内金等健脾和胃消食之品。固本扶正用太子参、黄芪、黄精、生地黄、当归等,如此则保护了脾胃不受药物的损伤。

除此之外,路老还擅用虫类药,酌加乌梢蛇、露蜂房、全蝎、穿山甲珠、地龙等虫类药和鹿角胶、鹿角霜、阿胶等动物类药,以及活血止痛之乳香、没药、鸡血藤等。特别是产后之风湿更宜大补气血,峻补真阴,濡润筋脉,通利关节,不宜过用刚药。脾胃虚弱者,用虫类药须慎重,或佐入健脾和胃之品。虫类药有"搜剔钻透驱邪"的特性,动物类药为血肉有情之品,与补益肝肾之剂相互配伍,相得益彰。虫类药均含有异体蛋白,对机体的补益调整有其特殊作用。路老常把虫类药另装胶囊,一方面节省药源,只需汤剂药量的 1/4~1/5;另一方面虫类药腥臭怪异,入汤剂难以咽下,易引起恶心呕吐等不适。

除了方药的治疗之外,路老还提倡综合治疗,所谓综合治疗包括洗、泡、熏患部等外治法和茶饮、食疗等内治方法,治疗时既可选用治本的药物,也可加用治标的药物,巧在配伍。若选配恰当,则相得益彰。有些患者晚上关节疼痛较重夜不能寐,外治后能获得立竿见影的效果。外治时路老将痹证分为寒痹和热痹,寒痹常选用:马鞭草、豨莶草、海桐皮、当归、川芎、千年健、追地风、川乌头、草乌头、乳香、没药、苏木、防风、防己、露蜂房、红花、延胡索;热痹常选用青风藤、鸡血藤、虎杖、络石藤、防风、防己、鹿衔草、乳香、没药、延胡索、雷公藤、金银花、连翘、大黄、芒硝。使用时选用 5~6 味即可,药量据病情而定。煎出适量药汁熏洗后泡脚,每日 1 次,每次 20~30 分钟,避免烫伤。1 剂可煎 2 次。如天气较冷药液易凉,肢体熏泡时,加用塑料布或雨布围盖保温。茶饮方主要适用于体质虚弱患者,应根据体质不同,辨证选用药物。阴虚选用太子参(或西洋参)、生山药、麦门冬、木瓜、生地黄、阿胶、龟板、玉竹、桑葚等;阳虚选用杜仲、附子、党参、淫羊藿、五加皮、肉桂、狗脊、黄芪、当归等;气血不足选用熟地黄、当归、白芍、党参、黄芪、大枣、枸杞子等,药味不宜过多。

2. 病案赏析

患者,女,59 岁,2011 年 3 月 24 日因"全身关节疼痛 20 余年"初诊。20

余年前出现双手指关节疼痛,活动不利,渐至全身大小关节疼痛,有时晨僵,夜晚疼痛加重,2006 年开始出现关节变形,屈伸不利,双小指发凉麻木,外院诊断为"类风湿关节炎",予甲氨蝶呤、雷公藤治疗。刻下:周身大小关节刺痛,有走窜感,活动不利,疼痛时各关节有灼热感,双小指麻木发凉,怕冷,口苦,鼻咽灼热,口淡无味,大便干,尿黄,背臀痛。患者形体偏瘦,双掌指关节肿大变形,拘挛,双足趾关节变形,膝肘关节变形屈伸不利,四肢可见多处血管纤曲并呈瘀斑状。路老感其天命之年,尪痹竟达 20 年,形体虚羸,肢节变形,治感棘手,随予仲景师方化裁。治以益气活血、温经通络。方以桂枝芍药知母汤加减,药用生黄芪 18g,当归 12g,桂枝 12g,赤白芍各 12g,炙麻黄 6g,炒白术 15g,淡附片(先)8g,细辛 3g,防风 12g,防己 15g,全虫 6g,露蜂房 10g,炒三仙各 12g,忍冬藤 30g,川怀牛膝各 15g,佛手 9g,甘草 8g,生姜 2 片为引,7 剂,水煎服,日 1 剂,早晚分服。

泡洗方:浮萍 10g,独活 12g,防风 12g,防己 15g,丹参 15g,马鞭草 30g,苏木 20g,芒硝 30g,追地风 15g,制乳没各 8g,桃红各 10g,鸡血藤 2g,7 剂,先熏后洗,注意水温,不宜太热,预防烫伤。

服药 7 剂后,关节肿痛减轻,晨僵较前缓解,怕冷减轻,食欲渐好。上方加减继服,外洗方继用,诸症减轻,随诊半年病情无加重。

【按】类风湿关节炎主要病机为先天禀赋不足。肝肾亏虚,营卫俱虚,复因感受风寒湿热之邪,导致气血凝滞不通,痹阻经络,造成全身关节肿痛。路老尤重视湿邪为痹。患者病程 20 年之久,伤气耗血,损及肝肾,所呈现出本虚标实的特征,故治疗时必须扶正,路老常用补气血、调脾胃、利关节。《金匮要略》曰:"血痹阴阳俱微,寸口关上微,尺中小紧,外证身体不仁,如风痹状,黄芪桂枝五物汤主之。"此方适用于肌肤麻木不仁,脉微而涩紧,患者周身关节刺痛,四肢可见多处血管纤曲呈瘀斑,乃病程日久,瘀血阻络。故路老选用黄芪桂枝五物汤以益气和营,以桂枝芍药知母汤温经通痹,加之蜂房、全虫等以增强通络逐瘀;路老注重调脾胃,必用白术等调理脾胃之品。久病入络,同时配合活血通络之外洗方,内外同用,以求速效。

患者,女,46 岁,2011 年 5 月 19 日主因"周身关节痛反复发作 8 年"初诊。2003 年开始出现周身多个关节(肩、肘、指、膝、颞、颌等)疼痛,伴晨僵大约 1 小时,在外院诊断为类风湿关节炎,曾使用强的松 10mg/次,1 次/天,大约 1 年,另服甲氨蝶呤和柳氮磺胺吡啶等,症状时有反复,春夏剧烈,秋冬好转;患者居于北京,发病前曾住地下室,近日双膝及肘关节肿痛,右侧明显局部皮温高,无发红,关节屈伸不利;纳差,食后上腹胀满,大便溏,小便可;怕风寒,夏季阴雨天关节疼痛加重,冬季减轻;口不干,口苦,睡眠可。证属禀赋不足,风寒湿邪侵袭,郁久化热。治以益气和营,清化湿热,通筋活络。药用生黄芪 30g,桂枝12g,当归 12g,赤芍 12g,秦艽 10g,威灵仙 12g,地龙 12g,忍冬藤 30g,山甲珠10g,炒桑枝 30g,萆薢 15g,晚蚕沙 30g,松节 12g,连翘 6g,赤小豆 15g,川牛膝10g,炒薏米 30g,生姜 2 片为引,7 剂。水煎服,1 剂 / 天,早晚分服。服药 7 剂后,关节肿痛减轻,触热不明显,便溏缓解。上方加减继服 14 剂,诸症皆缓,随诊半年病情无复发。

【按】《素问·痹论》指出:"逆其气则病,从其气则愈;不与风寒湿气合,故不为痹。"营行脉中,卫行脉外,阴阳相贯,气调血畅,濡养四肢百骸、脏腑经络。营卫和调,卫外御邪,营卫不和,邪气趁虚而入,失其固外开阖作用,则出现恶风、自汗,筋脉失养,则头痛、项背不舒。《类证治裁·痹症》也提到:"诸痹,良由营卫先虚,腠理不密,风寒湿乘虚内袭,正气为邪气所阻,不能宣行,因而留滞,气血凝涩,久而成痹。"若湿热之邪外伤营卫,则表现为发热,烦而不安,关节红肿、灼热、重着而屈伸不利。故路老着重强调营卫不和在风湿病发病中的重要作用。患者病程较长,且长期服用药物,正气耗伤,脾胃内伤,故需益气健脾以扶正。患者发病前曾住地下室,复感寒湿之邪,湿邪郁久化热,痹阻经络,故患者关节肿痛,触热,口苦、口不干,皆为湿热痹阻之证,治宜清化湿热。路老认为该患者虚实夹杂,正邪相争时,宜使邪有出路,正亦易复,故路老喜用黄芪桂枝五物汤以益气和营,合用宣痹汤以清利湿热,宣通经络,此方标本兼顾,以达到"扶正不留邪,祛邪不伤正",共奏宣痹通络之效。

(郑昭瀛　整理)

二、强直性脊柱炎

强直性脊柱炎(AS)是以骶髂关节和脊柱附着点炎症为主要症状的疾病。是由于某些微生物(如克雷伯菌)与易感者自身组织具有共同抗原,可引发异常免疫应答,导致四肢大关节、椎间盘纤维环及其附近结缔组织纤维化、骨化和关节强直为病变特点的慢性炎性疾病。强直性脊柱炎属风湿病范畴,是血清阴性脊柱关节病的一种自身免疫性疾病,该病病因尚不明确,以脊柱为主要病变部位,累及骶髂关节,引起脊柱强直和纤维化,造成不同程度的眼、肺、肌肉、骨骼病变。

本病属中医"骨痹"、"肾痹"、"竹节风"、"龟背风"等范畴。《内经》云:"骨痹,举节不用而痛。"《医宗必读》描述本病后期出现"在骨则重不能举,尻以代踵,脊以代头"的严重畸形与功能障碍。本病多由于先天不足、后天失养,导致肾虚督空,筋脉失养,外邪乘虚而入,直中伏脊之脉,气血凝滞,筋骨不利,废痿不用。肾虚督空为发生的内在基础,而感受外邪,内外合邪,是发病的外在条件。病程中邪正抗争,反复发作可导致内生之寒、热、湿邪及痰浊、瘀血等新的病理因素形成,痰、瘀、寒、热相互搏结,本虚标实,遂成寒热错杂的复杂病机[1]。

1. 临证心得

路老认为本病的发生与一般风湿之痹证有所不同。本病病位多在筋骨,而筋骨有赖于气血之温煦和肝肾之濡养,若气血不足或肝肾亏虚、内生寒湿或寒湿乘虚而入,痹阻筋骨,则易发本病。治则当以补虚为主,兼以祛邪。

补虚宜分气血与肝肾之别。若病在上,表现在颈椎、胸椎和四末,多属气血亏虚,筋骨失其温煦,治当重在温阳益气,养血宣痹,可选用桂枝附子汤合黄芪桂枝五物汤加减,辅以上行宣痹通络之品如姜黄、忍冬藤、桑枝、鹿衔草、雷公藤、威灵仙等;若病在下,表现在腰椎、骶椎和下肢,则为肝肾所主,筋骨失其濡养,治当重在补益肝肾,强筋健骨,可选用独活寄生汤或三痹汤化裁,辅以下行强筋之药,如牛膝、桑寄生、巴戟天、仙茅、续断、杜仲等。

祛邪又有风湿、寒湿、湿热、痰瘀等之分。若风湿为患,佐以防风、羌活、独活等祛风胜湿;若寒湿困阻,佐以苍术、威灵仙等,并重用附子散寒祛湿;若湿热蕴结,佐以薏苡仁、黄柏、秦艽等清热除湿;若痰瘀入络,佐以南星、白芥子、穿山甲、土鳖虫等消痰化瘀通络[2]。本病病程多缠绵难愈,只宜缓图,不宜急躁,医患双方都需耐心调治。

2. 病案赏析

患者,男,47岁。2001年5月9日就诊。患者于2000年初出现腰髋关节疼痛,动则加甚,时伴低热。继而病情逐渐加重,而见背部僵硬,疼痛不适。经某医院风湿科确诊为:强直性脊柱炎。服用扶他林等西药。刻下症见:背部僵硬,疼痛不适,四肢关节热胀痛,行走不便,站立困难,面色㿠白,恶风畏寒,乏力多汗。化验:尿常规蛋白(+),血沉41mm/h。苔腻底白而面黄,脉虚细而涩。

辨证:气血亏虚,寒湿痹阻。

治法:宜温阳益气,养血宣痹,佐以清热。

处方:淡附子6g(先煎),桂枝10g,赤芍、白芍各10g,生黄芪20g,当归10g,忍冬藤15g,雷公藤10g,夜交藤15g,桑寄生15g,狗脊10g,稀莶草12g,生地黄15g,炒苍术12g,炒黄柏9g,14剂。另服湿热痹冲剂,每次5g,日2次。

[1] 金海鹏,邱明山,陈进春.强直性脊柱炎中医治疗研究进展[J].中医药通报,2012,(5):63-66.

[2] 章天寿.路志正治疗强直性脊柱炎经验[J].中医杂志,2002(7):499-503.

5月25日二诊:药后四肢关节热胀痛感减轻,余症如前。再以上方去雷公藤、黄柏,加知母10g,鹿衔草18g,7剂。

6月2日三诊:服上药后,四肢关节热胀痛感消失,仍感背部僵痛,畏寒乏力,苔白腻,脉如前。再以上方去知母,加鹿角胶6g(烊化),黄芪加量至30g,淡附子加量至9g。另服玉屏风颗粒,每次5g,日3次。

7月25日四诊:因路老出国,未能续诊,遂自购三诊方,服药40余剂。现病情明显好转,长期依赖的西药,已于上月逐渐减停。既往一停西药,疼痛加剧,今停西药,未见增甚。背部僵硬感消失,疼痛亦减轻,行走与站立皆自如。但全身仍感乏力,恶风畏寒。苔薄白、舌质淡嫩,脉沉细。再以三诊方去桑寄生,加姜黄12g,肉苁蓉12g,30剂。

8月24日五诊:病情继续好转,诸症均已消失。化验:尿常规蛋白(-),血沉19mm/h。舌脉如前。再以三诊方去桑寄生、豨莶草,加姜黄12g,防风10g。并嘱长期服药以期巩固。

【按】中医认为“气伤痛,形伤肿”。本例患者气血亏虚,筋骨失其温煦,卫外不固,寒湿乘虚而入,郁久生热,寒热错杂,痹阻筋骨,而气机不利,血行欠畅,病久则伤筋动骨,而致背脊僵痛,关节热痛。督脉沿背脊循行且主一身的阳气,督脉的病变多为阳虚,故路老治疗以温阳益气、养血宣痹为主。方中桂枝、附子温阳祛湿,当归、黄芪补益气血,白芍调和营卫,共奏温阳益气养血而为君;辅以忍冬藤、雷公藤、夜交藤、鹿衔草、姜黄、豨莶草等宣痹通络;佐以生地黄、知母滋阴清热以防辛燥之品伤阴。患者因长期服用西药和温经祛湿之剂,以致邪有化热之象,故佐用二妙散及湿热痹冲剂以清热祛湿。药后热象渐退,再施补益,而加用鹿角胶、玉屏风散,且重用黄芪以增强补虚强督通络之功。组方选药,补攻兼施,寒热并进,灵活变通,因而获效。

(郑昭瀛 整理)

三、白塞病

西医学中白塞病是一种全身性慢性血管炎性疾病,以口腔溃疡、生殖器溃疡和眼炎及皮肤损害为突出表现,又称眼-口-生殖器综合征,常累及神经系统、消化道、肺、肾、关节、附睾等器官,故将之归属于“狐惑病”范畴。西医学认为该病原因不明,缺乏针对性的有效治疗,治疗目的在于控制现有症状,防治重要脏器损害,减缓疾病进展,病情严重时可选用激素及细胞毒性药物,疗效欠佳,反复不愈,严重危害患者的身心健康。

白塞病的临床表现与《金匮要略》对狐惑病的描述相类似,中医对白塞病的治疗多从狐惑病进行认识与治疗。《金匮要略》载:"狐惑之为病,状如伤寒,默默欲眠,目不得闭,卧起不安,蚀于喉为惑,蚀于阴为狐,不欲饮食,恶闻食臭,其面目乍赤、乍黑、乍白。蚀于上部则声喝,甘草泻心汤主之。"历代中医对狐惑病的认识也在不断加深,《医宗金鉴》说:"狐惑,牙疳下疳等证之古名也,近时唯以疳呼之。"[1]清代魏荔彤提出"狐惑者,阴虚血热之病也……治虫者,治其标也;治虚热者,治其本也"。目前,西医学对该病认识提出了如感染、感染过敏、自体免疫等学说,但都没有被完全证实。近年来常有患者经医院确诊后来路老处求治,路老按狐惑病的理论治疗白塞病,充分发扬中医中药辨证治疗的优越性。

1. 临证心得

(1)湿毒为患、五脏相因:关于狐惑病(白塞病)的病因病机,《金匮要略》未明确论述,后世医家有湿毒、虫蚀、湿热、虚热之说。如《诸病源候论》论述狐惑的病因时云:"皆湿毒气所为也。"路老对此类疾病多从湿论治,每获佳效。湿邪伤人最缓最隐而难觉察,其性重浊黏腻,一旦侵入人体则深入脏腑,隐匿经隧,循经上蚀下注,形成本病。同时湿邪又会随人体体质的差异发生不同的变化。或夹热熏蒸;或湿热久停,蒸腐气血,化热成毒,上下相蚀;或日久伤及气阴,致使虚实兼夹,缠绵难去。因此,路老认为狐惑病(白塞病)虽病机复杂,病程较长,其病位可涉及心肝脾肾,但其病变以肝脾为中心,病机为久病脾虚,或苦寒伤脾,或肝郁脾虚,脾虚失运,水湿不化,湿热内蕴,蕴久化毒,湿毒熏蒸三焦脏腑,流注经脉,腐蚀为患。病机错综复杂,同时或先后发病,涉及多个脏腑,可谓五脏相因,为本虚标实,虚实夹杂之症[2]。

(2)辨病辨证结合,内治外治并行:路老认为该病治疗应兼顾五脏之因,湿毒为患,虚实兼顾,标本同治,以益气养阴、疏肝健脾、化湿解毒为法,仲景之甘草泻心汤仍为该病之主方[3]。其治疗狐惑病,多从祛湿热解毒邪入手,临床辨证用药视患者体质、症状轻重、时令节气调整方药。临床治疗要辨病辨证论治结合,圆机活法,内服外用并行,内服与茶饮相继,熏洗与足浴相配,使病情缓解向愈。病久耗气伤阴者,需兼顾益气养阴,扶正与驱邪酌情侧重。总的治疗原则应抓住湿邪的病理特点,治疗上化浊祛湿贯穿疾病的始终,再据其不同的病理阶段内外兼治。

[1]高荣林,王鹏宇.路志正老师谈狐惑病的辨治经验[J].河南中医,1982,(4):16-18.

[2]岳树香.路志正教授从湿论治白塞氏病经验[J].中国中医急症,2009,18(7):1114-1115.

[3]毛宇湘.路志正教授治疗白塞病临床经验管窥[J].世界中西医结合杂志,2012,7(4):285-286.

1）内治——调脾胃、除湿热、解毒邪

路老认为,湿浊内生,郁而化热,湿热熏蒸成毒、肉腐成疡是狐惑病的常见病机。《医学汇略》言："湿之为病最多,人多不觉湿来,但知避风避寒,而知避湿者,因其害最缓最隐而难觉查也。"狐惑病患者湿热之邪以内湿为多,其形成往往与长期的不良生活习惯有关,而脾胃、肝胆功能正常与否在狐惑病的发病与复发过程中起着至关重要的作用,如过食肥甘与辛辣厚味,内伤脾胃,生湿化热;情志郁结,肝木乘土,脾失运化,生湿化热;作息不规律,昼夜颠倒,劳倦内伤,脾运受损,内生湿热。湿热之邪侵扰心神则"默默欲眠,目不得闭",湿热中阻则"恶闻食臭",湿热上蒸则"蚀于喉",湿热下注则"蚀于阴",蚀于上部则咽喉溃烂故"声嘶",蚀于下部则津不上乘故"咽干"。

故路老治疗该病多着眼中焦,调脾胃、除湿热、解毒邪,以消除致病根由。若湿热蕴结,上蚀下注型,临床症状可见溃疡轻浅,范围局限。伴见脘闷,嘈杂,纳差,口黏,口干渴或渴不多饮,大便黏滞不爽。舌质淡红,苔薄黄腻或黄腻,脉弦滑少数。治宜辛开苦降,寒温并用,泻脾和胃。药用:五爪龙、太子参、枇杷叶、茵陈、炒白术、姜半夏、干姜、藿香、炒防风、黄芩、黄连、炒薏苡仁、炒栀子、炒枳实、甘草;若湿毒瘀阻,上下相蚀,可见溃疡较深,范围广,疼痛剧烈。伴纳呆,口气秽浊,发热,身痛,关节痛,脓血便。舌质紫暗,苔黄厚腻,脉滑数。治宜化浊祛湿,解毒清热。药用五爪龙、厚朴花、生谷芽、炒白术、半夏、生麦芽、半枝莲、土茯苓、石见穿、白花蛇舌草、白头翁、秦皮、黄连、败酱草、炒槐花、炒枳实、甘草;若气阴两虚,湿热内蕴,症见溃疡日久,此起彼伏,伴见神疲少力,面色晦黯,精神不振,神志恍惚,纳少,口干,大便干,舌质胖大,齿痕,苔薄黄腻,脉濡细滑。治宜益气阴,清湿热,理肝脾。药用太子参、生黄芪、石斛、炒山药、炒白术、半夏、炒薏苡仁、南沙参、麦冬、百合、枳壳、盐知柏、女贞子、旱莲草、茵陈、枇杷叶、炙甘草。

2）外治——解毒化腐生肌

本病病机复杂,症状变化反复,不易速去,且湿邪熏蒸于外,每有皮肤黏膜损伤之外征。路老在祛邪与补虚的同时,亦重视狐惑病发作期间的局部外用治疗,内外同治,以期使病邪内外分消,达到最佳的治疗效果。因此其在辨证用药的同时常配以中药外洗以达解毒化腐生肌、促进溃疡愈合的目的[1]。

①冰硼散合锡类散:先用淡盐水清洗后,外用冰硼散合锡类散撒患处。

②参矾汤:苦参、白矾、当归、制乳没、马鞭草、黄柏、甘草。上药煎汤熏洗或坐浴。苦参味极苦而性寒,具有清热燥湿杀虫的作明。《别录》称其"安五

---

[1] 冉青珍,路结,路喜善. 国医大师路志正治疗狐惑病经验总结[J]. 国医论坛,2013,8(1):11-12.

脏"、"利九窍"、"疗恶疮"。其清热燥湿的功效与芩、连、龙胆草相近,而其苦愈甚,其燥益烈,其力可直达诸窍。一般医家畏其味苦难服,亦嫌其峻烈,多外用而很少入煎剂。但毒疮恶癞,非此莫除,如认证准确,其效甚捷,诚为治疗狐惑之要药,不单外用,内服亦佳。

2. 病案赏析

患者,女性,26岁,教师,汉族。2010年1月9日初诊。自述10余年前无明显诱因出现口腔溃疡,黏膜糜烂,伴两膝关节疼痛,活动困难,在当地医院检查诊为"关节炎",经治疗后关节疼痛好转,但口腔溃疡反复发作,近一年来出现外阴部溃疡,多在经前发作,两眼酸痛,时有视物模糊,2009年12月到北京某医院诊治,诊为"白塞病",治疗1个月,病情未见明显缓解而来就诊。现口腔溃疡,两眼酸痛,眼眵较多,时有视物模糊,关节疼痛以两膝关节为著,稍有肿胀,夜寐不实,易醒多梦,脱发,纳食尚可,大便偏干,每日一行,外阴有点状溃疡,月经量少,周期尚调。形体中等,颈部稍增粗,面色稍暗,有痤疮。舌及口腔黏膜各有一处溃疡,舌体适中,质红,苔薄白腻。右脉弦,左脉细弦,尺稍弱。13岁时曾患青春期性甲亢,经治疗痊愈。

辨证:湿毒内蕴、气阴两伤。

治法:益气养阴、化湿解毒,仿甘草泻心合半夏泻心汤化裁。

处方:生炙甘草各12g,半夏12g,黄连10g,藿香12g(后下),防风12g,桔梗12g,干姜10g,黄芩12g,玉蝴蝶12g,枇杷叶12g,炒杏仁9g,炒薏仁30g,密蒙花12g,茵陈12g,草决明12g,桃仁10g,娑罗子10g,生姜1片。水煎服,14剂。

茶饮方:西洋参6g(先下),桔梗10g,麦冬10g,川贝10g,凤凰衣10g,青果10g,甘草6g。水煎服代茶频饮,14剂。

痹消散浴足,每日晚1次。建议调情志,适劳逸,忌辛辣油腻饮食。

痹消散是路老研制的以痛风关节痛为主要治疗对象的外洗药,其以苦参、透骨草、鸡血藤、伸筋草、川芎、皂角刺、苏合香、藏红花等中药材为原料,具有**调脾胃、化湿蚀、通气血、消痹痛**的功效。

2010年1月26日二诊:服药后口腔溃疡较前减轻,外阴溃疡消失,关节疼痛好转,膝关节肿胀消失,夜寐转安,眼眵较多,纳食可,大便转软,每日一行。舌体中,舌质暗红,边有齿痕,苔薄白腻,脉弦细滑。既见效机,以上方加减。上方黄芩改炒黄芩12g,去茵陈、草决明、桃仁,加炒苍术15g,黄柏10g,川牛膝15g,枇杷叶改15g,水煎服,28剂。茶饮方加素馨花9g,西洋参2g(先煎),水煎服代茶饮,每2日1剂,14剂。痹消散浴足,每日晚1次。

2010年2月27日三诊:服药后口腔溃疡消失,关节疼痛好转,膝关节肿胀消失,夜寐多梦,面颊、口周、胸背泛起粉刺,纳食可,大便成形,每日一行,小便气味重,月经量少,经前乳房胀痛,阴部瘙痒。舌体胖,质黯红,苔薄白,脉弦细滑。

治法:养阴益气、清热解毒、健脾化湿。

处方:生炙甘草各 12g,麦冬 12g,干姜 10g,密蒙花 12g,炒苍术 12g,炒黄芩 10g,黄连 10g,炒防风 12g,枇杷叶 12g,藿香 10g(后下),炒杏仁 9g,椿根皮 15g,草决明 10g,炒薏仁 30g,怀牛膝 15g,川牛膝 15g,知母 10g,水煎服,14 剂。

茶饮方:西洋参 6g(先下),麦冬 10g,桔梗 10g,青果 10g,川贝 10g,凤凰衣 10g,甘草 6g,水煎服代茶饮,每 2 日 1 剂,7 剂。

痹消散浴足,每日晚 1 次。

2010 年 3 月 13 日四诊:服药后口腔及外阴溃疡未作,关节疼痛减轻,膝关节肿胀消失,夜寐转安,面颊粉刺减轻,口周、胸背粉刺消失,纳食可,大便转软,每日一行,小便气味减轻,月经量少,有少量血块,舌体中,舌质黯红,边浅齿痕,苔薄白腻,脉弦细滑。既见效机,以上方加减续用,以巩固疗效。

处方:前方去麦冬、炒苍术、草决明、椿根皮、炒黄芩,知母改 12g,枇杷叶改 15g,加生石膏 30g,紫草 12g,炒白芍 15g,丹皮 12g,当归 12g,陈皮 9g,水煎服,21 剂。

茶饮方:西洋参 6g(先下),青果 10g,川贝 10g,凤凰衣 10g,麦冬 10g,桔梗 10g,甘草 6g,玫瑰花 10g,荷叶 12g,水煎服代茶饮,每 2 日 1 剂,10 剂。浴足同前。2010 年 6 月 10 日随访,治后口腔及外阴溃疡未作,一般状况良好,现在巩固中。

【按】本患发病已 10 年,已有口腔、外阴溃疡,眼部症状已初现,并有关节肿痛,已近中晚期,郁火内扰,气阴两虚,湿毒熏蒸,烽烟欲起,有眼目化脓失明之虞,路老以甘草泻心合半夏泻心汤化裁,加藿香、防风、枇杷叶、炒杏仁、茵陈、贝母、炒薏仁化湿解毒,加桔梗、玉胡蝶、桃仁、娑罗子理气活血,西洋参、麦冬、草决明、密蒙花益气养阴、明润眼目,尤甘草生、炙各半,独具匠心,清代医家邹澍谓:"甘草之用生、用炙确有不同。如《本经》、《别录》(甘草)主治,大率'除邪气,治金疮,解毒,皆宜生用;'缓中,补虚,止渴,宜炙用。消息意会之可矣。'"加之调和诸药,和百药之长,一药两用,一举三得,为方中主将,一贯到底。为避免人参之温燥,路老以西洋参易人参,亦有益气、清润之功。二诊时口腔溃疡较前减轻,外阴溃疡消失,关节疼痛好转,膝关节肿胀消失,大便转软,舌质黯红,边有齿痕,苔薄白腻,脾虚湿滞证现,路老去草决明、桃杏仁,加炒苍术、黄柏、川牛膝,与炒薏仁成四妙散,加强健脾化湿,清化湿热。三诊口腔溃疡消失,关节疼痛好转,膝关节肿胀消失,夜寐多梦,面颊、口周、胸背泛起粉刺,小便气味重,月经量少,经前乳房胀痛,阴部瘙痒,舌质黯红,苔薄白,脉弦细滑,以清热解毒、健脾化湿、养阴益气为法治疗而建功。四诊时去麦冬、炒苍术、草决明、椿根皮、炒黄芩,加生石膏、炒白芍、当归、丹皮、紫草、陈皮清热凉血,活血养阴固本收功,巩固疗效。

茶饮方代茶频频饮服,连绵不断,配合汤药,益气养阴,升清润疡,谓久病不可急攻,欲速不达。足之三阴三阳经交汇于足,足部六条经脉的井、荥、输、原等穴位均位于足部,在这些经脉上双足部共有 60 多个穴位,这些穴位对各种刺激都非常敏感,穴位又与全身各脏腑器官密切相连,路老以痹消散浴足,具有活血通经,促进血运,引热下行,排解湿毒,调整阴阳的作用,配合主方及茶饮方的治疗,起到了事半功倍的效果。

（王传池 整理）

四、痛 风

痛风为嘌呤代谢紊乱和尿酸排泄障碍所致血尿酸增高的一种特异性疾病。其临床特点是高尿酸血症,尿酸盐沉积于关节及关节周围和皮下组织,关节炎反复发作。本病患者的主要临床表现可见关节红、肿、热、痛,特征性慢性关节炎和关节畸形,常累及肾引起慢性间质性肾炎和肾尿酸结石形成,严重者可出现关节致残、肾功能不全。高尿酸血症是痛风最重要的生化基础,5%~12% 的高尿酸血症最终可发展为痛风,血尿酸的升高不仅与痛风发病密切相关,而且可能增加心血管疾病的危险性。

中医学古代亦有"痛风"病名,多系指痹痛久而不愈,与现代痛风病并不完全一致,可归属于中医"历节"(或称历节风、白虎病、白虎历节风)、"痹证"等范畴。在中医文献中"历节"和"痛风"又统属于痹病范畴,有人认为痛风属于"热痹",亦有人认为属于"风湿热痹",目前这两种说法并存。

1. 临证心得

(1) 病机尤重内外相因:对痛风病因病机的认识,中医多强调"风寒湿三气杂至,合而为痹",以外因为主要致病因素。但路老指出"因人之体质强弱不同,禀赋各异,地土方宜、生活习惯不一,而受邪各有偏盛",从而派生出行、着、痛、热痹之殊;五体痹、五脏痹,则是六淫之邪侵犯机体后,蕴久化热酿痰,致痰浊、瘀血、毒热等阻于肌肤、筋脉、骨骼,在"久痹不已,复感于邪"的基础上,进一步发展演变而来。故路老一向赞同朱丹溪对痛风病因病机的认识,即"主要强调了内因,而认为风、寒、暑、湿、热、毒等外邪,仅是在内因病变前提下之诱发因素"。他认为本病发病或因内有血热,外受风寒,涉水立湿;或因饮食不节,嗜食肥甘,饮酒过度,损伤脾胃;或因劳倦过度,思虑伤脾所致。脾虚胃弱,升降失司,久必伤及肾气,肾气虚则气化不利,清浊不分,水湿内蕴久则化热,内外之邪相引,则易诱发本病。

另外,路老还指出,关于痛风的病因,中医与西医学痛风性关节炎急性发作的诱发因素是不谋而合的,如"或劳力,寒水相搏;或酒色醉卧,当风取凉;或卧卑湿地,或雨、汗湿衣蒸体而成"。而且不仅仅是病因病机,关于痛风之饮食禁忌,中医与西医学痛风限制高嘌呤食物观点几乎一致,如"不可食肉,肉属阳,大能助火","须将鱼腥、面酱、酒醋皆断去之";"膏粱之人,多食煎炒、炙煿、酒肉热物蒸脏腑,所以患痛风者最多"。可见对痛风病的治疗,中医与西医学的认识的观点具有一致性,值得现代中医的深入研究与学习。

(2)治疗当分缓急,外治亦可建功:本病急性期当治其标,故可用清热祛湿、活血通络之法,则痛、肿可消。

1)急性期:临床表现:发病急,来势猛,同时血尿酸升高,血沉增快,第一跖趾及拇指关节或踝手腕、膝、肘等关节红、肿、热、痛,昼轻夜重。治疗及时者,一般4~7日可缓解,而严重者病程较长,可持续数周局部红肿方见消退,皮肤颜色恢复正常。病久的患者即使红肿消退后,仍呈黯紫色,有的关节皮肤脱屑。反复发作,周期长者一年或数年,短者一周或半月。局部关节红肿,昼轻夜重,犹如虎啮。关节活动受限,站立、行走都有一定的困难。烦躁气急,口渴喜冷饮或喜热饮,但饮水不多。脘闷纳少,肢体困重,无力,便溏尿黄。或有头痛发热,恶寒。舌质红或尖边红,苔黄腻或厚腻,脉濡数。

治法:清热利湿,疏风通络,消肿止痛。方药:痛风冲剂一号(路老经验方):黄柏、生薏苡仁、丹参、虎杖、青风藤、益母草、防己、川牛膝、豨莶草、秦艽、威灵仙等。服法:日2~3次,每次9g,饭后开水冲服。

2)慢性期:临床表现:急性缓解后,即转为慢性期,虽关节红肿消失,但仍疼痛或剧痛。病邪久恋,正气暗耗,脾、肾、三焦功能失常。正虚邪实,痰瘀交阻,深入筋骨,病情加重,关节僵硬变形。痰浊凝结,有痛风石形成。主要特点有:①游走性疼痛,以四肢病为多;②红肿热痛,痛有定处;③手掌足跗肿甚;④身多块瘰、痰核(结节);⑤本病初期可见恶寒发热,而痛痹以寒湿侵犯关节,其疼痛部位多固定不移为主,且畏寒多而发热症状较少;⑥临床特点为周身重滞不舒,如周身束扎不适,肉色不变。局部关节酸胀,疼痛或剧痛,逢阴雨、刮风时重,关节不红不肿,喜暖恶寒,或关节僵硬、变形,屈伸不利,活动受限,神疲纳少,腰痛乏力。或在指尖、跖趾、耳廓等处有痛风结节,舌质淡,苔白或白滑,脉沉弦或沉滑或兼涩。

治法:健脾益气,补肾通络,疏风定痛。方药:痛风冲剂二号(路老经验方)。黄芪、丹参、防己、青风藤、鸡血藤、赤芍、桂枝、炒白术、茯苓、泽泻、络石藤、萆薢等。服法:日2次,每服9g,饭后温开水冲服。

（3）外治法:活血通脉、软坚化瘀、消肿止痛。方药:痛风冲剂三号(路老经验方)。皂刺、大黄、透骨草、鹿衔草、防己、防风、炙乳没等。服法:用开水适量,冲50g,熏洗,浸泡患处。水冷后再加热熏洗之,日2~3次,每次半小时。

2. 病案赏析

患者,男,29岁,某公司程序员,2003年5月31日初诊。主诉:周身关节疼痛,反复发作3年,加重3天。病史:患者自3年前左足踝关节突发肿痛,夜痛甚,需服芬必得、百服宁止痛。此后足踝、肘、膝关节游走性疼痛反复发作,时感周身重滞不舒。与气候变化无明显关系。常于劳累、饮食不慎时发作。3天前左膝关节肿痛,色红,皮温高,不能行走。体查见面部及前胸有散在性暗红色皮下结节。食欲尚佳,但时有腹胀、大便溏薄,因关节肿痛而夜眠不安。舌质暗,苔薄黄而腻,脉沉涩。

辨证:脾虚湿盛、郁久化热、湿热阻滞。

治则:健脾祛湿,清热助阳化气。

处方:苏叶10g,藿荷梗10g,炒苍术15g,炒苡仁30g,炒杏仁10g,厚朴12g,土茯苓18g,泽泻12g,山慈菇10g,益母草10g,防风己各12g,萆薢15g,豨莶草15g,益智仁9g,砂仁6g,7剂。

二诊:服药后关节疼痛明显缓解,红肿已消,胸背疼痛症状减轻,现仍感关节乏力,僵涩,纳谷尚馨,脘闷腹胀,睡眠尚安,大便溏薄,小便短黄。舌质暗红,苔薄黄,根腻,脉沉细而涩。治宗上法,稍事加减:去苏叶、豨莶草、益母草、益智仁、藿梗,以免祛风过而伤正,加大腹皮12g,姜半夏10g,炒枳实15g,车前子(布包)15g,苏荷梗后下各10g以增行气祛湿之力,继服14剂。同时给予中药局部外洗,处方:防风己各15g,当归12g,炙乳没各6g,山甲珠10g,络石藤10g,地肤子20g,忍冬藤15g,14剂。

三诊:药后膝关节红肿疼痛已除,唯站立久则肢体酸软,纳可,大便时溏。舌体胖,舌尖红,苔薄白,脉沉滑。

辨证:湿热渐去,而正虚日显。

治则:健脾扶正,祛湿通络。

处方:太子参15g,炒苍术12g,炒苡仁20g,炒杏仁10g,厚朴花12g,姜半夏10g,土茯苓20g,砂仁(后下)6g,萆薢15g,防风、防己各12g,山慈菇10g,青风藤15g,首乌藤15g,益母草15g,虎杖15g,牡丹皮10g,12剂。

四诊:此后,时因工作紧张,痛风复发,左膝关节活动不利,微红肿,夜间疼痛为甚,发热,汗出,伴乏力。饮食可,夜寐差,多梦,腹胀,大便溏,小便黄。舌苔薄黄,尖边红,有齿痕,脉沉滑小数。则治守前法、方剂,重在清热利湿,通络止痛,加用黄柏 10g,松节 15g,地龙 12g 等。并辅以茶饮方以增强疗效,则可很快缓解。茶饮处方:太子参 10g,炒薏苡仁 30g,赤小豆 30g,厚朴花 12g,玫瑰花 20g,玉米须 40g,10 剂。

五诊:药后关节肿痛已消,唯站立久,无力而紧缩感,胃脘不适已除,纳可,大便日晨起一行。舌胖黯有齿痕,苔薄黄且腻。属湿热清而寒湿之象显露,治宜益气健脾,疏风利湿通络。处方:生黄芪 20g,茯苓 18g,炒苡仁 20g,泽泻 10g,炒苍白术各 10g,青风藤 15g,络石藤 15g,萆薢 15g,桃、杏仁各 10g,鹿衔草 12g,松节 15g,防己 12g,忍冬藤 15g,车前草 15g,砂仁(后下)6g,全蝎 4g,20 剂。药后病情平稳。大便日 1~2 次,偶不成形。舌质淡,尖红,苔薄白,根部微腻,脉沉滑。即见效机,治宗前法,守方增减再进 14 剂。并嘱注意饮食宜忌,调理巩固之。至今尿酸、血脂正常,未再复发。

【按】本案患者形体丰腴,痰湿素盛之质,平素嗜食生冷,损伤脾肾,纳化失健,肾气不足,分清泌浊失职。且工作紧张,常加夜班,缺乏运动,则湿浊内停,日久蕴热,加之肥人多气虚,风湿之邪又乘虚而入。风为阳喜动,湿为阴邪重浊,内外相合酿成湿热,痹阻经脉关节,蓄于骨节之间,故见肘、膝、足踝关节游走性疼痛,周身重滞不舒。湿热下注膀胱,气化不利,则见小便短黄;湿热阻滞大肠则致便溏,或黏滞不爽。其治采取中药内服与外洗以及茶饮和适度功能锻炼等综合疗法,内服以芳化、畅中、淡渗三法为主,仿三仁汤、藿朴夏苓汤之意加减以调理脾肾功能,而药物外洗可直接作用于局部,以提高疗效,故痛风缓解明显,红肿消退快速。而标证稍缓之后,气虚等他经之象显露,故加重黄芪、苍术、白术、砂仁以益气健脾温中之力。治疗中主要以益气疏风、健脾祛湿、活血通络为大法。盖取前人"治风先治血,血行风自灭"之意,先后迭治九诊,三年之痛风,得以缓解和控制[1]。

患者,男,38 岁。2007 年 5 月 22 日初诊。反复发作足大趾、踝关节、足面肿痛,行走受限 10 年。平素喜肉、海鲜、啤酒,10 年前夏季夜间突然右足大趾红肿疼痛,色紫黯,在当地医院检查血尿酸高,确诊为痛风,此后发作次数逐年增加,服秋水仙碱后因出现呕吐、泄泻、视力下降、脱发等而停用。刻诊:右足大趾指疼痛、红肿,伴有口苦口黏,纳可,眠差,腹胀,矢气则舒,大便溏软,黏滞不爽,溲黄。望之形体偏丰,舌体胖,质紫黯,苔厚腻,脉沉滑。

辨证:湿浊瘀阻,凝涩关节。

治法:健脾祛湿,清热泄浊。

处方:藿香梗 10g,紫苏梗 10g,茵陈 15g,黄芩 10g,桃仁、杏仁各 9g,厚朴

[1] 路洁,魏华. 路志正教授论治痛风的学术思想[J]. 浙江中医学院学报,2005(6):30-31.

10g,清半夏9g,生薏苡仁、炒薏苡仁各30g,青风藤12g,大腹皮10g,槟榔10g,虎杖12g,车前子(包煎)18g,金钱草15g,山慈菇8g,败酱草15g,六一散(包煎)20g,炒枳实15g,酒大黄3g。7剂。水煎服,日1剂。

2007年5月29日二诊:药后右足趾关节肿痛明显缓解,口苦减轻,腹胀消失,二便较前顺畅,近日来严格控制饮食,舌体胖,质紫黯,黄腻苔渐去,脉沉滑。既见缓解,前方进退。暑季高温易汗宜益气以固之,理脾以祛湿清热。上方去藿香梗、紫苏梗、车前子、酒大黄,加金雀根30g、炒苍术12g、土茯苓30g。14剂。

2007年6月15日三诊:10天前出差劳累,左足趾关节肿痛发作1次,持续3~5天缓解,自觉疼痛程度、时间较前减轻,现纳可,睡眠渐安,二便渐调,舌体中等,质黯滞,苔薄黄,脉沉滑。治则:健脾燥湿,疏风清热,佐以活血通络。处方:金雀根30g,草薢15g,蚕沙(包煎)15g,土茯苓30g,泽泻12g,砂仁(后下)10g,青风藤15g,防风10g,防己15g,炒神曲12g,益母草15g,炒苍术、炒白术各15g,鸡血藤20g,黄柏10g,厚朴花12g,生薏苡仁、炒苡仁各20g,生谷芽、生麦芽各20g。14剂。

2007年6月28日四诊:药后右足部关节疼痛未发,纳馨,眠安,时感晨起口苦,大便不成形,小便调,舌体中等,质黯滞,苔薄白,脉沉滑。治宗前法,原方化裁:上方生薏苡仁、炒薏苡仁改各30g,鸡血藤改15g,泽泻改15g。去黄柏,加竹半夏10g,生姜2片为引。14剂。

2007年8月14日五诊:足趾关节肿痛未再发作。偶有左大趾关节发僵,但经休息第2天可恢复正常,口苦已除,纳后脘腹胀,晚餐后周身困重酸乏,二便调。舌体中等,质黯,苔薄白,脉沉弦小滑。痛风月余未发,但尚须巩固,以健脾益气、祛湿清热善后。处方:金雀根30g,炒苍术、炒白术各15g,青风藤15g,山慈菇10g,蚕沙(包)15g,泽泻12g,土茯苓20g,生薏苡仁、炒薏苡仁各20g,炒防风12g,炒防己12g,炒黄柏8g,焦三仙各12g,厚朴12g,鸡血藤15g,车前子(包煎)15g,益母草15g,砂仁(后下)10g。14剂善后收功。

【按】路老认为,痛风痹属慢性顽固性疾病,在急性发作期应以健脾祛湿、祛风清热泄浊以治标,慢性期以调摄生活规律,健运脾胃,调畅气血以治本。本例形体肥胖,平素嗜肉、海鲜、啤酒,以致脾胃受戕,酿湿生热,流趋下焦,瘀滞筋脉起病。虽然病程长,但是就诊时纵观舌、脉、症,湿热毒瘀并未控制,并伴有腹胀,矢气则舒,大便溏软黏滞、溲黄、量少、口苦、晚餐后周身困重酸乏等明显的脾虚湿阻症状,所以在治疗时,以健脾和胃、化湿泄浊除痹为大法。治中焦脾胃去湿浊瘀毒之源,以治其本;清热利湿解毒通络以除下焦病变之标,而且治疗用药轻清平和,使祛湿不伤正,养阴不滋滞,驱邪不碍胃。并根据不同的季节气候环境特点调整治法用药,嘱患者严格控制饮食,调整生活习惯,方圆机活,故收效颇佳[1]。

（郑昭瀛　整理）

五、红斑狼疮

系统性红斑狼疮(SLE)是一种多发于青年女性的累及多脏器的自身免疫性炎症性结缔组织病,早期、轻型和不典型的病例日渐增多。有些重症患者(除患者有弥漫性增生性肾小球肾炎者外),有时亦可自行缓解,有些患者呈"一过性"发作,经过数月的短暂病程后疾病可完全消失。

本病以皮肤损害为主,表现为斑疹赤如丹涂之状,形如蝴蝶,在中医学领域中当属"阴阳毒"、"赤丹"、"蝴蝶斑"、"周痹"等范畴。

1. 临证心得

中医理论在比较早的时候就记载了对类似红斑狼疮的认识和阐述,《金匮要略》曰"阳毒之为病,面赤斑斑如锦纹,咽喉痛,唾脓血";"阴毒之为病,面目青,身痛如被杖,咽喉痛"。提出本病病因有阴毒、阳毒之分。《诸病源候论·伤寒阴阳毒候》谓:"阴阳毒病无常也,或初得病,便有毒……或十余日后不瘥,变成毒者。其候身重背强,咽喉痛,糜粥不下,毒气攻心,心腹烦痛,短气,四肢厥逆,呕吐,体如被打,发斑,此皆其候。重过三日则难治。"古代医家不仅形象地描述了 SLE 由病初的手足雷诺现象、皮肤和关节病变逐渐累及全身多个脏器,直至发生循环衰竭的病情演变过程,还指出皮疹由面部转向全身,毒邪由皮肤转向内脏的过程。《诸病源候论·温病发斑候》则对阴阳毒发病机制作了阐述:"表证未罢,毒气不散,故发斑疮……至夏遇热,温热始发于肌肤,斑烂隐疹如锦纹也。"提示病因以"毒"为主[2]。

路老认为红斑狼疮属于本虚标实、寒热错杂之症,病程长,多由素体不足、气血亏损所致,病邪以郁热、火旺、热毒、血热、瘀滞、风湿、积饮、水湿等标实表现为主。病位在经络血脉,以三焦为主,与脾肾密切相关,可累及心、肺、肝、脑、皮肤、毛发、爪甲、肌肉、关节、营血,遍及全身各个部位和各个脏器。治疗以扶正固本、培土益肾、益气养血、调营和卫、温通经络以治本;祛邪以清、泄、通、散、利等法以治标。

[1] 石瑞舫. 路志正治疗痛风痹经验[J]. 河北中医,2011(7):965-966.

[2] 徐俊良,金实. 系统性红斑狼疮中医辨治旨要[J]. 江苏中医药,2007,39(6):56-57.

2. 病案赏析

患者,女,41岁,于1992年确诊为红斑狼疮,长期服用激素。1993年11月5日住北京某医院,因高烧不退,并用激素治疗疗效差,前来请路老会诊。查体:T39 ℃,BP 128/82mmHg,Hb82g/L,MBC3.2×10^7/L,ESR58mm/h,尿PRO+3,ALT168U/L,ANA+,ds-DNA+,C3 56mg/L。症见:恶寒发热,咳嗽阵作,咯痰色白,咽痛,口干喜饮,右腮肿大且痛,全身关节疼重。舌质黯红,苔白厚腻,脉沉弦数。证属:身虚复感寒邪,风寒由表入里,化热伤阴,易内传损及脏腑。治宜疏风祛湿,清泄余热。方药选竹叶石膏汤加减:竹叶9g,生石膏15g,沙参12g,麦冬、牛蒡子、桔梗、清半夏、杏仁、薏苡仁、防风、防己各10g,玉蝴蝶6g,甘草3g。服药3剂后,体温正常,继服3剂,咳嗽咽痛,腮肿症愈。

二诊:手指、腕肘、肩关节串痛麻木,局部红肿,伴纳差、心烦不寐,面色萎黄,舌质暗边齿痕,脉弦滑。证属:寒湿阻络、郁而化热。治宜益气养血,温经散寒,疏风祛湿,通络止痛,佐以清热。方药选黄芪桂枝芍药知母汤加减:生黄芪、青风藤、晚蚕沙(包煎)、七叶一枝花各15g,当归、防风、秦艽、淫羊藿、赤芍、白芍、桃仁、杏仁、知母各10g,炒白术12g,桂枝尖9g,淡附片(先煎)、甘草各6g,7剂。

三诊:服药后关节红肿有所好转,但头痛,急躁,心烦易怒,腹胀,纳差,舌淡苔白,脉沉细,右脉寸长有余。此乃脾虚气滞、气血不足。治宜健脾和胃,佐以通络止痛。方药选当归补血汤加味:生黄芪、茯苓、松节、忍冬藤各15g,当归、赤芍、白芍、醋香附各10g,炒白术、枳实、木瓜各12g,川芎6g,20剂。

四诊:服上药后诸症渐愈,面色稍润,关节痛好转,但遇风寒或夜间疼痛重,大关节尤著,舌边红、苔白,脉左沉滑,右浮大尺弱。此乃气血亏虚,寒湿阻络。治宜补气活血,祛风除湿,通络上痛。主药选补阳还五汤加减:黄芪、忍冬藤各15g,当归、茯苓、海风藤各12g,赤芍、白芍、地龙、炒苍术、威灵仙、片姜黄、防风、防己各10g,川芎6g,7剂。

五诊:本次就诊时患者口述关节痛大减,但天寒凉仍偶有指尖麻木,喜暖畏寒,遇劳腰酸,偶有头晕乏力。舌质稍淡,苔薄黄,脉沉细有力。此乃阳气不足,脉络被风寒侵袭。治宜扶正祛邪、培土益肾。方药选用补阳还五汤加减与当归补血汤煎饮代茶,两方交替用。补阳还五汤加减:生黄芪20g,炒白芍15g,桂枝、当归各10g,片姜黄、淫羊藿各12g,木通、红花各9g,细辛4g。水煎服,共7剂。当归补血汤:生黄芪250g,当归100g,分30次水煎服,每日频频代茶饮。

六诊:经过4个半月的治疗后复查:Hb120g/L,MBC4.8×10^7/L,ESR20mm/h,尿常规正常,ANA(-),ds-DNA(-),患者神清气爽,病情康复,能正常上班,继二方中加生地黄 12g、鸡血藤 15g，继服 10 剂，以善其后。半年后随访，已停用激素 2 个月，并正常上班。

【按】路老认为，该病为本虚标实，郁久化热。在治疗方面清热只是治标的临时措施，扶正固本、温通祛湿应贯穿于本病的治疗始终。标热一经控制，应迅即转入调营卫，通经络，扶正固本等治则上来。竹叶石膏汤，《医宗金鉴》所说："以大寒之剂，易为清补之方。"治热以甘寒之法而除大热，避用苦寒之剂损伤脾胃，耗气伤津，以致虚之更甚。《金匮要略》曰："诸肢节疼痛，身体尪羸，脚肿如脱，头眩短气，温温欲吐，桂枝芍药知母汤主之。"本病每因正虚，卫外不固而易于感冒，宜扶正固表，调营卫和阴阳，以防内传变生他证，故方选补阳还五汤。当归补血汤重用黄芪以补气，配当归以养血。《内经》"阳生阴长"是之谓耳。补阳还五汤与当归补血汤重复运用，意在益气血充经交替服用是阴阳双补之大法，补阳气以汤剂振兴速起，补阴血以茶饮而渐生之。用药准而精，如甘寒之石膏，大热之附片，能使热清寒消。另外，如防风、防己配玉蝴蝶，善祛风湿，益肾利水止痛，消斑疹；知母配七叶一枝花，善清关节之虚热；松节、木瓜配忍冬藤，善清经络中风湿热邪而止疼痛；青风藤配蚕沙驱风湿、通经络，治风寒湿痹、鹤膝风肢节肿痛较佳；海风藤配威灵仙，善温通十二经络，祛风湿，止痹痛。方药中如黄芪、当归、白术、附片抗病态反应，活血药能改善微循环代谢，祛风湿药有镇痛、抗炎等作用。本病患者多素体虚弱，病情缠绵，属慢性消耗性疾病，临床上不可操之过急，用药不可过偏，应根据本病在各个不同时期、不同证候，选准经方灵活运用，适度化裁。路老结合自己多年经验，师古而不泥古，选经方交替轮用，相得益彰，使大病转危为安，日渐康复[1]。

（刘燕君　整理）

六、干燥综合征

干燥综合征是一个主要累及外分泌腺体的慢性炎症性自身免疫病。由于其免疫性炎症反应主要表现在外分泌腺体的上皮细胞，故又名自身免疫性外分泌腺体上皮细胞炎或自身免疫性外分泌病。临床除有涎腺和泪腺受损、功能下降而出现口干、眼干外，尚有其他外分泌腺及腺体外其他器官的受累而出

[1] 刘秉昭，张琦，路志正.路志正教授运用经方治疗红斑狼疮的经验[J].中国中医药信息杂志，2001，8（11）：72-73.

现多系统损害的症状。血清中则有多种自身抗体和高免疫球蛋白血症[1]。

在中医学文献中干燥综合征无相似病名记载,20世纪80年代路老首创"燥痹"病名,干燥综合征归属其内。已由中华中医药学会风湿病分会在全国广泛推广,指导临床实践。燥邪本易伤阴,其性质可分为凉燥与温燥,其与季节关系明显,夏秋多以温燥明显,冬秋以凉燥常见。疫病之邪,无论是春温、暑温、湿温,还是伏暑、戾气均属于温病范围,一者,早期温热邪盛,常因邪热伤阴,或腠理开泄过度,或阳明腑实热盛伤津,或泄泻无度,或妄用汗吐下法耗伤阴液,均可导致阴液亏虚,更有实火夹虚火,使阴虚更甚。二者,温病后期多邪去正伤,或余邪未尽,气阴两虚,气伤不能生津,又本阴津亏虚,气少无力推动,阴亏不能濡润,使九窍百骸而燥生。

1. 临证心得

（1）燥痹病因当分内外:路老提出:燥痹病因当分内外,无论形成燥痹的原因数量多少,病因如何复杂,相互关系多么繁乱,只要根据内燥、外燥的分类原则来加以分析,理清病因,把握燥痹的本质,正确运用辨证往往能取得良好效果[2]、[3]、[4]。他认为,外燥是指人体由于调护不当,感受外界邪气,损伤人体阴液,津液血脉干涩,气血痹阻,导致机体孔窍失于濡养干枯,关节肌肉肿痛,产生燥痹,外燥既是自然气候,又是对人体产生燥痹外部病因的总称,外燥包括六淫致燥、疫病致燥、饮食致燥等。在风邪致燥中,风为阳邪,其性开泄,腠理疏泄开张过度,易伤阴液致燥。《素问·痹论》指出"风、寒、湿三气杂至,合而为痹,其胜者为行痹,寒气胜者为痛痹,湿气胜者为著痹也","所谓痹者,各以其时重感于风寒湿者也"。行痹者关节、肌肉肿胀疼痛游走不定,善行数变,风为百病之长,寒、湿、燥、热诸邪多附于风邪侵犯人体,而生燥痹。温热暑燥之邪易伤阴液而化燥。寒、湿为阴邪,易伤阳气,阴阳不能互生,阳损及阴;寒性凝滞,湿邪黏滞,阻滞血脉经络,津液不能濡润九窍、四肢百骸而致燥。

内燥是由于脏腑经脉气血阴阳失调,损伤阴液,或津液运化失常,导致的人体津液亏少,清窍失于濡润,肌肉关节失于温养而产生燥痹的内部因素。产

[1] 董怡.干燥综合征诊治指南（草案）[J].中华风湿病学杂志,2003,7(7):446-448.

[2] 张华东,路洁,边永军,等.路志正教授从气阴两虚论干燥综合征发病机制[C]//第十二届全国中医风湿病学术研讨会专辑,2008:1903-1905.

[3] 王振兴.路氏润燥汤治疗原发性干燥综合征眼干疗效研究[D].北京:北京中医药大学,2013.

[4] 张华东,黄梦媛,陈祎,等.路志正"持中央"而"调升降"以治燥痹学术思想浅析[J].北京中医药,2010,29(10):747-748.

生内燥的病因很多,包括七情致燥、气虚阳虚致燥、阴虚血虚致燥、瘀血痰浊湿热致燥等。七情内伤,临床常可表现为情志过疏化火,或情志不疏成郁化火,七情之火既可耗气又可伤阴,气阴不断损伤而又不能互生,产生气阴两虚的燥痹。七情之中五脏各有所主,然五脏的精气阴血是情志活动的物质基础,七情亦是脏腑气血功能的外在表现。今七情伤五脏气阴而致燥,五脏气阴亏虚因燥不能主七情,恶性循环,孔窍、肌肉、关节失养,终致燥痹。阳气与阴液可以互生,素体阳虚或阴虚,或是各种原因引起的阳气亏虚、阴津耗损、气阴两虚等,能使阴阳不能互化,阴损及阳,阳损及阴,阴津亏耗,不能濡养清窍筋骨血脉,产生燥痹。瘀血、痰浊、湿热是由于脏腑功能失常的病理产物,它们的共同特性一是阻碍气血经脉的运行,肢体失于温煦濡养,而生痹证;二是郁而化热,耗损阴液,阴津亏虚,津液不能上输,清阳上呈,无以荣阳孔窍、腠理、筋骨,形成燥痹。其中因为阴液亏耗致血虚,脉络空涩成瘀血;阴虚内热或其他邪热,炼液成痰,阻碍气血经脉;湿性黏滞,为病理产物而不同于生理之阴液,湿热易伤阴液,湿热为奸,湿聚为浊,炼湿成痰,阻碍气血,形成瘀血,以上三种情形均可加重燥痹病情。

(2)气阴两虚是根本病机:路老认为,外燥和内燥影响机体形成燥痹后,日久不愈,阴液不足,导致气阴两虚,或阴损及阳,阳气亏虚,进而导致气阴两虚;甚则阴阳俱虚,关节、筋骨、络脉失养,或兼生血瘀、痰浊、虚热,致经脉不通,形成关节痹证。因此,干燥综合征的根本病机是气阴两虚,亦见到热毒内蕴、痰瘀阻络、阴虚内热、阳气亏虚等兼证。燥痹还可影响脏腑,肺燥则咳,肝燥则筋软,肾阴亏虚五脏六腑皆燥等,故尤以肝、肺、肾三脏为主。肝开窍于目,肝阴不足无以荣目则眼干。肺主疏泄,输布津液,肺朝百脉,通调水道,五脏六腑之津液皆由肺脏输布,肾乃人身元阴、元阳封藏之脏,为先天之本,能激发营养周身,肾之元阴、元阳对于干燥综合征的发生、发展、传变、病情、治疗、预后等方面意义重大。

故治疗干燥综合征时路老常采用宣肺布津,荣肝养肾,益气养阴的方法[1]。但单纯投以养阴之剂恐有滋腻脾胃之嫌,脾胃为水谷之海、气机升降之枢、气血生化之源,脾胃的功能正常在气血津液的生成和运行中均起到了重要作用,所以注重调理脾胃也是路老治疗干燥综合征的特色之一。养阴的同时注重调整"中央"脾胃功能,调理气机"升降",在运用补益剂的同时佐以辛通之品,才能使滋阴而不腻,养液而不滞,二者合之,相得益彰,从而达到干燥综

[1] 张华东,边永君,路洁,等.路志正教授从气阴两虚论干燥综合征发病机制[J].中华中医药学刊,2008,(9):1903-1905.

合征(燥痹)的治疗目标[1]、[2]。

(3)调整脏腑、益气养血、滋阴润燥为主,重视饮食和外治法:对于干燥综合征的治疗,路老认为具体病理变化和个体体质差异不同而有所侧重。临床诊治时要抓住患者的主要症状,如症状以唾液明显减少为主者,病变常与肺脾(胃)阴虚、津液亏乏有关,治疗主要是补养肺脾(胃)、滋阴润燥。如症状以肌肉关节拘挛作痛为主者,乃筋脉"不荣而痛",常责之于心肝血虚,筋脉失荣,治疗主要是益气养血、滋阴通络。疾病后期,常表现为肝肾不足,其中有以阴虚为主者,有以阳虚为主者,也有阴阳俱虚者,各证中均可夹有血瘀血燥或痰瘀痹阻,对这类患者治疗主要是补益肝肾、滋燥养荣,佐以化痰祛瘀[3]、[4]。

同时,针对气阴两虚这一根本病机,路老创制"路氏润燥汤",以太子参、生白术、山药、南沙参、麦冬、乌蛇肉、生地、葛根、佛手等组成基本方,通过对116例随机、单盲、对照临床试验对比研究表明,与硫酸羟氯喹相比,路氏润燥汤的总有效率提高22.42%,可明显改善患者的口干、眼干症状,同时可降低免疫指标血清IgG水平,临床应用安全[5]、[6]。

(4)辨证分型论治

1)肺脾(胃)阴虚,津液亏乏证:此证临床较常见,多表现于疾病初期,干燥症状比其他证型明显。表现为眼干口燥,少泪少唾,少涕少汗,目红咽红,时时饮水,阴道黏膜干涩,齿浮齿衄,干咳无痰,皮疹红斑,肌肉关节疼痛,舌红苔薄净,脉细数。治以清热养阴、生津润燥。方用甘寒滋润之品,选用沙参麦冬汤或竹叶石膏汤、麦门冬汤加减。药用:生地黄、石斛、玉竹、玄参、麦冬、知母、枸杞子、薏苡仁、木瓜、忍冬藤、火麻仁等。

2)心肝血虚,筋脉失荣证:表现为面色无华,语声低怯,口干咽干,目干少泪,心悸易惊,心烦急躁,易疲乏,善太息,胸胁不适,脘腹胀满,食欲不振,肌肉关节隐隐作痛,舌质淡苔薄,脉沉细弦。本证为心血不足,心脏失养,肝气不达,少阳枢机不利,故治以益气养血,滋阴通络。方用四逆散、四物汤、补肝汤

[1] 张华东,黄梦媛,陈祎,等.路志正"持中央"而"调升降"以治燥痹学术思想浅析[J].北京中医药,2010,29(10):747-748.

[2] 刘喜明,路洁,苏凤哲,等.路志正教授调理脾胃法治疗慢性疑难病证学术思想研究之一[J].世界中西医结合杂志,2009,4(2):82-84.

[3] 曾庆祥.路志正治疗干燥综合征经验[J].中医杂志,2004,45(6):413-415.

[4] 路志正.全国名老中医治病经验谈系列——路志正治疗干燥综合征经验(一)[J].家庭医药,2008,(3):24.

[5] 王振兴.路氏润燥汤治疗原发性干燥综合征眼干疗效研究[D].北京:北京中医药大学.2013.

[6] 黄倜.路氏润燥汤治疗原发性干燥综合征口干疗效对照研究[D].北京:北京中医药大学.2013.

等加减。药用:太子参、熟地黄、柴胡、枳壳、紫苏梗、赤芍、白芍、白术、茯苓、川芎、当归、天冬、麦冬、玉竹、甘草、姜黄、桑枝等。

3)湿热郁遏,津液失布证:表现为口眼干燥,涎腺肿大,口苦口臭,口中黏腻不适,疲乏困倦,肢体沉重,关节疼痛肿胀,舌红苔白腻、薄黄腻或黄厚腻,脉濡细。治以清热祛湿、化浊通络。在这型中,病因主要是湿热为患,随着湿热的偏重不同,临证选方也要有所侧重。如湿热并重,可选用藿香、佩兰、薏苡仁、白豆蔻、杏仁、清半夏、苍术、厚朴、连翘、滑石、茵陈、秦艽、木瓜、海风藤。若湿偏重,可选用三仁汤或藿朴夏苓汤加减。若热偏重,则选用黄芩滑石汤加减。若病程迁延较长或久治不效,湿浊塞滞三焦者,可适加紫苏梗、砂仁等醒脾调气,升清降浊,以助化气祛湿。

4)肝肾不足,痰瘀痹阻证:表现为腰膝酸软或疼痛,口眼干燥,唾少泪少,五心烦热,两颧潮红,盗汗咽干,失眠多梦,血液黏度增高,肌肤甲错,面部色素沉着,两目鳖黑,皮下结节,或皮下紫癜,发干齿枯,齿松脱块,大便干结,尿少黄,舌质暗红有瘀斑,脉沉涩。治以补益肝肾、润燥祛瘀化痰。方用一贯煎、杞菊地黄丸、桃红四物汤等加减。药用:生地黄、熟地黄、麦冬、当归、赤芍、白芍、桃仁、红花、炒栀子、怀牛膝、牡丹皮、鳖甲(先煎)、丹参、阿胶(兑服)。如属阳气虚衰者,则见口舌干燥,双目干涩,鼻咽干燥,腰酸腿软或腰痛、肌肉关节痛,口干不欲饮,饮后腹胀,呃逆嗳气,或饮多尿多,畏寒怕冷,面色㿠白,面部色斑,声低音怯,大便稀烂或溏薄,小便清长,夜尿多,舌质淡或胖、边有齿痕、苔白或薄白,脉沉细。方用金匮肾气丸、右归饮、金刚丸等加减。药用:熟地黄、山药、山茱萸、附子、茯苓、泽泻、杜仲、菟丝子、鸡血藤、秦艽、当归、黄精、石斛、玉竹等。如属阴阳两虚者,可酌情将上述方剂配合调整使用。

在内服中药的同时,路老还重视饮食和外洗足疗法,食药并举,综合治疗,以提高疗效。干燥综合征患者的饮食宜清淡,不宜食冷饮,口干时少量多次饮水,不可一次大量饮水,以免伤胃;并切忌刺激性食物,如辛辣、香燥、烧烤、炙炸之品。疾病早期,唾液不足进食困难者,先予流质饮食,待病情好转或稳定后再进普通饮食。口干频饮时,可用西洋参4g,扁豆8g,山药15g,石斛12g,玉竹10g,天冬、麦冬各10g,生黄芪18g,黄精15g,乌梅3g,百合20g,煎出多量水作茶饮。大便干燥时食用韭菜、香蕉、雪梨等含纤维素及水分较多的食物。对肢体关节疼痛较重者可配合外用洗足方法,选用马鞭草30g,络石藤20g,青风藤20g,鹿衔草30g,伸筋草20g,首乌藤30g,紫苏子30g。临睡前煎水稍温时浸泡熏蒸足底每次20~30分钟,让药物一方面从皮肤吸收,另一方面刺激足部经络发挥整体调节作用。

2. 病案赏析

患者,女,43岁,2003年12月12日以反复发热、口眼干燥10余年就诊。10年前在北京协和医院诊为干燥综合征,咳嗽,痰色白易咯出,经常感冒、发热(37.8~38.0℃)、咳嗽,伴双下肢疼痛,畏寒,多于午后出现,自服退热药可退,持续2天左右,无汗出,食纳可,夜眠差,大便每天3~4次。便质稀不成形。口、眼、鼻、阴道干燥。自去年3月份即服用强的松片,每天15mg,未见明显效果而自行停药。月经提前10余日,量少色红无血块,带下正常。舌体胖舌尖红无苔,脉沉细。

辨证:燥邪犯上,气阴两虚。

治则:益气养阴,化痰止咳。

方药:太子参10g,南沙参12g,麦冬10g,百部12g,桃杏仁各9g,黄精12g,紫菀10g,枇杷叶15g,旋覆花(包)10g,百合15g,佛手10g,僵蚕8g,清半夏9g,前胡10g,生白术10g,甘草6g,水煎服7剂,每天2次。

2004年1月14日二诊:服用上方30剂。药后发热即退,咳嗽大减,现觉口、眼、鼻、阴道干燥,失眠,胃脘部堵闷感,食纳可,大便日行数次,不成形,畏寒,关节时痛。舌暗淡少苔,脉沉细尺弱。治以益气养阴和血通络。药用太子参12g,南沙参15g,麦冬10g,石斛10g,密蒙花10g,丹参12g,玉竹10g,炒枣仁12g,桑枝20g,赤白芍各10g,首乌10g,旱莲草12g,女贞子12g,豨莶草15g,怀牛膝12g。水煎服14剂,每天2次。

2004年3月31日三诊:口、眼、鼻、阴道干燥症状缓解,头晕消失,偶有咳嗽,咯痰色白质黏,咽痛,食欲差,小便时有灼热感,大便稀溏,畏寒肢冷,关节时痛,失眠。月经每月2次,量少。舌体胖,质淡,苔薄少,脉沉细。治以益气润燥补肝明目,佐以理脾。药用太子参12g,麦冬10g,玉蝴蝶6g,紫菀10g,枇杷叶12g,炒杏仁10g,生黄芪15g,炒白术12g,白芍10g,密蒙花10g,谷精草10g,炒三仙各20g,乌梅炭8g,旱莲草12g,首乌藤18g,生龙牡(先煎)各20g,丹参10g,当归10g,乌梢蛇6g,水煎服14剂,每天2次。服药1个月后,诸症缓解,无不适症状而停服所有药物。随访1年,病未复发。

【按】纵观三诊,路老治疗干燥综合征时,注重肺、脾、肝、肾四脏,多以沙参、麦冬、杏仁等养肺阴,通过太子参、白术、生黄芪等补脾而达到益肺的作用,清夏、枇杷叶等宣肺布津化痰,补而不腻;白芍、丹参、当归等养血而补肝阴,且可养心;旋覆花、佛手等疏肝,石斛、密蒙花、谷精草等清肝明目,补而不燥;二至丸、怀牛膝等益肾之阴阳;赤芍、乌梢蛇等养血活血而不燥;此外路老还采用了乌梅、首乌、甘草等酸甘化阴的方法。

干燥综合征是一种多系统损害的自身免疫性疾病,路老用药缜思周全,照顾到各个脏腑系统及其相互关系;注重先天与后天的互补关系;顾全气与血、阴与阳之间关系,疗效满意。在选药上考虑到滋阴药易滋腻碍气且有润便的作用,加用理气药补而不腻,用益气药既可阴阳互补又可健脾止泻如生白术等,甚至还用少量收涩药如乌梅炭等。益气药多选用性味温和不燥之品,且注意在全方中的比例如太子参等。活血药大多用性温不燥且有养血通经的药物当归、乌梢蛇等。考虑到燥者常有炼液成痰,常选用清半夏等少量化痰药。在整个治疗过程,辨证准确精准,选药得当,剂量精准,由此可见,路老用药,既崇古训,又立新意,考虑周全,思维缜密。

（许伟明　整理）

第二章　心脑血管疾病

一、冠　心　病

冠状粥样硬化性心脏病（coronary atherosclerotic heart disease）指冠状动脉粥样硬化使血管腔狭窄，或（和）因冠状动脉功能性改变（痉挛）导致心肌缺血缺氧或坏死而引起的心脏病，统称冠状动脉心脏病（coronary heart disease），简称冠心病，亦称缺血性心脏病（ischemic heart disease）[1]。

冠状动脉粥样硬化性心脏病是动脉粥样硬化导致器官病变的最常见类型，也是严重危害人民健康的常见病。当某一主支血管腔狭窄达 70% 以上或者血管狭窄不严重，但因血管痉挛导致一时性心肌缺血加重时，即可能引起临床症状。要明确诊断冠心病及其类型可借助心电图（包括心电图运动试验、心电图连续监测）、心肌酶测定、放射性核素检查和冠状动脉造影等检查。此病是由生物学、心理和社会因素造成。生物学因素包括遗传、糖尿病、高血压、高胆固醇、甲状腺功能减退、年龄和性别等；心理、社会因素包括心理应激、人格、行为形式、生活方式与习惯（如多食、吸烟、喜食含高饱和脂肪酸和胆固醇的食物）等。[2]

本病多发生在 40 岁以后，男性多于女性，目前已经是当今世界人类死亡的首位原因。根据 2013 年发表的全球 20 岁以上人口死亡原因和疾病负担分析，2010 年全球冠心病死亡的人数达 7 029 300 人，占总死亡人数的13%[3]。冠心病在我国居民的死因顺位中排第三位，其死亡率近二十年来呈持续上升趋势。由于我国居民快速老龄化以及与生活方式密切相关冠心病危险因素水平

［1］胡大一．内科学［M］．北京：人民卫生出版社，2010.

［2］祁崇孝．中西医诊治心脑病［M］．北京：中国农业出版社，2001.

［3］Lozano R，Naghavi M，Foreman K，et al. Global and regional mortality from 235 causes of death for 20 age groups in 1990 and 2010：a systematic analysis for the global burden of disease study［J］. Lancet，2012，380：2095-2128.

依然不断上升,预测今后二十年,冠心病发病死亡的人数将持续增加,并有可能跃升为居民死亡的首要原因[1][2]。所以,了解冠心病的治疗和开展相关的研究是十分必要的。

中医学虽无冠心病的病名,但历代医家在对于"心痛"、"胸痹"、"心悸"等病症中均有相似冠心病的论述,心痛之名最早见于《内经》,如《素问·脏气法时论》曰:"心病者,胸中痛,胁支满,胁下痛,膺背肩胛间痛,两臂内痛。"中医学认为本病是胸阳失宣,气机闭郁,甚则脉络阻塞不通,痰浊、瘀血、寒邪凝结阻滞,从而会出现胸中窒闷而痛或胸痛彻背诸症[3]。冠心病之中医药治疗,方法虽多,关键在于"通"[4]。路老结合"脾胃"、"宗气"、"九心痛"、"营卫"等中医特色理论及自我实践,深化了对冠心病病因病机证治的认识,发展出具有"路氏"特色的有效治疗冠心病的方法,在因脾胃[5]、肾[6]、肝胆[7]失衡所导致的冠心病治疗上有其独到的认识。

1. 临证心得

(1)从脾胃论治:调理虚实及气机:冠心病虽病位在心,但其发病与脾胃有密切关系。在经络上,心与脾胃经脉相连;在五行关系上,脾胃属土,心属火,心之于脾胃乃母子关系,联系密切;脾胃为气机升降之枢纽,倘升降失常,影响水谷精微之纳化、输布,变证百出,常可见虚、血少、湿蕴、痰阻、瘀血等证[8];心肺居上焦,借由宗气而权倾周身,而宗气赖脾胃之健运。基于上述理论认识,路老提出辨治胸痹要"调中央以达四旁",他指出:"脾胃一调,则周身气机皆调。"[9]他调脾胃治胸痹的辨证要点包括:既有纳化失常,又有心系症状。有的脾胃失调在先,胸痹发病在后;有的先病胸痹,后见脾胃失

[1] 中华人民共和国卫生部.中国卫生统计年鉴2010[M].北京:中国协和医科大学出版社,2010.

[2] Moran A,Gu D,Zhao D,et al. Future cardiovascular disease in china:markov model and risk factor: scenario projections from the coronary heart disease policy model-China[J]. Circulation Cardiovascular Quality and Outcomes,2010,3:243-252.

[3] 王清海.冠心病中医病机四要素及治疗四法[J].中华中医药学刊,2011,(7):1466-1467.

[4] 杜少华,张敏,赵艳萍.路志正老中医芳香化浊治疗心绞痛经验[J].新疆中医药,2003,21(2): 38.

[5] 高荣林,李连成.路志正调理脾胃法治疗胸痹的经验[J].中华中医药杂志,1996,11(3):33-34.

[6] 杨丽苏.路志正从肾论治心痛的经验[J].安徽中医临床杂志,1998,10(5):299-300.

[7] 路志正.肝心痛证治[J].北京中医药,1994,1:17-20.

[8] 高荣林,李连成,路志正.路志正调理脾胃法治胸痹经验的继承研究[J].中医学研究通讯,1998: 27(8):9-10.

[9] 宋军,路志正.路志正教授调理脾胃法治疗胸痹的经验[J].中华中医药学刊,2008,26(8):1648- 1650.

调[1]。故而在总结从脾胃论治冠心病方面,路老尤其重视虚实与气机的调理。

对于脾虚证的患者,路老基于脾胃的生理功能及脾胃病机变化等认识,重视判断人体的脾气、脾阳、阴分、宗气、营分、血分以及神志的情况,随证治之。健运中气法适用于中气不足所致的冠心病。症见胸痛隐隐,时作时止,动则尤甚,兼见心悸气短,倦怠乏力,食少纳呆,腹胀便溏,舌淡胖或有齿痕,苔薄白,脉沉细无力或结代。路老治以健运中气法,用香砂六君子汤、桂枝汤、丹参饮合方化裁。具体为党参 9~12g、炒白术 9~12g、茯苓 9~12g、陈皮 6~9g、砂仁(后下)1.5~6g、广木香(后下)3~9g、枳实(炒)6~12g、桂枝 1.5~6g、白芍 6~12g、丹参 6~12g、炙甘草 6~10g。加减运用:心悸明显,或失眠多梦,易惊善恐者,重用炙甘草,加酸枣仁 12g、琥珀粉 3g;舌有瘀斑,血瘀较著者,加红花 6g、川芎 6g;兼头目昏蒙者,加葛根 9g。

若患者气虚日久,伤及阳气,可症见胸部猝然疼痛,因感受寒冷而起,其痛如绞,着衣向火则症减,食冷着凉则加重,兼见面色㿠白,形寒肢冷,心悸气短,脘冷腹凉,大便稀溏,小便清长,舌淡黯苔白,脉沉迟。路老治以温阳理中法,以附子理中汤加味。药用:附子(先下)6~10g、干姜 6~10g、白术 6~12g、党参 6~12g、桂枝 10~15g、半夏 6~10g、高良姜 6~10g、白蔻仁(后下)3~6g、当归尾 6~9g、茯苓 10~12g、甘草 6g。加减运用:心悸气短,喘息时作,冷汗自出,阳气欲脱者,加红参 10~15g、五味子 6~12g;脉结代不继,舌淡嫩体胖少苔,属阴阳两虚者,去甘草,加炙甘草 10~15g、生地黄 10~15g、麦冬 10~12g。

对冠心病气阴两虚证,路老常以生脉饮加减进行治疗。心肾气阴两虚的患者往往有多汗一症,故用生龙骨、生牡蛎、浮小麦收敛止汗,且无敛邪之弊。本证型临床上常与其他证型相兼出现。当脾气不足甚,则可导致宗气不足、营血亏虚。宗气不足可以表现为胸部隐痛,时发时止心悸气短,动则憋闷,纳少倦怠,易汗出,面色苍白,舌淡有齿痕,脉沉细无力或结代等症状。宗气虚用五味异功散加味。如失眠多梦加夜交藤、炒枣仁;脘腹痞胀加砂仁、广木香;瘀血阻络,舌黯有瘀点者加少许红花、川芎[2]。

营血亏虚则脉不充盈、血行滞涩,表现胸部隐隐刺痛,心悸怔忡,胸闷短气,头晕目眩,唇甲色淡,失眠多梦,舌淡黯,脉细弱而涩或结代等症状。路老认为心血虚,唯调脾胃,乃滋化源,即“导源江河”以资灌输流畅;若只知活血通络,必事与愿违。故营血虚用归脾汤调理心脾。如舌有瘀点,脉涩等瘀血见证

[1] 吴耀南,谢俊杰,许正锦.路志正教授调理脾胃治胸痹的学术思想浅析[J].福建中医药,2003,34(5):14-15.

[2] 张守林,孙建国.路志正教授善从中焦调治心痹的经验[J].光明中医,2002,15(8):21-23.

者,加桃仁、红花、川芎以活血;血亏久而伴虚热者加麦门冬、地骨皮并去黄芪;肾阴不足加旱莲草、何首乌、枸杞子。若血虚日久,阴血俱伤则兼见心烦不宁,夜间烦热盗汗,口干咽燥,舌红脉细数。路老常用柏子仁、酸枣仁、生龙骨、生牡蛎,或养血安神,或宁心定志,也可加入黄精、太子参等,补益心脾,巩固气血生化[1]。

　　脾胃相关的实证主要有湿邪、痰邪、食积。在治疗湿邪时,路老采用醒脾化湿法,三焦论治,轻灵为贵。湿邪诱发之胸痹,其见症虽然多端,而其机制则一。初期多有表湿、里湿之见证,而中后期则多成湿热之候。初期症见胸部闷痛,阴雨天加重,兼见脘闷纳呆,口黏恶心,头昏如蒙,肢体沉重,便溏不爽,小便混浊,舌胖齿痕,舌苔白腻,脉象濡缓。对此因湿滞心脉而导致的冠心病,常以宣、化、渗三字统之,宣即开宣上焦,芳化中焦,调畅气机,渗利下焦,使邪有出路。方药以三仁汤、藿朴夏苓汤、茯苓杏仁甘草汤进退,如可用杏仁6~10g,薏苡仁(生炒据病情)10~15g,白蔻仁3~6g,藿梗6~10g,荷梗6~10g,川厚朴6~10g,菖蒲6~12g,半夏6~10g,茯苓9~15g,枳壳6~10g,黄连3~6g,六一散(包)10~15g[2]。湿困阳者,少佐砂仁、干姜以振中阳;口干黏苦,小便黄,苔黄腻,脉濡数,湿化热而热偏重者,佐加黄连、黄芩、茵陈,但量宜小;腹冷便溏,寒湿明显者,去黄连、六一散,加砂仁、干姜、苍术;胸部刺痛时作,舌有瘀斑,兼有瘀血者,加红花、丹参、檀香。

　　健脾涤痰法适于痰浊壅塞所致胸痹。症见胸部窒闷而痛,或胸痛彻背,兼见胸满咳喘,痰黏不爽,恶心欲呕,心中痞气,肢体沉困,酸楚乏力,形体丰腴,舌淡红黯,苔白腻,脉弦滑或沉伏。路老常治用瓜蒌薤白半夏汤或枳实薤白桂枝汤合用小陷胸汤。药用茯苓9~15g、半夏6~10g、陈皮3~9g、石菖蒲6~10g、郁金6~10g、瓜蒌10~15g、黄连1.5~6g、枳实6~12g、竹茹9~12g、旋覆花(包)6~12g、甘草3~6g。如痰热痹阻,大便秘结者,重用瓜蒌,加生大黄;属痰湿者,加皂角刺,重用石菖蒲;面苍肢凉,脉细无力或沉迟者,属心阳虚衰,去黄连、竹茹,加附片、干姜、淫羊藿。待病缓则在上药基础上减药或量而渐加入调补脾胃之药以收功。路老根据其经验,发现冠心病三焦同治,往往收事半功倍之效。另外,冠心病的用药当以轻灵为贵,中病即止。因为芳化太过易化燥伤阴,渗利失当则反致伤津耗液。在治疗湿邪时,应湿邪一化,少事巩固之后,即

[1] 李小可. 国医大师路志正调理脾胃法治疗胸痹经验发挥[J]. 中华中医药杂志,2012,27(1):123-125.

[2] 高荣林,李连成,路志正. 路志正调理脾胃法治疗胸痹300例临床观察报告. 中医杂志,37(10):606-607.

宜佐以补益。

路老认为,对于主食一半以上为肉食的冠心病患者,应以芳香化浊为主,涤痰祛瘀为辅,以达胃和心安。芳香化浊基本方:藿香、苏梗、半夏、瓜蒌、石菖蒲、竹茹各 10g,丹参 12g,郁金 9g,旋覆花、枳壳、泽泻各 6g。方中选用藿香、苏梗芳香化浊;半夏、瓜蒌开胸化痰;菖蒲、竹茹和胃化痰;丹参、郁金理气活血;旋覆花、枳壳理气化浊;泽泻佐使利小便,使湿有去路。气血阴阳两虚者,加生脉散,或加黄芪 15g,当归 10g;阴寒胜者,加制附子、桂枝各 10g;高血压阳亢者,加钩藤 10g、草决明 20g、白蒺藜 12g;下肢水肿者,加猪苓 12g,大腹皮、大腹子各 10g;大便干结者,加火麻仁 15g,川厚朴、桃仁、杏仁各 10g;妇人伴肝郁者,加绿萼梅 12g,玫瑰花 10g[1]。

不仅重视虚实,路老在治疗冠心病时也重视气机的调理。他认为,脾胃居中焦,脾气主升,胃气主降,为人体气机升降之枢纽,升降有序,气机通畅,人即安康。若中焦脾胃有病,升降失司,气机不畅,则阻碍胸中肺气的宣发与肃降,进而影响到心,即可诱发或加重冠心病。因此,路老在调理中焦脾胃时非常重视升降药物的运用。如路老临床常用藿梗代替藿香,因为藿梗除了有藿香之芳香化湿功用外,还可降胃气,与苏梗合用,降胃气其力更著;与荷梗配伍,藿梗降气,而荷梗升清阳,二者合用尚可调畅气机。在具体用药上,如湿浊为患,阻碍气机,则常用藿香、羌活、葛根、荷叶、荷梗、防风等以升脾阳;若为脾虚下陷,则用柴胡、升麻、白术等。在和胃化浊方面,常用枳实、厚朴、旋覆花、半夏等;若兼腑气不通者,酌加少量大黄,冀其腑气一通,浊气自降;开胸宣痹用菖蒲、郁金[2]。又因肺主一身之气,有宣发肃降之功能,对脾胃气机的升降有直接的影响,肺气宣发,则脾气能升,肺气清肃,则胃气顺降,故临证又常选用杏仁、枇杷叶、桔梗、苏子、苏梗等以加强其清肃降浊之功。口干喜饮、咳吐黏痰,为痰热上犯,肺失肃降,故加入瓜蒌、黄连以清化热痰;此外,肝与脾胃关系密切,肝主疏泄,疏泄正常,则脾胃升降适度,故常选用佛手、香橼、绿萼梅、香附、柴胡、莪术等疏肝理气,此即“土得木而达”。据研究,路老在调升降方法,常用药对是厚朴及枳实、杏仁及厚朴、桃仁及杏仁、旋覆花及郁金、枳实及旋覆花。

除此之外,在治疗因脾胃而发冠心病的患者时,路老都会建议患者注意饮食,他认为饮食失调所导致的脾胃损伤,也是冠心病发生的关键因素。这一认识在当今社会尤为值得重视,随着生活水平的提高,人们的膳食结构发生了很

[1] 杜少华,张敏,赵艳萍.路志正老中医芳香化浊治疗心绞痛经验[J].新疆中医药,2003,21(2):38.
[2] 李方洁.路志正教授辨治心痹四法[J].辽宁中医杂志,1989,4:4-5.

大的变化,膏粱厚味在食品中的比重不断增加,过嗜茶酒,肥甘无度之人随处可见,然而"脾主信","食贵有节",有节制、节律地进食,能使脾胃保持"更虚更实"的生理状态。

在用药时,路老顺应脾胃润燥的生理特点,法取李东垣、叶天士两家之长,常选性味平和之品,做到滋而不腻、补而不滞、理气而不破气,温燥升运又顾及甘凉濡润。路老常说"用药之道,贵在切病"。并指出"脾胃虚者,药多量大则不易吸收,小剂轻灵活泼,使脾胃有生发之机,往往奏效"。在临床上治疗本病最常用的几类药物分别是祛湿药、化痰药、补气药等,尤以茯苓、半夏、甘草、枳实、太子参、白术等使用频率最高,由此不难看出路老在治疗本病时,对调理脾胃的重视程度。

(2)从肝胆论治,把握冠心病时代特征:现代人工作压力大,生活节奏快,越来越多的患者因情绪问题而发冠心病或病情加重。中医认为,情绪问题多与肝胆有关,肝主疏泄、调畅气机。而气机通畅,气血畅达又依赖于人的精神状态的舒畅开朗,故肝与情志活动关系尤为密切。中医讲的"肝喜调达"理论,就是说积极乐观、舒畅开朗的情绪是肝脏正常的前提。在病理情况下,由于情志致病,都会导致气机紊乱,影响血液运行,所以在临床治疗冠心病时,也应该重视患者肝胆的情况。肝心痛临床常表现为发作性胸闷胁胀或隐痛,常伴有气短、心悸、善太息、烦躁易怒,脉沉弦或弦滑;舌质黯或有瘀斑。甚则胸闷如窒,疼痛如绞,膻中及左胸部有压榨样绞痛,并向胁下、后背或上肢内侧放射疼痛,或见面色苍白,汗出如珠,烦躁惊恐等危重症状。

路老从肝论治的理论来源于古代对"肝心痛"的认识。"肝心痛"是中医病名,首见于《灵枢·厥病》的记载:"厥心痛,色苍苍如死状,终日不得太息,肝心痛也。"肝心痛的临床表现与心、肝经经络走行及生理功能有关,如《灵枢·经脉》云:"肝足厥阴之脉……挟胃属肝、络胆,上贯膈、布胁肋……是主肝所生病者,胸满呕逆……"《素问·举痛论》曰:"百病生于气也。"肝主疏泄,性喜条达。若七情过激造成气血悖逆,肝气郁结,畅达失职,心脉失调,筋脉拘急,血流受阻,则胸痹而痛。食气入胃,赖肝木之气以疏泄之,木不疏土,则水谷不化,故餐后心痛发作。气机郁久,易于化热生火。《证治汇补》说:"气郁痰火,忧恚则发,心膈大痛,次走胸背。"木气冲和条达,无所遏郁,则血脉得畅;气滞血瘀,心脉不通,则心痛如刺如绞,痛处不移。血不利则水不行,凝结为痰。《杂病源流犀烛》曰:"痰饮积于心包,其自病心。"痰瘀互结闭塞心脉,故心胸疼痛持久,不易缓解。如肝气横逆,疏泄太过,阳气升腾,心痛向两胁放射走窜,或遇怒突然心胸剧痛。气有余便是火,肝胆火热。

路老在临床辨肝心痛,首辨病位:脏腑与气血。一般而言,以气机郁滞为主,胸憋心痛较著,病位多偏于心。痛而走窜者,病在气分,病偏于肝;痛有定处者,病在血分。次辨病性、虚实寒热、夹瘀夹痰等兼证。久病者多虚,新病者多实。隐痛为虚,刺痛或憋胀疼痛为实。舌暗而有瘀斑,脉结涩者多夹瘀血,舌淡暗苔厚腻,口中黏腻者多兼痰阻。治疗上,路老提出了冠心病与肝有关的常见十型与治法:

1)肝气郁结型:有明显的情志不畅、心情抑郁,或卒受过度精神刺激,而发胸膺憋闷不适,胁肋胀痛苦满,脉弦或沉结。此为肝气郁结,疏泄失职,气机郁滞,致气血运行受阻而发病。若骤然而痛属肝气暴张,心脉挛急,闭塞不通。治以疏肝解郁法。方用柴胡疏肝散。

2)肝气横逆型:表现为性情急躁,心烦易怒,心痛向胁部放射,或走窜疼痛,或遇怒突然胸膺剧痛。脉弦滑或弦紧。为肝气横逆,疏泄太过,克脾犯胃,浊气上逆,心脉拘急所致。治以抑木降逆法。方用化肝煎。

3)肝火上炎型:发作时胸闷疼痛,伴有烧灼感,面红目赤,眩晕耳鸣,便秘溲赤,舌红苔黄燥,脉弦数。气有余便是火,火性炎上,气血悖逆,心神被扰。治以泄肝降逆法,用泻青丸。

如肝经实热者,伴有血压升高,大便秘结等证。宜当归龙荟丸。

4)肝火夹痰型:症见肥胖体质,嗜食肥甘,喜饮酒浆,情怀抑郁,性格内向,聚湿酿痰,阻滞气机,肝失调达。而见胸胁隐痛或胀痛,可伴有长期血压高。且波动较大,头重如裹,面红气粗,苔黄厚腻,舌质暗红,脉弦滑或沉滑等。因肝气有余,化火灼津,凝结为痰,脉道瘀阻,血不利则水不行,形成痰瘀交阻之势。治以清肝化痰法。用小陷胸汤。

5)肝风内动型:心痛频繁发作,伴见心烦气急,眩晕头痛,夜寐不安,面红目赤,血压升高,有将发中风或已发中风之表现。为肝阳暴张,血随气升,冲动亢逆,筋脉挛急之故。治以平肝潜阳息风法,用天麻钩藤饮。

6)肝肾阴虚型:胸中疼痛,时感灼热,盗汗,眩晕耳鸣,腰膝酸软,五心烦热,舌红苔少,脉弦细数。血压升高。肝肾同源,水不涵木,脉络失养而挛急,血脉持续痉挛引起心肌缺血、缺氧而发心绞痛。治以补肝益肾法。方用一贯煎。

7)肝血不足型:证见心痛心悸,遇劳累则加重,夜不寐,胁肋怅闷或隐隐作痛,面色苍白,筋脉䐃动,爪甲不荣。头晕目眩,脉细弱或结、代,舌淡苔白等。治以滋补肝血,缓急止痛。方用补肝汤。

8)气滞血瘀型:表现为心胸胀满憋闷,心前区阵发性绞痛或刺痛,遇情志不舒加重。血液黏质度增高,血流缓慢。舌质黯紫有瘀斑,脉沉涩或有结、代。因情志不遂,郁怒忧思,致肝郁气结,疏泄不及,气滞血瘀,心脉瘀阻而发心痛。

治以疏肝解郁、活血化瘀法。方用复元活血汤。

9）肝寒血凝型：心痛发作与长期贪凉感寒有关，或阳气不足，或寒邪直中厥阴而发病。肝主筋，其经脉布胁肋、贯膈，寒性收引，筋脉拘挛，血管闭塞，不通则痛。治以暖肝散寒、温通止痛法，方如暖肝煎。寒邪直中者，宜当归四逆汤加味。寒闭心痛甚者，加用苏合香丸。阳虚欲脱者，参附汤合生脉散加味。

10）肝脾（胃）不和型：心痛常在饭后发作或加剧，或餐后出现发作性心律紊乱，纳谷呆滞，胸脘满闷，胁肋胀痛，嗳气呃逆，舌胖苔白或腻，脉弦缓。证属肝气犯胃，胃失和降，或肝气抑郁、不能疏土所致。治以调肝理脾（胃）法。肝气犯胃者用抑木和中汤。若肝郁脾虚者，宜逍遥散加味：柴胡、白术、广木香、党参、薄荷、煨姜、白芍、当归、炙甘草、茯苓、砂仁等。

据《素问·脉解篇》："少阳所谓心胁痛者，言少阳盛也，盛者心之所表也。"张景岳："少阳属木，木以生火，故邪之盛者，其本在胆，其表在心，表者，标也。"路老认为心为胆之标，一些冠心病是由于胆气不能升发而造成，"治病必求其本"，故心病治胆，应当成为治疗冠心病的一个重要法则。《医学入门》载："心与胆相通，心病怔忡，宜温胆汤。"另外，痰瘀交阻于心。胆为清净之府，心中有神明所藏，亦喜清净，不能为痰瘀之浊相扰。这都是古人应用心与胆相通的理论治疗冠心病的经验[1]。

在治疗因胆而致的冠心病时，路老重视辨别胆的虚实及胆与其他脏腑病变、病理产物的关系。治疗多以温胆汤为基础方。温胆汤作为历代医家所推崇的治痰名方，临床应用极为广泛，对多种病证有良好的治疗效果。温胆汤有扩张冠状动脉，增加冠脉血流量，改善心肌供血的作用，并能降低交感神经兴奋性，增强机体对缺氧的耐受性，以保护对缺氧敏感的心肌，使冠心病的症状得到缓解。另外，温胆汤还有加强心肌收缩，增加心输出量，调节血压，改善微循环的作用[2]。路老提出从胆论治有四型。

1）胆火扰心型：症见胸满心痛，烦躁易怒，夜寐不宁，头晕目眩，耳鸣耳聋，舌质红、苔黄，脉弦滑或兼数。胆附于肝，经脉络肝。痰火郁遏，相火炽则君火亦炎，心神不宁，导致心痛。以清胆宁心。少阳火旺者，投以黄连温胆汤。若兼气滞者，酌加醋元胡、丹参等。肝胆湿热者，治用龙胆泻肝汤加减。

2）胆气虚怯型：心痛，并见虚烦不宁，失眠，噩梦易惊，善恐，恶闻木声，如人将捕之状，短气乏力。脉弦细，舌质淡嫩或边红苔白等。治以宁胆安神，方

［1］魏静.路志正运用温胆汤治疗冠心病的经验［J］.光明中医，1995，4:26-28.
［2］方永奇，曹建宏.从温胆汤的方证看痰证实质［J］.中国中医基础医学杂志，1998，4（1）:43-45.

用宁胆汤(自拟方):朱茯神、胆星、枳实、竹茹、熟地、白芍、灵磁石、龙齿、枣仁(可酌加丹参、川芎、石菖蒲、夜交藤)。

3)胆气郁阻型:胸臂憋闷疼痛,胁肋苦满,嗳气太息,郁怒加重,脉弦结代。路老运用温胆汤利胆舒心。

4)痰瘀交结型:素体肥胖,嗜食肥甘,喜饮酒浆,情怀抑郁,聚湿酿痰,阻滞气机,胆失疏泄,故胆病亦多兼痰。痰性黏腻,阻于心胸易于窒阳气、滞血行,甚至痰瘀互结、心脉痹阻、挛急疼痛。症见:胸闷刺痛,气短乏力,动则加重,恶心,呕吐痰涎,食少腹胀,苔滑腻,脉弦滑或弦细结代。路老运用温胆汤以清胆和胃,化痰通络。

(3)从肾论治,把握发病人群特点:中医认为冠心病主要是心脉瘀滞,而心脉瘀滞的内因是年老体衰,心肾不足,心主血脉,血脉主要靠心气心阳的推动。冠心病发生的根源之一就是中老年人肾虚所导致的,由于年老肾虚或年盛未老而肾气已亏,久病肾阳不足,不能鼓舞心阳,心阳不振,血脉失其温运,则凝滞不通,发生心痛、心慌、胸闷及夜间惊醒,故心、脾、肾诸脏腑亏损,为该病之本,以补为通,应以补肾为主,寓通于补,使其气血谓达,心不失养,因此从肾论治冠心病的适用范围很广,而中医对此早有认识。

"肾心痛"是中医病名,始见于《灵枢·厥病》篇,载曰:"厥心痛,与背相控,善瘈,如从后触其心,伛偻者,肾心病也。"路老提出本病的发生与心肾阴阳虚衰、精血失于资生、手足少阴经脉失调、水火不能相济有关,其病位在心,病本在肾。本虚标实是发病的基础和条件,其结果是心脉痹阻。症见:心痛彻背,背痛彻心,胸背拘急,畏寒肢冷,腰膝酸软,伛偻不伸,足跗浮肿;或面色苍白,惊恐不安,冷汗自出等。舌体胖,质淡,或紫黯有瘀点,苔白滑润;脉沉涩、细弱或结代,或头晕耳鸣、咽干、腰酸、五心烦热、夜热盗汗,舌红苔少,或有裂纹,脉沉细小数,或虚大无力。肾心痛相当于冠心病心绞痛的部分临床表现,而兼有肾经证候。因此路老指出治疗肾心痛以滋肾阴或壮肾阳为主,辅以和血化瘀或温化痰饮,或燮理阴阳,交通心肾。抓住肾虚的本,兼顾心痛的标,心痛急性发作时治标,缓则补肾或心肾并调。要特别警惕有部分年老体虚、命门火衰的患者,其心病症状表现不明显,而病情却十分凶险[1]。

路老从肾论治冠心病有系统的分型:

1)肾气虚证:临床表现:胸闷不舒,阵发心痛,健忘气怯,心悸怔忡,阳痿滑精,腰膝酸软,精神萎靡不振,畏寒肢冷;或见呼多吸少,喘促汗出;或见睡中遗尿,小便失禁;或见面色苍白,滑精频作,舌质淡,苔白,脉沉细无力,或间歇。

[1] 路志正.肾心痛辨治[J].中国中医药信息杂志,2000,7(4):5-7.

治宜补肾气、滋肾阴、壮肾阳。方用右归丸加减。气虚血瘀酌加生黄芪、丹参、人参、桃仁等益气活血;桑螵蛸、乌药等以固摄肾气;滑精加龙骨、莲须、牡蛎、芡实等以固涩肾精。

2）肾阴虚证:临床表现:心胸灼痛,头昏目眩,耳鸣,口干咽干,五心烦热或潮热,或骨蒸劳热,盗汗遗精,失眠,易做惊梦,小便短赤,舌质红少苔或光剥无苔。少数患者阴虚内热伤及血分可伴见牙龈出血或尿血。肾阴虚夹湿热则伴见膏淋下消(糖尿病性冠心病心绞痛)。治宜壮水滋肾,清热相火。方用左归丸合知柏天地煎加减应用。兼适当加丹参、川芎、赤芍、桃仁、郁金等养血活血药物。伴有眩晕耳鸣加石决明、灵磁石;遗精加金樱子、覆盆子等收敛固涩药;伴有血尿加女贞子、旱莲草、茜草、阿胶珠等凉血止血药;伴见下消症加黄芪、山药、苍术、枸杞、元参等。

3）肾阳虚证:临床表现:心痛彻背,呈阵发性绞痛,心悸气短,畏寒肢冷,神倦阳痿,舌质淡胖,苔白或腻,脉沉细或结代。或面浮足肿,阴下湿冷,或见五更泻,或突然昏仆,不省人事,目合口开,手撒遗尿之脱证。治宜温肾壮阳,益气活血。方用金匮肾气丸合保元汤加减。兼水肿者酌加温阳化气行水之药;兼见五更泻者,酌加四神丸以温阳厚肠;若见肾心痛的脱证,先益气回阳固脱,及中西医结合救治;兼见心力衰竭,脉数疾,气短,口唇紫绀等症,属心肾阳衰,水气凌心者,选用真武汤、人参汤、五苓散等方加减;兼见心律失常,病窦综合征者,酌用生脉散、人参养荣汤、麻黄细辛附子汤等;如频发早搏属湿邪阻滞者,在温阳的同时加用祛湿化浊法,选藿朴夏苓汤、三仁汤灵活加减运用。

4）肾精虚证:临床表现:心胸隐痛,或阵发隐隐作痛,精神萎靡,面色黧黑,健忘怔忡,眼花耳鸣,毛枯发脱,腰膝酸软,阳痿,过早衰老,舌淡,苔白,脉多沉细无力,或细数,或结代。治宜填补肾精,养血活血。方用还少丹合四物汤加减,可酌加紫河车、龟鹿胶、阿胶等血肉有情之物。

5）心肾不交证:临床表现:心胸憋闷灼痛,失眠多梦,心烦懊恼,腰膝酸软,烘热盗汗,五心烦热,咽干目干,舌红少苔,脉细数等。治宜交通心肾,养血通络。方用黄连阿胶鸡子黄汤合交泰丸或天王补心丹,根据临床不同病情,灵活加减应用。

6）惊恐伤肾证:临床表现:心痛频作,濒死感,失眠,精神紧张,焦虑恐惧,恶闻响声,噩梦频作,心悸不安,或二便失禁。舌红,苔薄白,脉弦紧小数,或细弦。对此类证候治疗,务使患者消除顾虑,使其精神有依托,避免情绪紧张,改善周围环境,避免突然响动及暗示性语言。再治以补益肾气,安神定志。方用茯神散(茯神、熟地黄、白芍、川芎、白茯苓、桔梗、远志、人参、大枣),酌加珍珠粉、琥珀粉、生龙齿、灵磁石等活血安神药[1]。

2. 病案赏析

现将路老运用醒脾化湿法治疗冠心病病案整理介绍如下:

患者,男,56岁。主诉:胸闷痛5年,加重1个月。现病史:1986年开始胸闷痛,去某医院就诊,诊断为冠心病心绞痛,服消心痛、心痛定效果尚可。现症见:胸部憋闷窒痛,阴雨、闷热天气尤甚,每日发作3~4次,休息后不能减轻,服硝酸甘油可缓解,口黏腻感,不渴,头昏沉,脘痞胀满,四肢倦怠,肢体沉重。舌质黯淡,舌体胖,有齿痕,舌苔白厚腻,脉象濡细。心电图检查结果ST-T改变。西医诊断为冠心病,中医诊断为胸痹。证属湿浊痹阻,胸阳不展。治以醒脾化湿。方药:桃仁10g,杏仁10g,薏苡仁30g,白蔻仁6g(后下),藿香梗10g,法半夏10g,荷叶梗10g,川朴10g,茯苓15g,枳壳10g,石菖蒲12g,六一散15g(包煎),炒苍术10g。每日1剂,水煎服。患者遵医嘱服上方17剂后,脘痞胀满、口黏腻感、头昏沉均减轻,他症同前。舌质淡黯,舌体胖,边有齿痕,舌苔白厚腻略减,脉濡细。继前法再进,加干姜4g,草果6g,以增强效力。服药10剂后,周身舒畅,头昏头沉、肢体沉困、胸闷痛、四肢倦怠好转,胸脘痞满,舌质淡黯,舌苔薄腻,脉濡细。既见效机,守方不变,随症加减再服24剂后,胸痛消失,近10天未作,未诉胸脘痞满,口爽,肢体轻捷。后服药20余剂,诸证皆无。

【按】此案反映路老治疗冠心病的方法,巧用三仁汤,以宣畅气机,芳香轻散,化湿醒脾,共奏辛开苦降,开胃和中之功,从而导邪外出,通利二便。脉证合参,该病案主要病机为脾虚生湿,阻滞气机,复困脾土,属本虚标实,以标实为主。故治宜宣畅气机,化湿醒脾。因此,路老以《温病条辨》中治疗湿阻气机,脾胃受困,壅滞三焦的名方三仁汤为基础,进行化裁组方。方中用杏仁苦辛,轻开上焦肺气,盖肺主一身之气,气化则湿亦化;白蔻仁芳香苦辛,行气化湿;薏苡仁甘淡,渗利水湿于下。三药合用,宣上畅中渗下。如此配伍,气机顺畅,三焦通调,水道滑利,湿邪自去。芳香轻散体现在藿香梗、荷叶梗、石菖蒲这三味药。藿香梗味辛,性微温,归经脾胃。本品辛散温通,芳香透达,能解郁行滞,开泄中焦,醒脾化湿,和胃畅中,常用于寒湿困脾诸症。荷叶梗,本品芳香,为脾之所喜,尤以醒脾化气,利水渗湿见长,其气辛散而疏肝木,轻清上浮而宣肺气。石菖蒲,味辛性温,气薄清芬,能开心窍、通心神、辟秽恶、利清阳,为化湿醒脾和胃之上品。辛开苦降,开胃和中体现在方中配用了法半夏、厚朴、枳壳。苍术以辛开苦降。本品辛香燥烈,走而不守,能开肌腠以发汗,健脾胃以燥湿,除秽浊以悦脾,解湿郁以快气。且气味雄厚,功彻上下,能燥三焦之

[1]路志正.肾心痛辨治[J].中国中医药信息杂志,2000,7(4):5-7.

湿。诸药合用,既可燥湿健脾以去生湿化瘀之源,又可辛开苦降以泄中焦壅滞之气。如此则脾土健运,升降复常,清升浊降,脉络畅利,胸痹得解,痞胀自消。导邪外出,通利二便体现在方中配伍了茯苓、六一散,使湿邪由小便而解。之所以配用桃仁,是因湿邪内生,可聚湿为痰,日久痰瘀互结,痹阻心络,可发为心痹。故用桃仁,一是活血化瘀,宣痹通络,以治胸痹;二是本品可泄滞、体润滑利、开结通滞、润肠通便,以泄水湿。

路老运用健运中气法治疗冠心病病案整理介绍如下:

患者,女,62岁,退休工人,1992年3月26日初诊。病历号:129558。自诉左胸阵发疼痛1年余。于去年春节前突然发病,在我院诊为冠心病心绞痛,曾用冠心苏合丸、复方丹参片、消心痛、中药汤剂治疗,未见显效。现仍心前区隐痛、胸闷、劳累加重,每日发作3~4次,每次约2分钟,含服硝酸甘油可缓解。兼见心悸、胸闷、气短、倦怠乏力、失眠多梦、脘痞腹胀、纳呆食少、大便溏薄、面色萎黄,舌胖淡有齿痕、苔薄白,脉沉细小弦,重取无力。心电图示ST-T改变,24小时动态心电图见T波改变。诊为冠心病、劳力型心绞痛,中医诊为胸痹心痛。证属中气不足,心脉痹阻。治以健运中气。药用:党参10g,炒白术10g,云苓12g,陈皮9g,砂仁6g,广木香3g,枳实10g,桂枝6g,白芍10g,丹参12g,炙甘草6g,炒枣仁12g。守方治疗1个月。用药7剂,胸痛减少,饮食增加,便溏消失;服药14剂,停服硝酸甘油片;服药21剂,胸痛消失,劳作后胸痛未发;服药至28剂,诸症消失,胸痛未作,心电图大致正常。遂以原方改配丸剂,调理善后。

【按】中气不足所致的胸痹,临床较为多见,以隐痛、胸闷、劳累加重为辨证特点,路老认为,胸痹辨证应抓住虚实两端,以虚为本,由虚致实,虚证辨其在气在血,实证辨其属湿属痰。一般由虚而生痰蕴湿,痰湿阻滞血运不畅而化生瘀血。而脾胃损伤是胸痹发病的关键因素,辨治疾病要着眼于发病的根源,所以治疗胸痹,调理脾胃法是治本之道,脾运健旺则气血化生,脾运一行则痰浊、湿浊自化,瘀血消,脉道畅,胸阳展而痹窒除。运用健运中气法,多能收到较好的效果。路老临床诊治辨证精心,立法严谨,配伍有度,用药精良。尊古而不泥古,善用成方而又不拘一方,机圆法活,用量轻重适宜,且用药组方清灵通透,脉络清晰,本例经守法治疗,胸痛消失,疗效卓著,以原方改配丸药调理善后。[1]

路老运用疏肝解郁法治疗冠心病病案整理介绍如下:

患者,男性,56岁,干部,2003年9月12日初诊。阵发性心前区憋闷疼痛

[1] 高荣林,李连成.路志正调理脾胃法治疗胸痹的经验[J].中华中医药杂志,1996,11(3):33-34.

1年余,加重2个月。患者从2002年6月初于饮酒较多后发作心前区憋闷疼痛,伴左上臂内侧放射痛,在某医院确诊为"缺血性心脏病,不稳定型心绞痛",经住院治疗半个月缓解出院。2002年7月中旬始,常于凌晨反复发作心绞痛,持续约20分钟,坐起含服速效救心丸或硝酸甘油片可缓解。偶因剧烈运动或情绪激动而发作。后经多家医院查心电图、彩超,并行冠状动脉造影等检查,确诊为"缺血性心脏病,不稳定型心绞痛"。屡用中西药物治疗,病情始终未能有效控制。近2个月来,因家务烦扰,心情不佳,而发作增多,且每于凌晨5时发作,程度加重。虽经住院月余,静滴硝酸甘油和口服消心痛、心痛定、复方丹参滴丸及中药瓜蒌薤白半夏汤、冠心2号方等药,终未见减,拟急行冠脉支架植入术,但因患者惧怕手术而拒绝,慕名转请路老诊治。症如上述,并伴胸胁胀满,郁闷不舒,形体肥胖,平素喜烟酒,善太息,头昏沉,心烦热,夜眠差,口干苦,不多饮,纳谷欠馨,二便尚调,舌黯略红,苔薄白微腻,脉弦细滑。证属肝胆郁滞,少阳经枢不利,痰瘀痹阻之胸痹心痛。治以疏利肝胆,和解少阳,化痰祛瘀,宽胸理气。方拟小柴胡汤合瓜蒌薤白半夏汤加减:柴胡15g,黄芩12g,人参10g,水蛭10g,川芎8g,法半夏15g,全瓜蒌25g,薤白10g,丹参15g,石菖蒲10g,郁金15g,炙甘草10g,生姜5片,大枣3枚。9剂,每日1剂,水煎2次取汁去滓,再合煎10分钟,早、中、晚分服。并嘱适当运动,保持心情舒畅,禁烟酒膏粱厚味之品。因过多输液有聚湿酿痰阻络之虞,建议停用。

　　2003年9月20日二诊,药后发作次数明显减少,程度也较前为轻,舌脉同前。上方去丹参,加鸡血藤20g,再进14剂。药后诸症消失,查心电图大致正常。上方略有变化,两日1剂,再进10剂,以巩固疗效。随访1年病情未复发。

　　【按】患者形体肥胖,久坐少动,喜食烟酒肥甘,痰湿内蕴,痹阻经脉,血行不畅,故发胸痹心痛;复因情志抑郁,肝气郁滞,故见胸胁胀满,喜太息;肝旺克脾,故食纳欠佳;气滞则湿阻瘀停,因而病情渐渐加重;本病常发于凌晨少阳之时,且"休作有时",加之患者口苦,头晕,胸胁胀满,故以小柴胡汤和解少阳,疏肝利胆;瓜蒌薤白半夏汤、宽胸理气涤痰;加石菖蒲、水蛭、郁金、川芎、丹参以增化痰祛瘀之力。路老审时度势,权衡达变,遵古而不泥于古,擅用经方,虽病势急重,然获良效[1]。

　　路老运用利胆舒心法治疗冠心病病案整理介绍如下:

　　患者,女,50岁,汉族,已婚,财会人员,北京通州人,主因心悸,心前区憋闷

[1] 魏华,路洁,王秋风.路志正教授运用脏腑相关理论救治心脑血管病经验举要[J].中国中医急症,
　　2006,15(12):1369-1370.

一个月,于 2007 年 11 月初诊。患者因财务工作出现一些问题而情绪不舒,近一个月来常感心悸,心前区憋闷疼痛,善恐易惊,坐卧不宁,整天闭门在屋,虚烦懊恼,神疲乏力,头晕气短,纳呆,睡眠多梦易醒,大便不畅,口黏,舌质暗淡,苔薄腻,脉弦细。经查心电图,运动试验,心脏彩超,诊断为:冠心病心绞痛。中医辨证:情志不遂,心胆虚怯,心气空虚,痰浊内停,心脉痹阻而发胆心痛。治以益气养血,宁胆安神,佐以化痰。处方:茯神 10g、炒枳实 10g、竹茹 10g、陈皮 12g、太子参 12g、白芍 10g、丹参 12g、百合 10g、夜交藤 15g、枣仁 20g、合欢皮 15g、柴胡 9g、生龙牡各 20g、郁金 10g,服药五剂后心痛发作次数减少,继用五剂,心痛发作控制,心烦易惊,头晕气短,睡眠多梦症状好转,继守方一个月,心绞痛未再发作。

【按】本案心痛伴有善恐易惊,坐卧、睡眠不宁,纳呆,属于胆心痛心胆气虚型,故治以益气养血,宁胆安神法,从口黏,大便不畅,舌苔薄腻症看,有气虚痰浊内停之象,故佐以化痰之品治之。药用太子参、白芍、百合、丹参补气养血活血;茯神、枣仁、合欢花、夜交藤安神定志;生龙牡敛心气镇惊;柴胡、郁金、枳实和解少阳;竹茹、陈皮化痰健脾。诸药益气养血活血以推动血液运行,宁胆镇静安神以收敛神志,故药后心痛之症得到很好的控制。

路老运用温补肾阳法治疗冠心病病案整理介绍如下:

患者,女,62 岁,1996 年 4 月 5 日初诊,患者原有冠心病 15 年,卧位型心绞痛 4 年余,失眠 2 年余。每年因心绞痛夜间发作而反复住院治疗。本年 3 月 26 日出院后无明显诱因,再次出现夜间心绞痛,发作时间延长为 8~10 分钟,服用硝酸甘油得到暂时缓解。就诊时面色㿠白,少气懒言,胸憋刺痛,心痛如绞,烦躁不安,腰膝酸软,少腹发凉,大便不成形,四肢欠温,眼睑及双下肢均见轻度浮肿,舌质黯,边有散在瘀点,苔薄白,脉沉细略迟。测血压:20/12kPa,心电图示:窦性心律过缓(50 次 / 分钟),V_2、V_3、V_5 导联 ST 段呈缺血型明显压低。四诊合参,诊为厥心痛之肾心痛,治宜温肾阳,益心气。予自拟肾心痛方:淡附子(先煎)6g、仙灵脾 15g、肉苁蓉 10g、熟地(先煎)12g、白术 12g、茯苓 20g、紫丹参 15g、太子参 12g、芍药 12g、生牡蛎(先煎)20g、麦冬 10g、五味子 4g。一二煎煮药汁混合,频频温服,晚临睡前加服 1 次,发作时即刻温服。忌食辛辣、肥腻、不易消化之食物,若感冒、发热暂停服用。经 2 月余调服,心痛症状消失,守原方继调服半月余,诸症悉平。

【按】君火必须赖相火之温煦,始能离照当空,心君泰然。若命门火衰,则失于气化而不能上济于心,致阴盛阳微,气血滞涩,痹而不通而为肾心痛之重症。十二官的功能活动都必须以肾间命门火为原动力,肾心痛的病位虽在心,其本在肾,治病必求于本。经路老给予温补命门之火,使周身气血得到调和,方中取淡附子味辛大热,专走命门,以纯阳之味补先天命门真火;仙灵脾温补肾阳,共为君。熟地养血滋阴,以制附子之刚而济其勇;生脉饮合芍药以益心养阴为臣。此时不忘扶脾,以白术、茯苓益气健脾利湿,泄水寒之气为佐;生牡蛎宁心安神,敛阴潜阳为使,使顽症得愈[1]。

（刘刃 整理）

二、中 风

中风,有外风和内风之分,外风因感受外邪(风邪)所致,在《伤寒论》中名曰中风(亦称桂枝汤证)。内风属内伤病证,又称脑卒中、卒中等,此处所论为内风,现代多称类中风。脑卒中是由于脑部血管突然破裂或因血管阻塞造成血液循环障碍而引起脑组织损伤的一组疾病,缺血性脑卒中是指局部脑组织包括神经细胞、腔质细胞和血管由于血液供应缺乏而发生的坏死。缺血性脑卒中的发病率高于出血性脑卒中,占脑卒中总数的60%~70%,发病年龄多在40岁以上,男性多于女性,严重者可引起死亡。中风以猝然昏仆,不省人事,伴有口眼歪斜,语言不利,半身不遂或不经昏仆而仅以口僻不遂为主症。本病病位在脑,与心、肾、肝、脾密切相关。其病机有虚(阴虚、气虚)、火(肝火、心火)、风(肝风)、痰(风痰、湿痰)、气(气逆)、血(血瘀)六端,此六端多在一定条件下相互影响,相互作用。病性多为本虚标实,上盛下虚。在本为肝肾阴虚,气血衰少,在标为风火相煽,痰湿壅盛,瘀血阻滞,气血逆乱。而基本病机为气血逆乱,上犯于脑,脑之神明失用。

1. 临证心得

路老将中风分三期辨治:初期多痰火、肝风为患,治宜急则治标。勿急于益气活血,慎用补阳还五汤,常采用清热化痰,平肝息风,滋阴潜阳,祛湿通络法。对于形瘦色苍,阴虚火旺之躯,即使病程较长,只宜清补,不宜单纯补益。中期阴复阳潜,气虚征象明显,才可予补阳还五汤之类益气活血。不过应在掌握气虚与血瘀指征的基础上运用,而兼痰、火及肝风者,可合息风化痰清火之药以佐之。大便干燥佐大黄之辈,通腑泻浊。后期多肾精不足,治当缓则治本,重视扶正气,益肝肾,养精血,强脾胃,使气充血旺,而肌肉、筋骨得养,对肢体之痿废失灵,僵硬不利均可起到康复作用。

用药上,路老常用熟地、制首乌、桑寄生、山萸肉以填精益肾;肉苁蓉、巴戟

---

[1] 杨丽苏.路志正从肾论治心痛的经验[J].安徽中医临床杂志,1998,10(5):299-300.

天补肾阳;麦冬、石斛养肺胃之阴而滋水源;菖蒲、郁金豁痰醒脾开窍;地龙活血通络。在强调先天之本的同时,路老亦重后天,重升降,顾润燥,常以羌、防、升、柴、荷、葛合健脾益气之品以升脾阳;用杏仁、杷叶、苏子清养胃阴降胃气;藿香、砂仁芳香化湿,悦脾和胃,升清降浊,时加少量大黄之属,腑气一通,胃气自降。以后天补先天,填补肾精,调理脾胃,可使气血生化有源,促进自身功能的恢复。

2. 病案赏析

患者,男,54 岁。2002 年 6 月 16 日初诊。平素嗜酒,近期心情不畅。5 月 22 日夜间小解,突然昏仆,不省人事。急送宣武医院救治,2 小时后开始复苏,诊为"脑出血"对症处理,住院治疗。后在路老处求治于中医。症见右侧半身不遂,下肢肌力 IV 级,上肢肌力 III 级,语言謇涩,喉间痰鸣,咯痰不爽,睡眠不安,心烦自汗,小便黄,大便 3~4 日一行,右脉弦,左脉弦大而滑。舌淡苔黄腻,血压 170/100mmHg。证属肝风夹痰热上蒙清窍阻滞经络,治宜平肝息风,涤痰开窍以治其标,导痰汤合黄连温胆汤化裁;药用黄连 4g,陈皮 10g,法半夏 10g,胆星 6g,枳实 9g,钩藤 15g,生龙牡各 30g,石决明 15g,菖蒲 10g,远志 10g,僵蚕 10g,酒大黄 4g,竹沥水 60ml(分 3 次冲服)。

二诊:服药 7 剂后,舌能伸出口外,肢体强直、语謇、自汗减轻,睡眠稍安,大便仍干,苔仍厚腻,血压 160/96mmHg。药中病机,上方去生龙牡、僵蚕,酒大黄改为生大黄 5g,加瓜蒌仁 12g,白蒺藜 15g,天竺黄 8g,共进 7 剂。

三诊:患者自述大便得畅,右侧肢瘫好转,喉中有痰减,仍咯痰不爽,血压 140/90mmHg,脉弦小滑,黄腻苔渐退,又进药 10 余剂。语言单词清楚,右手足已无僵硬感,转为软弱无力,常口角流涎不能自控,舌淡质黯,苔薄白,脉细涩,为气虚血瘀之候。补阳还五汤加减。药用黄芪 40g,太子参 10g,当归 15g,川芎 10g,赤白芍各 10g,地龙 12g,桑枝 20g,法半夏 10g,胆星 6g,天麻 10g,鸡血藤 15g,五味子 6g,牛膝 12g,上方进退 20 剂,血压 130/80mmHg。语言清晰,汗出正常,睡眠安,下肢肌力 V 级,上肢肌力 IV 级,口角偶有流涎,可缓步而行。经补肝肾、健脾胃进一步调理,加强肢体锻炼。3 个月后已能工作[1]。

【按】本案患者平素嗜酒,而酒能生湿,聚于脾胃,脾失健运,进而聚湿生痰,痰郁可化热。加上患者近日心情不畅,乃肝郁化火,烁津成痰,痰郁互结,携风阳之邪,窜扰经脉,蒙蔽神窍,气血逆乱,上冲于脑,络损血溢,瘀阻脑络,而致猝然昏倒,不省人事。路老在治疗上以"急则治其标",综合患者平素生活

[1] 商阿萍 . 路志正教授治疗中风经验撷菁[J]. 中医药学刊,2003,21(7).

习性及发病表现,辨其病初乃痰火为患,肝风内盛,故以平肝息风、涤痰开窍为治法,以温胆汤化裁,增以钩藤、生龙牡、石决明、菖蒲、大黄、竹沥等药味。待二诊,患者肝风息,痰火渐清,说明药中病机,但据苔仍厚腻,继予涤痰通腑之剂。张锡纯《医学衷中参西录》言:"至清中叶王勋臣出,对于此证,专以气虚立论,谓人之元气,全体原十分,有时损去五分,所余五分,虽不能充体,犹可支持全身。而气虚者,经络必虚,有时气从经络处透过,并于一边,彼无气之边,即成偏枯。爰立补阳还五汤,方中重用黄芪四两,以峻补气分,此即东垣主气之说也。然王氏书中全未言脉象何如,若遇脉之虚而无力者,用其方原可见效;若其脉象实而有力,其人脑中多患充血,而复用黄芪之温而升补者,以助其血愈上行,必至凶危立见,此固不可不慎也。"三诊时,路老辨其神志已恢复,"手足已无僵硬感,转为软弱无力","脉弦小滑,黄腻苔渐退,淡质黯苔薄白,脉细涩",热象渐减,气虚血瘀之候明显,遂用王清任治疗"偏枯"之名方——补阳还五汤加减,并佐以化痰息风、逐瘀通经、补肝肾、强筋骨之药物,故能标本兼顾,虚实兼治,共奏奇效。

（叶汝萍　整理）

三、头　痛

头痛是临床极为常见的病症,病因繁杂,证亦变化多端,可由外感与内伤导致,是因脉络拘急或失养,清窍不利所引起的以头部疼痛为主要临床特征的疾病。头痛既是一种常见病证,也是一个常见症状,可以发生于多种急慢性疾病过程中。有急性剧烈头痛而危重者;有慢性头痛而缠绵不愈者;或钻痛刺痛;或阵发加剧,或痛无休止……有时亦是某些相关疾病加重或恶化的先兆[1]。

头痛在古代医书中,有真头痛、脑痛之称,亦有首风、脑风之名。一般认为浅而近者为头痛,深而远者为头风。古籍中对头痛的阐述颇多。在殷商甲骨文就有"疾首"的记载,《内经》称本病为"脑风"、"首风",《内经》认为本证受风邪侵袭,主要责之风邪,而体内上虚下实,厥气上逆亦可发生。如《素问·方盛衰论》云:"气上不下,头痛巅疾。"《诸病源候论》已认识到"风痰相结,上冲于头"可致头痛。宋·《三因极一病证方论》对内伤头痛已有较充分的认识,认为"有气血食厥而疼者,有五脏气郁厥而疼者"。《外台秘要·头风

[1] 路志正,李玉玲.头痛证治经验[J].辽宁中医杂志,1985,12:22-24.

及头痛方》提出体虚复感外邪令人头痛的理论,李东垣则指出外感、内伤均可引起头痛。徐春甫总结前人经验,在《古今医统·头痛大法内外之因》中说:"头痛自内而致者,气血痰饮,五脏气郁之病,东垣论气虚,血虚,痰厥头痛之类是也,自外而致者,风寒暑湿之病,仲景伤寒,东垣六经之类是也。"头为诸阳之会,脑为髓之海,五脏六腑之精气,皆上聚于头,故外感六淫之邪、脏腑上逆之气,均能导致脑络阻痹,浊阴蒙蔽,即可引发头痛。若气血虚弱,清阳不升,脑络失养,而致头痛不休。近代临床中除外感六淫所致头痛外,肝阳上亢,气血虚弱,瘀血阻络,痰浊上蒙等引起的头痛虽较多见,且多相兼为病。

1. 临证心得

《医碥·头痛》对头痛的治疗明确指出"须分内外虚实"。路老临证时对这一观点颇为认同,每遇头痛患者,必先区别内感与外伤。可根据起病方式、病程长短、疼痛性质等特点进行辨证。外感头痛,一般发病较急,病势较剧,多表现掣痛、跳痛、胀痛、重痛、痛无休止,每因外邪所致。内伤头痛,一般起病缓慢,痛势较缓,多表现隐痛、空痛、昏痛、痛势悠悠,遇劳则剧,时作时止。除此之外,路老还指出,头痛不仅仅因痰湿、瘀血等实邪所致,虚性的头痛亦不少见。其中,脾肾在头痛的辨治中颇为重要。肾为元阴元阳之府,肾中藏精气,肾精充足能滋养髓海,头目可清明。因此,脾肾亏虚也是头痛的重要病机,若脾肾不足,肾中元阳不能温煦脏腑,上不能充髓海,脾失健运,以致脾肾阳虚,阳气不能上达清窍,常可导致头痛,且常常病程缠绵,经久不愈。路老治疗内伤头痛常从以下几种证候进行辨治:

肝肾阴虚证:本证型的特点是全头空痛闷痛,绵绵不已,兼见头目昏眩耳鸣,盗汗失眠。遗精带下,五心烦热,腰膝酸软或肢体震颤,舌红少津,苔薄,脉弦细数,尺沉弱。此证多见于壮年体衰或年迈患者。由于经年操劳,久耗肝肾,或素日调摄失宜,忧思郁怒,房事不节,渐致肝肾阴虚。脑为髓之海,其主在肾,肾虚不能荣养清灵之府,故头脑空痛不已。肝体阴而用阳,全赖肾阴涵养,肾阴亏损,水不涵木,肝阳略有偏亢而上冲于头,故全头闷痛绵绵。治以滋养肝肾为大法。方药:自拟二至首乌汤(女贞子、旱莲草、何首乌、枸杞子、淮牛膝、桑寄生、菟丝子、双钩藤、炒白术、炒麦芽)。

脾肾阳虚证:本证特点是头痛绵绵,晨起较重,兼见四肢不温,气短自汗,腰背酸痛,神疲肢倦,大便溏薄,食欲不振,舌质淡,苔薄白,脉虚弱无力,尺细弱。素体阳虚,或病久体衰者多发此证。治法当健脾温肾,佐以通络宣阳。方药:自拟温阳通络饮(党参、黄芪、炒白术、淮山药、附片、细辛、菟丝子、熟地、当归、川芎、蜈蚣)。

肝郁脾虚证:本证特点是头两侧胀痛,或前额作痛,伴有心烦易怒,失眠多梦,胁痛,脘腹胀满,纳呆,大便时干或溏薄,舌质淡红有齿痕,苔白腻,脉弦滑。此证临床较为常见。每因忧思喜怒,肝气郁结,或情志抑郁,气机不畅,以致经脉阻滞。盖肝之经脉上贯膈,分布于胁肋,上行连目系,出于额,上行与督脉会于巅顶,与足少阳胆经互为表里,肝气郁结,经脉阻滞,势必影响少阳,故疼痛以头两侧或前额多。见肝郁乘土,脾胃受伐,运化失职,故有嗳气纳呆,脘腹胀满等症。治法:宜疏肝健脾,行气解郁。方药:自拟香柴积术汤(柴胡、香附、枳壳、白芍、白术、山药、陈皮)。

痰浊上蒙证:其特点是头痛昏沉,或头痛头重,常伴胸闷脘痞,肢体重着不仁,舌体麻木,语言不利,呕吐痰涎,恶心纳呆,舌苔白腻,脉弦滑。此证多见于形体丰腴之人,复因平素饮食不节,嗜甘喜肥,饮酒过度,脾胃运化失调,痰浊内生,上蒙清窍则头痛头昏沉重;痰浊阻于胸脘则痞满不舒,呕吐痰涎;痰浊痹阻经脉,故肢体不仁,舌麻木。治法:化痰开窍。方药:自拟夏蒲礞石汤(半夏、菖蒲、青礞石、茯苓、黄芩、白术、远志、天麻、陈皮)。

2. 病案赏析

患者,女,46岁。1974年6月14日初诊。患原发性高血压病4年,时轻时重,血压在140~170/90~110mmHg之间。因对降压药过敏而服中药,效不著。近年来渐感全头空痛不适,时而头重目眩,腰膝酸软,精神萎靡。记忆减退,五心烦热,食欲不振,舌红少津,苔薄微黄,脉弦细小数。

辨证:肝肾阴虚,髓海失养。

治则:滋养肝肾,兼清虚热。

方药:女贞子12g,旱莲草12g,首乌12g,桑寄生15g,枸杞9g,菟丝子9g,淮牛膝9g,钩藤9g,炒白术9g,炒麦芽9g。6剂,每日1服,水煎2次,分2次温服。

1974年6月20日二诊:药后,五心烦热明显好转,头痛头晕减轻,偶有泛恶。原方加减:加竹茹9g。续服6剂,每日1服,水煎2次,分2次温服。

1974年6月26日三诊:眠佳食增,头痛减轻,唯清晨咽干,仍有泛恶。再进上方,6剂药尽,头痛止,眠佳,血压150/90mmHg。上方去竹茹、炒麦芽。嘱继续服用1个月,巩固疗效。

【按】"精不足者,补之以味",路老临证凡见肝肾阴虚者,常用旱莲草、首乌、枸杞、牛膝、桑寄生等药以滋补肝肾。张景岳云:"善补阴者,必阳中求阴,则阴得阳开而泉源不竭。"故配菟丝子既能补阴,又能助阳,助阳而不燥,补阴而不腻。然阴虚之体,肝肾本亏,水不涵木,肝阳略有偏颇,故加钩藤以平肝阳。上类药物阴柔者居多,有助湿碍脾之嫌,故如配炒白术、炒麦芽以防其滋腻,互相配合,组成二至首乌汤,治肝肾阴虚所致之头痛颇为合拍。

患者,男,43 岁。1977 年 5 月 20 日初诊。头痛历时十三载,1973 年以来病情加重。每日晨起时发作,自颈项上行过巅顶至前额发胀疼痛,颈项活动受限,至夜间九时虽不服药痛亦自止。平素喜静畏火,视物不清,神疲体倦,纳差,少腹寒冷,腰酸背痛,夜寐多梦易醒。曾经多法治疗罔效。舌质淡,脉虚弱无力。

辨证:脾肾阳虚。

治则:温肾补脾。

方药:太子参 15g,炙黄芪 15g,熟地黄 15g,炒白术 12g,菟丝子 12g,怀山药 12g,当归 12g,川芎 9g,川附片(先煎)6g,细辛 3g,蜈蚣 3 条。5 剂,每日 1 服,水煎 2 次,分 2 次温服。

1977 年 5 月 25 日二诊:药后巅顶疼痛缓解,余证如故。上方加丹参 15g,僵蚕 9g。再进 5 剂。其后又经四次诊治,诸症减轻,疗效满意。宗上方略有加减,调治 2 个月,头痛病疾得愈。

【按】温阳通络饮乃路老治疗脾肾阳虚头痛之常用方。方中取参、芪、药、术以健脾气;用附片、菟丝子、细辛以温肾阳。相互配合,共收补气温阳之功。根据《内经》"气归精,精化为气",精气互根的理论,从阴中求阳,加当归、熟地养血滋阴,峻补精血以增进上两组药物的效力。当阳气虚衰,不能上注,浊阴翳蔽,阻滞脑络,细辛能散阴寒,为治少阴头痛专药。《临证指南》:"如阳虚浊邪阻塞,气血瘀痹而为头痛者,用虫蚁搜逐血络,宣通阳气。"又加善行走窜之蜈蚣,以通滞活络。

患者,女,29 岁。1983 年 6 月 8 日初诊。三年前于产后七日前额初觉疼痛,继而头两侧交替疼痛,缠绵不已,月经前后加重,伴恶心、呕吐。1983 年 3 月因生气突然双目暴盲,诊为原田型葡萄膜大脑炎。经用中西药治疗,视力好转,但仍头痛。现自觉前额隐痛胀痛,目胀夜甚,伴胃脘胀满,心烦易怒,失眠多梦,自汗畏风,纳食尚可,口干口苦喜饮,月经提前,量中等,带下量多,赤白相兼,大便干,小溲正常。舌体瘦边红,苔黄腻,脉来沉弦而细数。

辨证:肝郁脾虚。

治则:疏肝养血,清利湿热。

处方:香柴枳术汤化裁。柴胡 9g,炒芥穗 9g,醋香附 9g,半夏 9g,广陈皮 9g,炒枳壳 9g,黄柏 9g,炒苍术 10g,车前子 12g,白芍 12g,鸡冠花 15g。5 剂,每日 1 服,水煎 2 次,分 2 次温服。

1983 年 6 月 14 日二诊:药尽,头痛大减,胃痛见轻,赤白带下减少,唯食后腹胀,夜寐欠安,脊背畏风发凉,舌质红,苔薄白而腻,脉沉细,既见效机,守方续进5剂。

1983年6月19日三诊:头痛已除,口不苦,入夜胃脘微感不适。本次月经来潮后未再头痛。舌边红,苔薄黄,脉沉细尺弱。治宗前法,上方去白芍,加茯苓15g,以理脾渗湿。再进6剂,以图全功。

【按】香柴枳术汤系由柴胡疏肝散化裁而来。芍、柴、芥养血柔肝;香附、枳壳理气疏肝;术、药、陈健脾和胃,扶土抑木;加黄柏、鸡冠花以清热燥湿,凉血止带。

患者,男,38岁。于1965年5月因故头部受伤,此后长期头痛头晕,失眠多梦,舌体麻木,言语不清,时有精神失常,四肢麻木不仁,纳差。于1976年2月28日来京医治。查其体态肥胖,手足颤动,行走不稳,脉沉而弦滑,舌苔白腻。患者平素喜食肥甘,嗜烟酒。

辨证:痰浊上蒙清窍。

治则:化痰开窍。

方药:青礞石(先煎)30g,陈皮6g,半夏9g,茯苓9g,黄芩9g,菖蒲9g,远志9g,白术9g,天麻9g。连进6剂。

1976年5月二诊:此后宗原方随证略有加减,调治月余,头痛大减,余症均有不同程度的缓解或减轻。嘱服川贝9g,胆星9g,半夏9g,菖蒲9g,远志9g,白术9g,太子参9g,郁金9g,陈皮6g,青礞石(先煎)30g,磁石(先煎)30g。隔日1剂,持续调治,以收全功。

【按】夏蒲礞石汤是路老治疗痰浊头痛的经验方。盖痰浊内生乃脾胃素虚,运化失常所致。故方重用术、苓、陈健脾祛湿,以治生痰之源,配半夏、天麻补虚以治其本,痰浊上蒙清窍。诸症蜂起用礞石、菖蒲、远志涤痰开窍以治其标;浊痰久郁有化热之势,佐加黄芩以清热。诸药相伍,共奏健脾祛湿、化痰开窍之功,标本兼固,投之辄应。

患者,男,40岁,干部。1995年2月8日初诊。本人自述8岁时,无明显诱因,开始出现头痛,呈阵发性,以巅顶偏右为甚,有明显压迫感,时轻时重,重时引起颤动,晚上重则影响睡眠,思维、记忆力均下降,时感脑内有闪电样疼痛,时有口干,成年后时有梦泄遗精,大便溏薄,小便不畅,舌红,苔黄腻,脉涩。血压120/80mmHg。

辨证:肝郁脾虚,湿热郁蒸,上蒙清窍。

治则:疏肝健脾,祛湿散风佐以化痰。

方药:橘叶15g,柴胡12g,牛蒡子9g,赤白芍各10g,羌活6g,藁本10g,苍术12g,葛根10g,蔓荆子9g,茯苓20g,胆星6g,杏仁10g,芦根30g。14剂。

1995年2月22日二诊:自诉药后压迫感减轻,头部时有短暂性闪痛,记忆力差、口黏、口干、视物模糊，梦遗、便溏、舌黯红、边有齿痕、苔黄腻，脉弦滑（左脉沉伏）。此为肝郁不疏，而有化热之势。治以芳香化浊，疏风清热。处方：藿香（后下）10g，佩兰（后下）10g，杏仁10g，生苡仁20g，茵陈12g，清半夏10g，厚朴花12g，茯苓20g，羌活6g，藁本10g，芦根20g，车前草15g，7剂。

1995年3月1日三诊：自述近几天因受凉出现鼻塞，流黄浊涕，头痛加重，压迫感中度，咽痛、口干，大便不成形，舌黯红、边有齿痕、苔黄厚略腻，脉滑。此为风热感冒，本标本先后之旨，先以辛凉解表。方药：桑叶10g，菊花10g，桔梗10g，生甘草9g，藁本10g，薄荷（后下）10g，连翘10g，芦根30g，蔓荆子10g，板蓝根10g，川芎10g，天麻10g。

1995年3月4日四诊：药后感冒诸证减轻，头痛、压迫感如感冒前，大便时溏，舌暗，齿痕不显，脉滑。继续服用2月22日原方14剂。

1995年3月31日五诊：药后头痛痊愈，头顶压迫感已解除，十几日头顶轻微压痛，梦遗已愈，视力恢复，看物清楚，便已不溏，眠佳，小便通畅，记忆力明显改善。舌黯红、舌体胖、苔白、脉涩。方药：藿香（后下）10g，佩兰（后下）10g，杏仁10g，生苡仁10g，清半夏10g，厚朴花12g，茯苓20g。羌活6g，藁本10g，车前草15g，泽泻12g，金钱草15g。服14剂，以巩固疗效，防止复发。

【按】本证特点是病程长，已有32年，病情顽固。从患者几十年来所用处方看，有益气养血、散风祛湿、化痰息风、佐以通络、活血化瘀、虫类搜剔、镇痛止痉等，用药已达百余种，但均未获效，且逐年加重。路老诊治本证认为，患者以头顶重压感为主，且偏右侧，兼有头痛、头胀、大便稀溏，舌体胖、有齿痕，脉弦滑，皆是肝郁脾虚，湿浊上蒙清窍，清阳不升，浊阴不降所致。故以疏肝健脾、祛湿清热为主，选用逍遥散合羌活胜湿汤加减化裁，方中柴胡透邪升阳以舒郁而为君，白芍养血柔肝，茯苓健脾去湿，苍术芳香燥烈，气血兼顾，肝脾并治。羌活、蔓荆子、牛蒡子均入太阳经，能祛上部风湿，且止头痛、头重。薏苡仁淡渗利湿，兼能健脾。胆南星归肝脾肺三经，专走经络，燥湿化痰性强。葛根能升发清阳，鼓舞脾胃清阳之气上行而解头重之效。橘叶轻清，疏肝理气，行气流湿。藁本辛温，入足太阳膀胱经，上行巅顶，故用之为使直达病所，而为引经佐使药。用药平淡无奇，疗效显著，患者肝郁已解，脾虚得复，湿热渐减，为防复发，巩固疗效，再选用三仁汤、藿朴夏苓汤加减以着重芳香化浊，健脾祛湿，宣畅气机，使顽疾得愈[1]。

（吴朦　整理）

[1] 李景升. 路志正治疗头重、头痛验案[J]. 中医杂志，1995，11（06）：106.

四、眩 晕

眩晕是以头晕目眩为主症的疾病,患者头晕眼花,如坐舟中摇摇不定,甚则欲倒,并伴有恶心呕吐、汗出等症。然而眩和晕又有一定的区别,《医学统旨》云:"眩者玄也,谓忽然眼见昏乱,少顷方定。晕者运也,谓头目若坐舟车而旋转也,甚至于卒倒而不知者。"因此,眩指视物晃动不定或称眼花,亦称目眩。晕指运转昏冒或感身体倾摇不稳。所以"晕",亦有称"运"者,寓有运动不定之义。由于二者往往同时出现,故临床多以眩晕并称。

眩晕的病因,古籍阐述甚多,《内经》有或责之于肝,如《素问·至真要大论》:"诸风掉眩,皆属于肝。"或责之于肾髓不足,《灵枢·海论》:"脑为髓之海……髓海不足,则脑转耳鸣,胫酸眩冒。"对因于气虚、湿邪上逆、木郁不达等皆可发为眩晕作了详细的论述。张仲景在《金匮要略》中,对痰饮致眩作了大量阐发。《诸病源候论》立"风眩"病名,并指出该病系由"体虚受风,风邪入脑"所致。后世医家根据各自的临床体会和认识,对眩晕的病因又有了新的发挥,如朱震亨强调"无痰不作眩";刘完素主张"风火炽盛",陈言《三因极一病证方论》对七情致眩作了剖析,张景岳则认为"眩晕一证,虚者居其八九……"并有"无虚不作眩"之说,到了清代对眩晕的发病认识则更全面、更具体。近代临床中以气虚、血虚、肝肾阴虚、风阳上扰、痰浊中阻等引起的眩晕较为多见[1]。

1. 临证心得

(1) 升降失常是病机关键:前人论眩晕,概括为风、火、痰、虚四端,但临床中这四者常互相夹杂、互为因果,不能截然分开,正如陈修园所云:"……盖风非外来之风,指厥阴风木而言,与少阳相火同居,厥阴气逆,则风生而火发,故河间以火风立论也。风生必挟木势而克土,土病则聚液而成痰,故仲景以痰饮立论,丹溪以痰火立论也。究之肾为肝母,肾主藏精,精虚则脑海空而头重,故《内经》以肾虚及髓海不足立论也。其言虚者,言其病根,其言实者,言其病象,理本一贯。"陈氏所论,一决史上"无风不作眩""无痰不作眩""无虚不作眩"等学说之长期聚讼。

路老在此基础上,进一步提出本证的病机关键在于"升降失常"。盖病本于虚,阴虚则阳亢,化风、生火、夹痰,上扰于清空,是为升之太过、降之不及;若阳气虚衰,鼓动无力,则五脏精华之血、六腑清阳之气不能上荣,是为升之不及、降之太过。故以"升降"二字,可统概病机之核心,路老临证常权衡升降何

---

[1] 路志正.眩晕的辨证论治[J].黑龙江中医药,1982,8:1-4.

者太过、何过不及,太过者抑之、不及者扶之,燮理升降,以归于衡。而脾胃为气机升降之枢纽,脾脏主升,胃腑主降,二者互为表里,升降相因,倘升降失常,清阳不升,浊阴不降,清窍失温或为浊所蒙,则可发为眩晕。另外脾胃为元气之本,气血营卫生化之源,倘脾胃损伤,则元气衰微,气血生化乏源,清空失养,也可发为眩晕。另,脾虚失运,肝旺乘脾,风阳升动,浊气上蒙,亦可发为眩晕。总之,头为"诸阳之会",其中足太阴脾经和足阳明胃经是产生清阳之气的源泉,倘脾胃损伤,则纳运失职,升降悖逆,不仅清气不升,元神之府失养,且湿阻中州,浊气上蒙清窍,而出现眩晕耳鸣等症。

(2)辨析虚实,不拘一方一药:眩晕者多为本虚标实,且二者兼夹,因此,临床上分清虚实的主次、标本的先后,至关重要,否则易患"虚虚实实"之戒。如《伤寒论》91条:"伤寒,医下之,续得下利,清谷不止,身疼痛者,急当攻里;后身疼痛,清便自调者,即当救表。救里宜四逆汤,救表宜桂枝汤。"通过实例揭示了分清标本缓急的重要性。路老治疗眩晕,常详察脉证,仔细推敲虚实的主次、邪正的消长、标本的缓急,针对性地制定攻补的策略,或先攻后补,或先补后攻,或攻补兼施,其中再分攻多补少、补多攻少,务使与病机丝丝入扣,这也是疗效显著的关键所在。虚者,有气虚、阳虚之别;实者,有痰浊、湿热之分。脾胃虚弱,清阳不升者,宜健脾胃,补中气;中阳不足,寒饮上泛者,则温中阳,化寒饮;中气健运,清窍得养,则眩晕自去。痰、湿皆为脾胃功能失调的病理产物,故痰湿阻滞者,则燥湿化痰;湿热中阻者,则清利湿热。痰湿去,则头目自清。临床实践中,路老注重调整脾胃气机之升降,遣方用药灵活多变,在上述治疗原则的指导下,因人、因地、因时制宜,而不拘于一方一药[1]。

痰浊阻滞,清阳不升证:主症见眩晕,头重如蒙,纳谷不馨,伴胸脘痞闷,泛泛欲呕,多寐,肢体倦怠,苔白腻,脉濡滑。治以燥湿化痰、升清降浊,方用半夏白术天麻汤加减,所选药物中常用胆星、天麻、白术、泽泻、僵蚕、葛根,其次为竹茹、半夏、天竺黄、芥穗、蔓荆子等。若痰浊化热,气机不畅,则清化痰热,方选黄连温胆汤加减。路老用药,又善于佐入芥穗、蔓荆子等祛风之品,并非为走表而设,盖取"风能胜湿"、"兼宣其滞"之义,发越清阳,合升麻、柴胡、僵蚕之清扬,生发鼓舞胃气,上行头目。

湿热中阻,上蒙清窍证:主症见眩晕头重,四肢困重,伴脘腹痞闷,口中苦而黏腻,恶心吐痰,渴不欲饮,纳呆,尿黄短,大便不爽,舌苔黄腻,脉濡数。治以芳香化浊、清热祛湿,方用甘露消毒丹、三仁汤加减,所选药物中常用姜夏、苍术、炒薏苡仁,其次为藿梗、荷梗、炒杏仁、茵陈、茯苓、黄连、厚朴、砂仁等。

---

[1] 于晓东.路志正教授调理脾胃法治疗眩晕经验[J].四川中医,2007,12(25):11-12.

胆胃不和,浊气上逆证:主症见头晕恶心,伴视物旋转,胃脘及胁肋疼痛,纳谷不馨,嗳气频作,舌红苔薄,脉弦滑。治以温胆和胃,主用小柴胡汤、温胆汤、柴胡疏肝散加减,所选药物中常用茯苓、枳实、姜夏、竹茹、柴胡,其次为佛手、陈皮、郁金、黄芩、太子参等。

肝脾失和,肝阳上亢证:主症见眩晕耳鸣,头痛且胀,心烦易怒,面红目赤,伴胸胁苦满,纳谷不馨,少寐多梦,舌红,苔薄黄,脉弦细。治以清肝调脾、潜阳息风,方用天麻钩藤饮、逍遥散加减,药选天麻、白芍、生龙牡、茯苓、白术,其次为白蒺藜、夏枯草、珍珠母、钩藤、枳实等。

脾虚失运,清窍失养证:主症见眩晕,伴四肢困重,脘腹痞闷,喜揉按,大便溏薄,神疲乏力,厌食油腻,舌苔薄腻或舌质淡胖,脉濡缓。治以补气健脾、升运清阳,方用益气聪明汤、补中益气汤加减,药选太子参、白术、黄芪、葛根、山药,其次为柴胡、升麻、当归、陈皮等。

脾阳不足,寒饮上泛证:主症见眩晕频作,伴视物昏花,面清肢冷,大便溏薄,小便清长,神疲乏力,时有耳鸣,口干不欲饮,舌淡苔白,脉沉迟。治以温化寒饮、健脾利湿,方用苓桂术甘汤、泽术汤加减,药选茯苓、泽泻、白术、桂枝,其次为车前子、甘草、生姜等。

2. 病案赏析

患者,女,67岁。2006年11月22日初诊。自诉头晕反复发作1年半,无明显诱因出现头晕,视物旋转,恶心呕吐,无头痛,曾于当地医院住院,诊为"椎 - 基底动脉供血不足",予川芎嗪、葛根素等静脉点滴,3天后症状改善,1周后于改变体位时即发头晕,遂住院治疗1个月。出院后仍觉头晕,无视物旋转,行走不稳,而后先后数次住院治疗,现仍觉头晕,无视物旋转,恶心欲吐,口干不思饮,伴周身乏力,纳谷不馨,夜寐欠安,不易入睡,大便稍干。既往糖尿病4年,并发眼底出血。否认高血压、冠心病病史。2005年9月经沧州市某医院 MRI 提示"脑萎缩"。刻下:舌体略胖,边有齿痕,舌质淡黯,苔白腻,脉沉细滑,左弦滑。

辨证:痰浊阻滞,清阳不升。

治则:燥湿化痰,升清降浊。

处方:天麻12g,菊花10g,蔓荆子8g,丹参15g,苍白术各12g,瓜蒌18g,姜夏10g,茯苓20g,僵蚕8g,胆星10g,郁金10g,旋覆花(包)9g,桃仁10g,炒苏子12g,川牛膝12g。7剂,水煎服,日一剂,分两次温服。

2006年11月29日二诊:症状平稳,眩晕晨起缓解,午后加重,休息、闭目后减轻,偶有视物旋转,体位变化时明显,睡眠稍有改善,周身乏力,纳食有增,大便尚可,小便午后始次数增多,时见腰酸楚,舌体略胖,质淡,苔白微腻,少量裂纹,脉细滑,左小弦。宗上方,去炒苏子、桃仁、丹参、瓜蒌,加珍珠母(先煎)30g,夏枯草15g。14剂,水煎服,日一剂,分两次温服。

2006年12月13日三诊:服上方14剂后,头晕明显减轻,无视物旋转及恶心呕吐,翻身时及午后头晕偶作,数秒即可缓解,口干减轻,周身乏力,食纳欠佳,夜间偶有腹胀,入睡难,多梦,易醒不易复眠,大便尚可,1~2日1行,腰腿凉,小腿微肿,易汗出,舌淡红,苔薄白根稍腻,脉沉细小弦。拟方:太子参15g、黄精12g,石斛12g,生山药15g,枇杷叶12g,桑寄生15g,炒杜仲12g,枸杞子10g,黑大豆15g,白术10g,女贞子15g,制首乌12g,茯苓15g,怀牛膝12g,生龙牡(先煎)各30g。

【按】本例患者眩晕病程长久,年事已高,脾胃虚弱,痰湿内生,风痰交阻,上扰清窍,发为眩晕。首诊以调理脾胃为法,燥湿化痰、升清降浊。二诊见其舌淡而不黯,纳食有增,大便能畅,左脉小弦不滑,瘀邪渐去,升降趋于相宜,津液渐复,故上方去桃仁、丹参、苏子、瓜蒌,偶发视物旋转,为肝风内动,《经》云:"诸风掉眩,皆属于肝。"故加入珍珠母及夏枯草增加平肝息风之力。三诊时,患者诸症大减,出现腰腿凉、腿肿、多汗,考虑消渴宿疾已4年,当培元固本为法,佐以降浊潜阳,以进一步巩固疗效。

患者,女,45岁,2004年7月23日初诊。诉眩晕耳鸣反复发作14年,伴听力下降1个月。于14年前开始出现阵发性头晕,耳鸣如蝉,呕吐,每次持续2~3天,症状逐渐加重,曾服多种中西药物,10余年来每年发作2次,多于夏季发作。本次自3个月前发作频繁,1月数次,伴耳鸣,呕吐,腹泻,1月前双耳听力下降显著,1周前于某医院诊为梅尼埃病(内耳神经水肿)。曾治以糖皮质激素、中药、针灸等疗法,疗效欠佳。平素胃健,夜眠尚安,二便正常。舌尖红,舌质黯滞,苔薄白水滑,脉细弦,右寸弦滑,关尺沉细。

辨证:痰湿内蕴证。

治则:燥湿化痰,和胃降逆。

方药:藿梗、苏梗(后下)各10g,厚朴花、姜夏各12g,茯苓30g,炒白术、泽泻各15g,桂枝、炒杏仁各10g,炒薏苡仁20g,天麻10g,车前子(包)18g,六一散(包)20g,陈皮10g,胆南星6g,生姜3片为引。

2004年8月13日二诊:仍觉头晕,耳鸣减轻,呕恶止,右耳听力明显改善,左耳听力仍差,舌体瘦,质黯,苔薄白腻,脉细滑尺沉。前以苓桂术甘汤合藿朴夏苓汤加减而获小效,现苔仍薄白而腻,再以原方加减。药用:葛根15g,蝉衣、僵蚕各10g,姜夏12g,茯苓30g,炒白术、泽泻各15g,桂枝、炒杏仁各10g,炒薏苡仁20g,茵陈12g,天麻10g,车前子(包)15g,六一散(包)20g,陈皮10g,胆星6g,生姜2片为引。

2004年9月3日三诊:头晕基本消失,左耳偶有耳鸣,听力改善,右耳听力基本恢复,既已奏功,原法续进,上方去六一散、茵陈,加当归10g,坤草15g。

2005年4月1日四诊:患者陪同他人前来就诊,诉现双耳听力正常,无头晕耳鸣发作。

【按】本例患者眩晕病程已久,近1个月又突发耳聋,追其病因,乃平素喜食生冷、甜腻之品,致脾湿壅盛、痰饮内生之故。首诊以苓桂术甘汤治之,见其舌尖偏红,已有化热之征,为防燥化太过,又加入胆南星、茵陈、六一散等味以清热利湿,患者服3剂后即觉症状改善,右耳听力恢复大半;三诊时,患者诸症大减,白腻之苔已除,湿热渐去,故去六一散、茵陈,添入养血、活血、息风之品,以进一步巩固疗效[1]。

（吴朦　整理）

---

[1]王秋风,路洁,边永君.路志正教授调理脾胃治疗眩晕经验[J].中医药学刊,2005,12(23):2142-2143.

第三章　消化系统疾病

一、慢性萎缩性胃炎

慢性萎缩性胃炎(chronic atrophic gastritis,CAG)是以胃黏膜上皮和腺体萎缩,黏膜变薄,黏膜肌层增厚及伴有肠上皮化生,不典型增生为特征的常见慢性消化系统疾病[1],CAG 被列为胃癌的癌前疾病或癌前状态,而在其基础上伴发的肠上皮化生和异型增生则称为胃癌的癌前病变[2]。

中医学无慢性萎缩性胃炎的名称,由于其临床常以胃脘痞满、痛或不痛、胃中嘈杂、食纳减少等为主要表现,故常归属于中医"痞满"、"痞证"、"胃脘痛"等范畴。病位在胃,病因以饮食失调、七情失和、劳倦过度、先天禀赋不足、外邪犯胃等多见[3]。

1. 临证心得

在临床中,慢性萎缩性胃炎属疑难病之一,其病因病机复杂,症状多变,给治疗带来了一定困难。路老从医 60 余载,治疗本病积累了丰富经验,他认为慢性萎缩性胃炎病机多属气阴两虚,以阴虚为主,多兼湿邪。治疗当理气健脾、清利湿邪、益胃养阴为主。古人云"厥阴不治,求治阳明",今"阳明不治,求治厥阴",还可配以疏肝泄热之法。

根据路老的在临床治疗中的治疗经验,常分 3 个阶段进行辨证施治,现总结如下:

首先清利湿邪以祛邪治标:路老认为脾胃阴虚虽是慢性萎缩性胃炎发病的内在基础,但大部分患者在整个病程中都有不同程度的邪实症候,其中以湿

[1]孟静岩.慢性萎缩性胃炎[M].北京:中国医药科技出版社,2003.

[2]魏玮,史海霞,来要良.中医对慢性萎缩性胃炎及胃癌癌前病变的研究概况[J].中华中医药杂志,2008,(2):151-153.

[3]张小萍,严小军,楚瑞阁,等.中医对胃癌前期病变机理的探讨[J].江西中医药,2003,34(6):13-14.

热毒邪最为常见,邪去方能安中,且"脾居中土,易留湿邪,欲除邪气,首当健运脾胃"。但在具体应用上,视病情不同又结合宣化、湿化、淡渗、燥湿、消导等法,方无定方,多选藿朴夏苓汤、六君子汤、三仁汤等。祛湿之药因上、中、下三焦部位不同,选药各有所侧重,但以祛中焦之湿为主,药多选藿梗、半夏、蔻仁以达化湿醒脾开胃之功,喜用谷麦芽,因其理气开胃而不伤阴,并有利湿作用,药量亦大(15~25g)。路老认为祛湿之药不宜久服、多用,恐伤脾气。

继以理气健脾以通补兼施:"胃为后天之本,水谷气血之海"。路老治疗慢性萎缩性胃炎始终不忘顾护胃气,攻邪不忘护胃,用药不过分克伐,邪去六七即转为调和,慎用滋补,常佐理气。即便是虚损患者,若必用滋补之品,也常以清养,不过腻补,并佐玫瑰花、绿萼梅、预知子等轻柔理气之品。体虚久病即便邪实亦不妄攻,忌用大苦大寒、滋腻壅中、香燥耗气药物。路老认为调理脾胃,重在升降,顾其润燥。临证中常以升麻、柴胡、荷叶、葛根合健脾益气之品以升脾阳,用肃肺降逆之杏仁、枇杷叶、苏子、苏梗合清养胃阴之味以降胃气。若脾阳不足,又兼胃阴阳两虚者,则不可过于湿燥,劫夺胃液,亦不可过于凉润,重伤脾阳。

终以益养胃阴以扶正固本:路老的指导思想:在湿热得蠲,升降复常后,应立即固本,治以益气升津之法。叶天士曰:"太阴脾土,得阳始运,阳明燥土,得阴始安"。慢性萎缩性胃炎患者很少泛酸或不泛酸,大多为胃酸分泌不足。路老在临床上多采用酸甘养阴法以养胃阴,使津液自生,并认为苦寒之品易化燥伤阴,亦伤脾气,故不宜用,是以益气升津多用沙参、麦冬、石斛、玉竹。升阳健脾多用太子参、山药、茯苓、扁豆。常用生津之白芍、乌梅等配合甘草共奏酸甘化阴之效。本病属慢性疾病,久痛伤络,在整个治疗过程中路老常加玫瑰花、延胡索、丹参等活血通络之品。服药期间禁食肥甘油腻之物。

2. 病案赏析

患者,女,46岁,售货员。形体消瘦,因间断性胃脘隐痛1年余,于1997年2月12日初诊。1年前因饮食不慎致胃脘隐痛,按之则舒,与冷热关系不明显,纳差,痞闷,烧心,不泛酸。曾在北京某医院就诊,做胃镜示:"慢性萎缩性胃炎"。经中西药治疗后胃痛不减,故来门诊治疗。现患者胃脘隐痛,脘闷不适,纳差,口干,烧心不泛酸,乏力,大便干,二日一行,小便正常,舌淡黯,苔微黄腻,脉细弦。

辨证:湿浊内蕴,脘腑郁结。

治则:清热除湿,行气止痛。

方药:藿梗10g,荷梗(后下)10g,杏仁(炒)10g,薏苡仁(炒)10g,清半夏10g,竹茹12g,吴茱萸3g,黄连6g,蒲公英15g,瓦楞15g,醋莪术10g,醋元胡

10g,川楝子 9g,7 剂。

二诊,药后胃脘隐痛明显减轻,烧心消失,口干欲饮,食后腹胀,呃逆,二便已调,舌质红,苔少,脉细弦。湿浊渐去,阴虚之象愈显。治以通补兼施,理气健脾。处方:太子参 12g,炒白术 12g,生山药 15g,莲子肉 12g,厚朴花 12g,清半夏 10g,淡茯苓 15g,大腹皮 10g,醋莪术 10g,玫瑰花 15g,广陈皮 10g,醋元胡 10g,鸡内金 10g,10 剂。

三诊,进上方 10 剂后胃痛消失,纳食转佳,无腹胀,呃逆,仍感口干欲饮,舌质红,苔少,脉沉细。治以益气养阴,健脾和胃。处方:太子参 12g,麦冬 10g,石斛 10g,玉竹 9g,生山药 15g,生谷芽 15g,生麦芽 15g,白芍 12g,绿萼梅 15g,玫瑰花 15g,醋莪术 10g,醋元胡 10g,甘草 4g。进 15 剂后,诸症消失。以后在上方基础上加减进退服药 98 剂,以巩固疗效。随访 1 年,反复劝其复查胃镜,胃镜示:食管胃未见明显异常,萎缩性胃炎已经痊愈[1]。

二、炎症性肠病

炎症性肠病(IBD)为累及回肠、直肠、结肠的一种特发性肠道炎症性疾病。临床表现腹泻、腹痛,甚至可有血便。本病包括溃疡性结肠炎(UC)和克罗恩病(CD)。溃疡性结肠炎是结肠黏膜层和黏膜下层连续性炎症,疾病通常先累及直肠,逐渐向全结肠蔓延。克罗恩病可累及全消化道,为非连续性全层炎症,最常累及部位为末端回肠、结肠和肛周。炎症性肠病在欧美国家多见,近年来我国的发病率呈上升趋势。目前认为该病是感染、遗传、环境、免疫等多因素相互作用。

溃疡性结肠炎属于中医学"腹痛"、"泄泻"、"痢疾"、"肠风"、"脏毒"范畴。中医学文献中,没有溃疡性结肠炎的名称,但其临床表现颇与"肠澼"、"滞下"、"泄泻"、"痢疾"、"腹痛",少数与"便秘"相似。虽似"泄泻",但"泄泻"无脓血便;虽似"痢疾",但无传染性的特性;虽似腹痛,但又不能概括本病特点[2]。因此,1997 年 10 月国家中医管理局医政司提出把溃疡性结肠炎归结为"大瘕泄"。但因临床上部分患者的症状与此并不吻合,例如仅单纯的腹痛或便秘,此时不能诊断为"大瘕泄",而根据其临床症状特点诊断为"腹痛"或"便秘"[3]。克罗恩病中医学中可大致归属为"腹痛"、"泄泻"、"积聚"、"便血"

[1] 梁宝慧. 路志正治疗慢性萎缩性胃炎经验[J]. 中华中医药学刊,2007,25(4):658-659.

[2] 吕永慧. 溃疡性结肠炎的研究近况[J]. 中国中西医结合消化杂志,1996,(2):116-119.

[3] 危北海. 中医脾胃学说应用研究[M]. 北京:北京出版社,1993.

等范畴。

1. 临证心得

路老认为，炎症性肠病在临床上与肠澼表现类似，其病因多为湿热毒邪郁积胃肠、不得宣通而致。湿毒郁久化热，邪无出路，久而作祟。本病属于本虚标实之证，早期病势较急，以标实为主；慢性期易复感，病程迁延，日久难愈，继而损伤脾、胃、肝、肾脏腑之气，以本虚为主。

炎症性肠病既可以单独表现为病，也可以与其他疾病合并为证。当炎症性肠病合并关节炎时，先以湿热、热毒侵犯胃肠，或湿热入营，迫血妄行，继后或同时累及关节，出现红、肿、热、痛，表现为湿热阻络证候，乃属于腑痹，此内外均以湿热为主；另外，湿热日久，必耗伐脾土，虽有腹痛、腹泻、便血、里急后重等症状，但热势已衰，或即使留有余邪，仍以脾阳亏虚为主，下肢关节红、热消失，肿或不肿，疼痛而恶寒。路老认为此二者治疗均以胃肠为主，关节为辅。本病患者往往消化道损伤严重，当胃肠症状加重时，患者脾胃无法接受清热凉血、活血化瘀、通络止痛等类药物，亦无法接受血肉有情之品的治疗，此时要先调理脾胃，在胃肠功能有所恢复的情况下，再考虑使用以上药物治疗。总而言之，炎性肠病性关节炎的治疗大法是急性期重肠胃，慢性期重关节；先治肠胃，后治关节；急性期重驱邪，慢性期重补益；脾胃治疗为本，关节筋骨治疗为标，或标本同施，辨证论治。

炎症性肠病合并淋病、带下三病时，病位同居下焦，但病位不同、病机各有侧重。肠澼之病，位在大肠，多以湿热为患。淋病乃位在膀胱净府，可见五淋，病机各异。带下为带脉不固，精津化浊，或为湿热、或为肾虚、或为脾湿。三病俱见、缠绵不愈，乃湿热蕴久成毒，湿热毒邪阻滞大肠浊腑、膀胱并浸淫带脉，前后二阴同病，大小便俱不利。病虽不同，病机求其一元化，正如《素问·标本病传论》所云："大小不利，先治其标。"治遵"辛以散之、苦以燥之、寒以清之、甘以调之"之大法。

2. 病案赏析

患者史某，女，40 岁，2007 年 2 月 23 日初诊。山西大同郊区农民。于 4 年前出现小腹疼痛，大便溏薄带脓液，肛门下坠，渐至腰酸，并伴有多汗。近一年小便淋漓不畅，小腹痛引于脐。月经前期，色黯黑有块，白带量多为黄色或粉红色脓性物。经某医院检查，尿细菌培养为白色念珠菌、链球菌生长。经西医抗菌消炎及激素治疗无效，中医多处诊治疗效不显。病程久延，精神压力很大，而来求诊。诸症如上述，诊见：面色晦滞、两颧浮红、舌体瘦、质淡、苔薄腻水滑，脉沉滑。

辨证：湿热日久成毒，注于下焦。

治则:健脾益气、燥湿清热,兼以解毒。

处方:太子参 10g,生黄芪 15g,炒苍术、白术各 15g,土茯苓 20g,萆薢 15g,炒苡米 15g,桃杏仁各 10g,败酱草 15g,车前子 15g(包煎),苦参 6g,盐黄柏 9g,广木香 10g,白头翁 12g,醋香附 10g。7 服,每日 1 服,水煎 2 次,分 3 次温服。第 3 煎去渣,分 4 次熏洗外阴部,保持外阴清洁,勿烫伤。

2007 年 3 月 9 日二诊:服药后小腹及脐部疼痛见缓,汗出等症减少,小便见畅,但停药后又发作。心烦急躁、有恐惧感,带下仍为脓性,色黄质稠,大便呈脓性黏滞不爽,每日 2 次,小便黄赤,面色浮红。舌质淡苔薄腻,脉沉滑。见机转,宗前法。按原方加减:去桃杏仁,加秦皮 10g,生牡蛎 20g(先煎)。7 服,水煎服,服法同上,第 3 煎去渣熏洗阴部。

2007 年 3 月 17 日三诊:小腹转为隐痛、喜按,口干、心烦、胃纳欠馨,小便灼热短黄,大便质稀而黏,脓液减少,带下量多色黄,较前质稀。舌淡红、苔薄白,脉沉细。

治则:健脾益气,清热化湿。

处方:党参 10g,生黄芪 18g,炒苍术、白术各 15g,土茯苓 20g,萆薢 12g,猪苓 15g,车前子 15g(包煎),炒黄柏 10g,白头翁 12g,秦皮 10g,败酱草 15g,广木香 10g(后下),益智仁 9g(后下),甘草 6g。14 服,水煎服,第 3 煎去渣外洗。

2007 年 4 月 27 日四诊:药后症状减轻,小便通畅、白带减少,大便无黏液,小腹坠胀但不疼痛,已停用激素。头顶有重压坠。舌体瘦质淡,苔薄白,脉沉细小弦。

治则:升阳除湿,健脾温肾,佐以和血调气。

处方:炒芥穗 9g,藁本 6g,天麻 6g,炒蒺藜 12g,炒苍术、白术各 15g,炒山药 15g,车前子 15g(包煎),土茯苓 20g,败酱草 15g,丹参 15g,川芎 10g,乌药 10g,广木香 10g(后下),生龙骨、生牡蛎各 20g(先煎)。12 服,水煎服,服法同上,并配合外洗方:蛇床子 15g,白矾 6g,苦参 9g,马鞭草 15g,黄柏 9g,甘草 6g。12 服,水煎,先熏后洗阴部,注意清洁、防止烫伤。经过近 3 个月治疗,数年顽疾终得治愈。

【按】本案病涉一脏、二腑、一奇经,三病同治,然重在肠澼。且患者久病正气不足,欲祛湿热毒邪,必扶正顾本。故首诊以参芪健脾益中气;再以白头翁汤清肠道湿热郁毒;薏苡附子败酱散除肠中久澼之脓毒;湿热毒弥漫下焦,气机阻滞,以杏仁宣肺开上焦,气化湿亦化,薏仁淡渗清热利湿健脾,邪从小便出,桃仁苦以泄滞血、甘以生新血,主里急下重、大便不快;更配木香行气导滞,此亦"行血便脓自愈、调气后重自除"之意;方中暗含萆薢分清饮(程氏)清利湿热、分消走泄;一方之中,多方备焉。"间者并行,甚者独行",所集经方时方之长，扣紧病机。又抓住"毒淋"之"毒"字，重用败酱草、苦参、白头翁、土茯苓，以清热燥湿、解毒杀虫。败酱苦平、清热解毒排脓破瘀，主肠痈下痢、赤白带下；苦参含多种生物碱，杀抑痢疾杆菌、大肠杆菌、变形杆菌、金黄色葡萄球菌、滴虫等，可解毒、抗炎、解热、抗过敏，有类似氢化可的松一样的作用；白头翁清热燥湿、凉肝解毒，主"便脓血、尿短赤"；土茯苓解毒除湿治"五淋白浊、杨梅疮毒、丹毒"（《滇南本草》）。理法方药，环环相扣，轻重缓急安排得当，首诊即获效。

三诊时，热毒之势渐衰，而湿邪难以骤化，正虚又显端倪，遂以党参易太子参，去苦参之苦寒燥烈、生牡蛎之收敛，加入益智仁、猪苓、甘草。取杨氏草薢分清饮、四苓散以化裁，加强气化，以防苦寒过用、化燥伤阴。

四诊，湿热毒邪已衰其大半，本虚之象益显露，湿浊蕴蒸、清阳被蒙，以头顶重坠如压为主症，故治以"升阳除湿、健脾温肾，佐以和血调气"，仿完带汤意与上方化裁，佐以乌药之"顺气开郁，主小便频数，止血浊（《圣济总录》）"易益智仁以"宣通，补心气、命门、三焦之不足"，天麻、蒺藜、川芎、丹参调肝经气血，因"水湿之性，非土木调达不能独行"。《内经》云："大毒治病，十去其六……小毒治病，十去其八，谷肉果菜食养尽之。"但湿热毒久蕴，暗耗气阴，又久服苦寒清渗之品，不无伤阴之虞，故宜早防护，更重视外治法，先熏后洗，直达病所，既重整体又不忘局部，故效如桴鼓[1]。

（刘燕君　整理）

三、复发性口疮

复发性口疮，又称复发性阿弗他溃疡（recurrent aphthous ulcer，RAU）、复发性口腔溃疡，是口腔黏膜疾病中发病率最高的一种疾病，普通感冒、消化不良、精神紧张、郁闷不乐等情况均能发生，其患病率高达20%左右[2]。RAU轻者数月一次，重者慢性迁延，反复发作，妨碍饮食或说话，十分痛苦。复发性口疮病因复杂，尚不完全明确，存在明显的个体差异，目前临床上无有效的治疗方法。

中医称"口疮"、"口破"、"口糜"等，认为其发病部位虽然在口腔黏膜，但

[1] 马秀文. 路志正治疗肠澼、带下兼毒淋经验[N]. 中国中医药报，2010-3-5(4).
[2] 史俊南. 现代口腔内科学[M]. 北京：高等教育出版社，2011.

人是一个有机的整体,局部病变是全身病变的反映[1]。多由热毒内蕴、阴虚火旺、脾胃阳虚、湿浊上犯以及清阳不升等因素所致。

1. 临证心得

路老治疗本病积累了大量的治疗经验,注意口腔局部病灶与全身脏腑功能失调的内在联系,尤重脾胃。他认为五脏六腑皆禀气于脾胃,脾开窍于口,脾脉夹舌本,散舌下。故口疮一证,与脾胃关系最为密切,又与心、肺、肝有关。故治疗口疮以调理脾胃为主,或兼调他脏。常用健脾化浊祛湿法、通腑导滞法、清脾胃湿热法、温中散寒法、调理心脾法、肃肺和胃法、清肝健脾和胃诸法,临床取得较好的效果。兹将路老从脾胃论治口疮的临床经验作归纳总结。

(1)调理脾胃法:路老运用调脾胃方法治疗口疮主要有以下四个方面:

健脾化浊祛湿法:现在随着气候和饮食的改变,湿证日见增多,非独夏令及梅雨季节,一年四季皆可见之,无论内湿外湿,侵犯脾胃,致运化失常,清气不升,浊气不降,反复浸淫熏蒸口舌,导致口疮的发生。由于湿性重浊、黏滞,故可见纳呆、胸闷、头昏沉等伴随症状,病情常反复发作,缠绵难愈。此证治疗当以健脾化浊祛湿法,方选藿朴夏苓汤加减。

通腑导滞法:脾喜燥,胃喜润,燥润相济,升降配合,脾胃互为表里,主腐熟运化水谷,共同完成精微物质的转运传输。若饮食不节,过食辛热肥甘,热蕴中焦,食滞不化,则脾胃积热,热邪循经上炎,熏灼口腔而导致口疮。同时还可能热盛伤津,肠道积滞,腑气不通而致便秘。治疗此类口疮,应上病治下,清泻脾胃,通腑导滞,常用枳实导滞丸合清胃散、三黄泻心汤加减。

清利湿热法:过食肥甘厚味,辛辣酒醴,日久酿湿积热,阻于中焦,脾胃湿热蕴结,熏蒸口舌,而出现口疮。湿热证口疮,可反复发作,伴口疮疼痛进水加重,纳呆,大便黏滞不爽,舌质红,苔黄腻,脉弦数。治以清利脾胃湿热,方选半夏泻心汤、甘露消毒丹等。至中期邪实而正气已虚时,可清化湿热,酌加益气之品,口疮消失后,可侧重益气养阴。

温中散寒法:口疮反复发作,久而不愈,或年老体弱,苦寒药物损伤脾阳,或素体阳虚,过食寒凉,致脾胃阳虚,肢体失于温煦,阳虚不潜,无根之火上浮,熏蒸口舌,黏膜腐溃成疮。这时可应用理中法健脾温中,中州健运,谷气上升,元气充沛,脾胃得暖,虚火浮阳得以潜藏,口疮乃愈。

(2)脾胃与他脏同调法:路老认为,五脏是一个有机的整体,五脏之中,脾

---

[1]郭玉苏,梁文红,刘建国,等.中医中药治疗复发性口疮的研究现状[J].国际口腔医学杂志,2008,
184-186.

胃为之枢,相谐各脏发挥不同的功能,脾胃与各脏之间,生理、病理上互相影响,治疗上亦密切关联,口疮临证,既要重视脾胃,亦应兼顾他脏。

调理心脾法:舌为心之苗窍,"诸痛痒疮,皆属于心",脾之经脉与口舌相连,口疮之疾,与心脾关系密切。心脾积热,可用泻黄散合导赤散,心脾积热兼伤阴者,可用甘露饮。

肃肺和胃法:口腔为肺、脾胃之门户,脾胃与肺,土金相生,肺脏有热,子病及母,致脾胃热盛,上熏于口而发为口疮。其证起病急,口疮周围红肿、水泡,伴发热头痛,咽痛咳嗽等。治以泻脾胃肃肺,清热解毒,用竹叶石膏汤合小陷胸汤加减。

清肝健脾法:口舌疾病与肝脏有密切关系,情志内伤,肝气郁结,久郁化火。肝郁日久,侵犯脾胃,至脾失健运,水湿内停,肝热脾湿,循经上扰于口,而发生口疮。症见口疮伴急躁易怒,食欲不振,失眠泛恶。治以清肝健脾和胃,以当归芦荟丸合六一散、泻黄散加减。

2. 病案赏析

患者,男,22岁,2008年5月21日初诊。主诉:口腔溃疡3年。反复发作,与情绪异常有关,平素易急,口臭,汗出黏而不爽,手背发烫,时头晕,乏力,睡眠差,语迟发音不清,食欲不振,大便不爽,舌质黯红,苔白腻,脉弦细。患者素性情急躁,口疮发作与情绪相关,乃情志内伤,肝郁化火所致,肝郁克脾土,肝热脾湿,循经上扰于口,而发生口疮。

辨证:肝脾湿热。

治则:清肝理脾祛湿。

方药:钩藤15g,蝉衣12g,僵蚕10g,全虫4g,当归12g,赤芍12g,白芍12g,虎杖15g,茵陈12g,八月札12g,炒枳实12g,车前草15g,槐花8g,甘草6g。服药14剂后,口腔溃疡即愈,急躁易怒,睡眠亦好转,既见效机,仍以上方进退14剂[1]。

【按】本证口疮发病与情志相关,属肝郁化火,横逆犯脾所致,故应用清肝利湿之茵陈、车前草;平肝息风之钩藤、蝉衣、全虫;疏肝理气之八月札;柔肝和血之赤芍、白芍、当归、槐花;调理脾胃升降,祛痰湿之僵蚕、虎杖。诸药共奏清肝、疏肝、平肝,理脾祛湿之功,久患口疮随药而愈。

口疮多由饮食不节,劳倦内伤,情志刺激等因素而引起,脾胃位居中焦,为人体气机升降之枢纽,饮食、劳倦、情志诸因素,皆可影响脾胃而发生病变。脾

---

[1] 苏凤哲,李福海. 路志正教授从脾胃论治口疮临床经验[J]. 世界中西医结合杂志,2009,4(8):533-536.

胃与口、经脉相连,功能相属,口疮一证,与脾胃关系最为密切,故治疗口疮以调理脾胃为主,或兼调他脏。由于口舌与心肝肺诸脏、经脉功能相属,故口疮的治疗常心肝肺同调,调理脾胃本脏,路老形成以调理脾胃为中心,相关脏腑相兼而治的诊疗特点,临床验用此法,每起愈沉疴,堪值我们效法。

（刘燕君 整理）

第四章 精神系统疾病

一、情 志 病

情志病是指因七情而致的脏腑阴阳气血失调的一种疾病,包括癫狂、百合病、脏躁、郁证、不寐等。喜、怒、忧、思、悲、恐、惊等情志的变化,是人体对外界刺激或内源性刺激的正常反应,如刺激过于强烈,或过于持久,超过人体所能调节的范围,就会引起脏腑的气血紊乱,导致疾病。

1. 临证心得

路老认为,当今社会飞速发展,引起情志刺激的因素越来越多,工作紧张劳累、人际关系复杂、工作学习不顺心、社会关系不和谐、夫妻感情失和、经济压力过大、气候温差、家庭纠纷、居住环境不便等因素,均可引起情志的异常,导致气血失和,气机紊乱而发病。

情志活动发自五脏,情志病变伤在五脏,由于心调控人的情志,肝舒畅人的情志,脾胃调衡人的情志。因此,情志病变主要损伤肝、脾、心,病机变化主要是气机紊乱。而思为脾所主,脾居中属土,为五脏六腑之源,气机升降之枢纽。故情志所伤虽先伤所藏之脏,但终必及于脾胃,影响脾之运化、胃之受纳,最终导致气血化生障碍,运行输布失常,精血耗伤,诸病由生。故基于脾胃与情志在生理、病理上的密切联系,治疗与情志相关的疾病时,路老在临证时非常重视调理脾胃来治疗情志的病变,他认为,肝、脾、心三脏之中,脾胃与心、肝均有密切的联系,起着转枢的作用,五脏功能的恢复,也依赖于脾胃运化功能的正常,所以调理脾胃是促使情志病恢复的重要治法,具有调节、稳定情绪,防止病情进一步演变的作用[1]。

---

[1] 苏凤哲,冯玲,路洁.路志正教授从脾胃论治情志疾病临床探讨[J].世界中西医结合杂志,2010,5(5),382-385.

2. 病案赏析

脏躁

患者,女,37 岁。因工作繁忙,家事较重,稍有烦事即情绪不佳,常悲伤欲哭,胸中憋闷,善太息,急躁心烦,乳房胀痛,餐后胃脘饱胀,嗳气,夜眠多梦,月经不规律,大便正常,小便黄,舌尖红,苔薄黄微腻,脉沉弦小滑。中医辨证为情志不舒,肝郁脾虚、痰瘀内阻所致。治以疏肝解郁健脾益气,化痰通络。方取甘麦大枣汤合逍遥丸加减。药用:南沙参 15g,素馨花 12g,焦栀子 8g,丹皮 12g,百合 15g,小麦 30g,大枣 5 枚,白芍 15g,青蒿 15g,绿萼梅 12g,娑罗子 10g,当归 12g,八月札 12g,茵陈 12g,醋香附 10g,甘草 6g。药后胸闷、胃胀减轻,悲伤欲哭心情好转,仍久站腰酸,夜尿多,月经前乳房隐痛、双目酸痛,经色黯红有块,舌尖红、苔薄白腻,脉沉弦小滑。以上方佐入益肾之品,去栀子、茵陈、甘草,加桑寄生 15g,枸杞子 12g,生苡米 20g,药后诸症减轻,睡眠安定,情绪好转,月经也转正常。

【按】本案脏躁,虚实夹杂,患者久劳耗伤气血,致脾虚,木不疏土,肝气郁结,久至痰瘀内阻。故健脾益气以培本、疏肝解郁、化痰散结通络以治标,抓住了肝脾失调这一主要病机,故药后脏躁之症得以缓解。

郁证

患者田某,女,85 岁,2006 年 8 月初诊,主因两胁及腰背部有气,游走性攻撑作乱 2 月余。2 个月前因家事生气,情志不舒,出现两胁及腰背部有气游走性攻撑作乱,平卧位缓解,先后两次住院治疗,效果欠佳,经检查未查出阳性体征,纳可,寐安,二便调,胸膈疼闷,阵发性挛急。既往有慢性气管炎 20 余年。舌质红,苔薄白,脉沉弦小滑。证属肝郁气滞,胃失和降。治以疏肝解郁,和胃降逆佐以肃肺法。药用:橘叶 15g,素馨花 12g,瓜蒌 18g,郁金 12g,桃仁 9g,杏仁 9g,竹半夏 10g,黄连 6g,厚朴 12g,旋覆花(包)10g,生麦芽 20g,生谷芽 20g,当归 12g,炒白芍 12g,杷叶 15g,炒苏子 12g,焦楂曲各 12g,炒枳壳 15g,佛手 10g,八月札 12g,甘草 8g。7 剂。结合针刺,主选穴位:足临泣、太冲、阳陵泉、三里、外关、肝俞、膈俞。针后气窜止,腰能直立而行。药后诸症好转,仍胸膺憋闷,纳眠正常,二便调,自觉咽部有痰,但无力咳出,舌红苔薄白,脉沉弦小滑。既见效机,上方加减。上方去橘叶、苏子、八月札,加西洋参(先煎)8g,麦冬 12g,桔梗 10g,14 剂。药后症状消失,诸症愈。

【按】本案因情志不舒致气机郁结,影响胃之和降,故出现两胁、胸膈挛急疼闷,因有气管炎病史。故以疏肝和胃降肺法治疗,药后情志得畅,气机以顺,诸症得到缓解。

癫狂

患者张某,女,24岁。因与丈夫争吵,愤怒过度致神志迷乱,哭笑无常,日夜不寐,狂躁不宁,不思饮食,舌苔白腻,脉弦滑。证属五志过极,心火暴盛,肝胆郁结,肝气犯脾生痰,痰阻清窍,神明受扰所致。治以疏肝健脾化痰,清心开窍。药用:五爪龙20g,胆南星10g,黄连10g,枳壳12g,石菖蒲15g,赤芍12g,茵陈15g,素馨花12g,炒白术12g,郁金12g,炒麦芽15g,炒谷芽15g,莲子心12g,炒神曲15g,鲜竹沥30ml,14剂。药后神志迷乱,哭笑无常,狂躁症状减轻,患者较为稳定,仍烦躁,睡眠不宁,上方去枳壳,加生龙、牡各30g,合欢皮12g,14剂。药后情绪、饮食均好转,继以上方调理,一个月后,癫狂之症消失。

【按】本案因情志过极引起,情志所伤,主要脏腑在心、肝、脾,病机变化主要是痰火内扰,故以疏肝健脾化痰,清心开窍法治疗,此外还用到鲜竹沥祛痰醒神,加龙骨、牡蛎重镇以安神。路老诊病,有是症用是方,如此方能药后病除,癫狂之症得以平复。

(吴朦　整理)

二、失　眠

失眠通常指患者对睡眠时间和(或)质量不满足并影响日间社会功能的一种主观体验。失眠表现为入睡困难(入睡时间超过30分钟)、睡眠维持障碍(整夜觉醒次数≥2次)、早醒、睡眠质量下降和总睡眠时间减少(通常少于6小时),同时伴有日间功能障碍。按病因可划分为原发性和继发性两类,原发性失眠通常缺少明确病因,或在排除可能引起失眠的病因后仍遗留失眠症状,主要包括心理生理性失眠、特发性失眠和主观性失眠3种类型。原发性失眠的诊断缺乏特异性指标,主要是一种排除性诊断,当可能引起失眠的病因被排除或治愈以后,仍遗留失眠症状时即可考虑为原发性失眠。继发性失眠包括由于躯体疾病、精神障碍、药物滥用等引起的失眠,以及与睡眠呼吸紊乱、睡眠运动障碍等相关的失眠[1]。

失眠亦称不寐,古称"不得眠"、"不得卧"、"目不瞑"。失眠中医学称"不寐",中医对此病认识较早,《灵枢·大惑论》论述"目不瞑"的病机,认为是"卫气不得入于阴,常留于阳,留于阳则阳气满,阳气满则阳跷盛,不得入于阴则阴

---

[1] 中华医学会神经病学分会睡眠障碍学组. 中国成人失眠诊断与治疗指南[J]. 中华神经科杂志, 2012,45(7):10-12.

气虚,故目不瞑矣"。后代许多医家都对失眠的病机作了发挥,宋代许叔微《普济本事方·卷一》云:"平人肝不受邪,故卧则魂不归于肝,神静而不得寐。今肝有邪,魂不得归,是以卧则魂扬若离体也。"《医学心悟》云:"有胃不和则卧不安者。胃中胀闷疼痛,此食积也。"胃者水谷之海,主受纳、腐熟水谷,以降为顺,以通为和,或暴饮暴食,或因虚致实,脾胃损伤,胃气失和,表现为脘腹胀满,嗳腐吞酸,平卧尚且困难又何能安寐。失眠的病因很多,但总与心脾肝肾及阴血不足有关,其病理变化,总属阳盛,阴衰阴阳失交。思虑劳倦,内伤心脾,阳不交阴,心肾不交,阴虚火旺,肝阳扰动,心胆气虚以及胃中不和等因素,均可影响心神而导致失眠。

1. 临证心得

路老治疗不寐,主要从五脏藏神的理论着手。五脏之神、魂、魄、意、志,分别由五脏之气所化生,任何原因使五脏功能失调皆可引起五神的变化而导致不寐。而五脏之中,路老又尤重视脾(胃),或饮食不节,损伤脾胃,则聚湿成饮,酿热生痰,或过饮暴食,过食厚味,宿食不化,壅滞于中,浊气不降,上扰胸膈,而心神不安致失眠。此即《素问·逆调论》所谓:"阳明者胃脉也,胃者六腑之海,其气亦下行;阳明逆不得从其道,故不能卧也。"《张氏医通·不得卧》指出:"脉滑数有力不得眠者,中有宿食痰火。此为'胃不和则卧不安也。"[1]因此,路老治疗不寐,首先重视脾胃,其次是肝胆,再其次是心肾,这与路老治疗疑难杂病重视调理脾胃的学术思想相一致。其次,重视气、阴、血精微物质的顾护,长期的失眠会耗伤气阴血,导致气阴血虚衰,气阴血虚损可致阳不入阴、阴阳失和而导致失眠或使失眠加重,因此临床常用益气养血(阴)等治法。最后,临证时常多法合用而取效[2]。

脾胃虚弱,血不养心:由于脾胃虚弱,化源不足,气血两虚,心神失养,临床常见的症状主要为入眠困难,多梦易醒,心悸健忘,头晕目眩,体倦乏力,面色少华,舌淡,苔薄,脉细弱等。治宜健脾和胃,养血安神,多用归脾汤或养心汤合酸枣仁汤等化裁,常用药物有:参、芪、白术、茯苓、茯神、小麦、当归、白芍、柏子仁、炒枣仁、五味子、生地、沙参、麦冬、远志、夜交藤、竹半夏等。其用药特点是健脾胃而不壅滞,补心血而不滋腻,用药量少而药性平和,通过健运脾胃、调养气血而达到宁心安神的目的。对于脾胃虚弱,生化无源,致阴血不足、月经不调者,兼用养血调经之法;对于脾胃失和伴肝肾不足者,并用滋补肝肾、交通

[1] 李平,提桂香,高荣林. 路志正教授调理脾胃法在内科临床运用经验[J]. 现代中医临床,2003,10(1):23-28.

[2] 毛宇湘. 路志正教授治疗顽固性失眠经验管窥[J]. 环球中医药,2012,05(1):50-51.

心肾之法。

脾虚不运,痰湿阻滞:由于脾胃虚弱,运化失常,湿浊内生,而导致的积湿成痰,痰湿壅遏,心神不宁。临床常见症状是寐而不实,伴头昏沉重,胸闷痰多,嗳气纳呆,腹胀便溏,舌苔白腻,脉濡滑等。治以健脾化湿,宁心安神。路老常用六君子汤合涤痰汤或温胆汤化裁。药用:党参、白术、茯苓、茯神、竹半夏、枳实、竹茹、胆星、厚朴花、炒杏仁、炒薏苡仁、远志等。路老对药味的寒热、补泻等性能常细心斟酌,时刻注意温补脾胃而勿生热,化痰燥湿而不伤阴,故常于方中佐入茵陈、黄芩等以清热,以及炒麦冬、炒白芍等益阴之品。若兼有肝郁者,则兼用素馨花、玫瑰花、合欢花等药。若出现瘀滞之象者,加入竹节参、当归等活血之品。

脾虚湿阻,痰热扰心:由于宿食停滞,酿生痰热,或脾虚不运,湿浊阻滞,蕴久化热,扰动心神。临床常见症状是夜寐不安,心烦不宁,心悸易惊,胸闷痰多,脘闷纳呆,恶心口苦,大便不爽,小便色黄,舌红苔黄腻,脉滑数等。治当清热化痰,降浊宁心。路老常用蒿芩清胆汤、小陷胸汤、半夏泻心汤或涤痰汤化裁。药用黄芩、茵陈、青蒿、黄连、竹半夏、竹节参、竹茹、竹沥汁、杏仁、薏苡仁、茯苓等。若热伤阴血,兼有阴血不足,兼见不寐健忘,口燥咽干,面色不华,或手足心热者,常酌选太子参、麦冬、五味子、知母、白芍、山萸肉、生地、炒柏子仁、炒枣仁等,但路老是在权衡阴伤及湿热二者程度轻重的情况下选择药物并确定用量的。方中也常加入重镇安神之品,如紫石英、生龙牡、珍珠母等。

胃腑不和,心神不宁:由于饮食不节、肥甘厚味、伤及脾胃,宿食停滞,酿生痰浊、痰食阻滞、胃气不和等致心神不安,证见夜寐不宁、辗转反侧、胃脘胀满、嗳腐吞酸、恶心纳差、舌红苔厚、脉滑或滑数等。治当消食导滞,和胃降浊。路老常用保和丸、枳术丸、温胆汤等加减化裁,药用炒三仙、莱菔子、枳实、半夏、陈皮、生白术、茯苓、竹茹、厚朴、五谷虫、素馨花、娑罗子等。若食滞生热者,加用黄连、黄芩、茵陈等清热之品[1]。

2. 病案举例

患者,女,42岁。1995年11月29日初诊。患者有失眠病史五年,每晚需靠安眠药方能入睡,且睡眠多梦,易惊醒而难以再寐,前医曾予疏肝解郁、补益心脾等法,并常服用安定、舒乐安定等,效终不理想。伴头晕心悸,脘痞腹胀,食后胃脘及两胁隐痛,时有泛酸口苦,纳谷呆滞,倦怠乏力,大便常干。患者目眶发黑,舌边尖红,苔黄厚略腻,脉弦细小数。脉症合参,诊为胆胃不和所致之不寐,治以清胆和胃,宁心安神之法。方选黄连温胆汤合左金丸加减。药用:

[1] 卢世秀,苏凤哲.路志正从脾胃论治失眠[J].北京中医药,2011,30:15-16.

紫苏梗 10g(后下),厚朴花 12g,茵陈 12g,炒杏仁 10g,薏苡仁 10g,胆南星 6g,竹茹 12g,清半夏 10g,云茯苓 15g,吴茱萸 4g,黄连 6g,炒枳实 12g,珍珠母 15g(先下),每日 1 剂,水煎服,7 剂。药后,脘痞腹胀减轻,泛酸口苦偶作,睡眠亦较前好转,已见效机,守法继进。在胆胃得和之后,逐渐加入太子参、莲肉、山药等健脾益气之品,前后调治月余,患者已能安然入睡,头晕心悸消失,纳谷见增,舌苔亦转为薄黄苔,后以中药香砂养胃丸缓调收功[1]。

【按】从路老调治本验案脉证可知,其病位在心,病变脏腑在胆、胃、大肠。主要由于胆有热邪,胃有湿浊,以致湿热壅滞于中,胆胃不和,升降失常,气机痞塞,肠腑不利,心神被扰,病发此证。治宜清胆和胃,宁心安神,故路老采用了芳香醒脾、镇心安神等法综合调治,辨证入微,立法严谨,组方缜密,配伍有度,用药精当。其理法方药,脉络清晰,紧扣病机;其药物用量,轻重适宜,占尽先机;其方药性质凉而不寒,舒爽通利。全方清中有养,和中寓通,宁心之中有祛邪之意,安神之际寓通降之功。因药中肯綮,故效如桴鼓,药仅七剂,即见显效,守方略事变通续进,前后调治月余竟收全功[2]。

(许伟明 整理)

三、多 寐

多寐又称嗜睡,是指无论昼夜,时时欲睡,呼之即醒,移时又寐的症状,相当于西医的发作性睡病。

《内经》中将多寐称之为"好卧"、"嗜卧"、"多卧"。在《伤寒论》中有"欲寐"、"多眠睡"等不同名称。论其病因,李东垣责之脾胃虚;朱丹溪究之为脾胃之湿;李梴《医学入门》中认为是阴盛所致;沈金鳌《杂病源流犀烛》中则以心脾立论。

1. 临证心得

路老继承了前人经验,主张主要从湿困脾阳、心脾两虚辨治。湿困脾阳症见困倦欲寐,头重如裹,肢体困重,脘闷纳少,苔腻,脉濡缓;心脾两虚可见倦怠多寐,多梦,面色无华,心悸气短,纳呆,泄泻,舌淡嫩,脉微细。治疗上多采用温阳、健脾、祛湿、化痰的方法,又心为五脏六腑之主,精神之所舍,肝为罢极之本,故主张佐以养心调肝之品。另外,路老在长期临证中亦发现"肺窍不利亦

[1] 李剑颖,赵丹丹,杨建宇.国医大师验案良方·心脑卷[M].北京:学苑出版社,2010.
[2] 高尚社.国医大师路志正教授治疗失眠验案赏析[J].中国中医药现代远程教育,2013,11(13):4-6.

可引起多寐"。盖鼻为肺窍，为气息出入之门户，且肺藏魄，鼻窍通利，则脏腑安和，营卫通畅，否则气道受阻，而生他疾。因此，路老主张在临证时应细心辨证，同时应用健脾祛湿、宣肺通窍，养心调肝等治法，方可奏效。

2. 病案赏析

患者，男，15岁。1985年4月29日初诊，自述两年来倦怠乏力，头目不清，日间多寐，甚则在课堂上亦不能自制而入睡，纳谷不馨，健忘，头晕，常在情绪激动时感下肢无力，甚至站立不稳，跌仆在地。当地诊为"发作性睡病伴猝倒症"，经服苯丙胺、读书丸等药罔效，故来京求治。症见面色少泽，伴有咽干疼痛，喉中痰黏咯出不爽，舌胖有齿痕，舌边尖红，苔黄稍腻，脉弦滑小数。为脾气不足，痰湿内阻，蕴而化热，上蒙清窍而成。治宜健脾益气，清心化痰，开窍醒神。处方：太子参12g，炒白术10g，半夏曲9g，石菖蒲10g，胆南星6g，莲子肉12g，生酸枣仁12g(研)，云茯苓15g，川郁金10g，薏苡仁15g，炒枳实9g，天竺黄6g，竹沥水30ml为引(分2次冲服)，6剂。并嘱忌食油腻、辛辣之品。

二诊：服上药6剂即见小效，嗜睡稍能控制，纳食有增，咯痰见爽。效不更方，续进7剂。

三诊：痰热标实之象渐退，咽中清爽，精神好转，唯觉头部有压抑感，头昏，自感有热流从头下窜至胸部，仍夜来梦多。乃心肾不交，神不守舍，魂魄不藏，虚热内扰为患。上方去石菖蒲、半夏、白术、南星、郁金、苡仁，加枸杞20g、黄精15g、何首乌15g、沙苑子20g以补肾柔肝，生地10g、百合12g、炒黄柏8g以养阴清热，生龙牡20g、灵磁石30g以潜镇浮阳、安神定志，7剂。

后宗此治则，酌加枳壳、白蔻仁行气化湿，醒脾助运，以防柔润太过有碍脾胃。共治疗两个半月，患者诸症均见改善，头脑清晰，记忆转佳，精力充沛，二便正常，未再发生跌仆。考虑到心脾之疾久必及肝肾，虽已见效机，但仍需巩固，遂予丸药缓缓调治。药用：太子参30g，沙参20g，黄精30g，黄芪15g，莲子肉20g，酸枣仁20g，枸杞20g，沙苑子20g，首乌30g，枳实15g，紫河车15g，山药20g，旱莲草15g，楮实子20g，谷麦芽各20g，玫瑰花15g，合欢花15g，炙甘草15g，共研细末，炼蜜为丸。每丸重9g，日服2次，每服1丸，白开水送下。半年后随访，得知神充体健，学习成绩优良[1]。

【按】本例是本虚标实之证，始以健脾益气、清心化痰为治，痰热得蠲，标象已除，考虑病久及肾，加之其年未过二八，肾气未充，髓海不足，故加补肝肾之品，冀脾胃健运，气血充盈，诸脏腑、四肢百骸、五官九窍皆得所养，而体健平

[1] 李平,提桂香,高荣林.路志正教授调理脾胃法在内科临床运用经验[J].现代中医临床,2003,10(1):23-28.

安矣。

患者,男,46岁,干部。1974年5月17日初诊。患者多寐1年余,形体丰腴,动则气促,经中西医治疗,效果不佳。日前经北京某医院检查确诊为"发作性睡病",来院就诊时,症见鼻塞,晚间胸闷,睡后鼾声大作,经常憋醒,痰多色白而黏,咯出不易,双下肢浮肿,按之凹陷成坑,午后加重,晨起减轻,自汗、气短,大便溏薄,日2行,夜尿每晚4~5次,色清量多,饭后喜饮浓茶(红茶),每晚饮水1.8~2.2kg。舌质稍黯有小瘀点。苔薄白,脉沉滑小数。经详细问诊,始知素有鼻炎史。辨证为肺气失宣,鼻窍不利所致。治宜疏风宣肺,清热化痰,佐以利湿。方以苍耳子散合温胆汤化裁。处方:苍耳子、白芷、桔梗、前胡、法夏、陈皮、黄芩各9g,牛蒡子、竹茹、黛蛤散(包)各12g,六一散(包)、芦根(后下)各30g。水煎服。7剂。并嘱忌浓茶、辛辣、肥甘,宜少量频饮、清淡素餐。上方服15剂后,诸症轻缓,夜寐得酣,日间嗜睡大减,大便成形,下肢浮肿见消,仍以上法,去利湿之芦根、六一散,加入天竺黄、胆南星以清热化痰,炙酥皂角子以涤痰浊。又进15剂,嗜睡基本控制,坐车看电影已不再入睡,能阅读书报,心情愉快,至1974年7月底,服药至50余剂,自觉嗜睡症愈,遂以前法加大药量,佐以健脾药物,配为丸剂缓图,以资巩固。患者于当年9月上班,整日工作,追访至1978年底未复发。

【按】本病症见多寐,伴有鼻塞,夜间胸闷,睡后鼾声大作,经常憋醒,体胖,痰多而黏,咯之不出,下肢浮肿,午后加重,自汗,气短,便溏,夜尿多。乍看病属脾虚湿注,而路老则辨为肺气失宣,鼻窍不利,治当疏风以通鼻窍,清热化痰以除气道之壅塞,使气机通畅,则夜寐得安,日间多寐可望治愈。再者肺主治节,为水之上源,有通调水道之功;肺主一身之气,气化则湿亦化,因此于方中选用前胡以利肺气,桔梗以开提肺气,脾肺气通畅,治节之令行,肢肿自然消散,大便也成形矣。正所谓"辨证求因","治病求本"也。

(许伟明　整理)

第五章　呼吸系统疾病

一、反复感冒

感冒乃内科常见病患,系轻浅之疾,但因其易变生他病,故应积极防治。对反复易患感冒的病家而言,预防其复发尤为重要。对其病机则有"邪之所凑,其气必虚"之谓,《杂病源流犀烛·感冒》进一步阐述曰:"感冒,肺病也,元气虚而腠理疏也……肺主气,脾生气,故伤风虽肺病,而亦有关于脾,以脾虚则肌肉不充,肺虚则玄府不闭,皆风邪之所由以入也。"后世医家对反复感冒大都遵上旨而从虚论治。普通感冒是自限性疾病,发病率高,并不难治,但反复感冒往往因其宿根难除,殊难治愈。

1. 临证心得

路老对于反复感冒有自己独到的经验体会,他认为,人体之所以御外者,卫气也。卫气根于肾中元气,由脾胃运化之水谷精微所不断滋养和补充,并借肺之宣发,行于脉外,输布于肌肤和周身,故云:"上焦开发,宣五谷味,熏肤充身泽毛,若雾露之溉,是谓气(《灵枢·决气》)"。而卫气乃"水谷之悍气也"(《素问·痹论》),其性剽疾滑利,流动迅速,其功可以"温分肉,充皮肤、肥腠理、司开阖"(《灵枢·本脏》),卫气可温煦心阳,防御外邪入侵而为机体之藩篱,如《医旨绪余》称其"护卫周身……不使外邪侵犯也"。肺脾肾三脏不足之所以易发外感,皆因其最终使卫气不和所致[1]。

较古人而言,现代人少有经历劳役艰辛、饥饿之苦,但多安逸之躯、肥美之食、七情之变,所以虚证有减但实证反而会增多,若平素饮食不节,过进肥甘辛辣、酒食醴酪,致饮食积滞、宿热内生,出现或素有阳明腑热,或脾胃湿热等证,致纳化失健,气血生化乏源,营卫亏虚而不能卫外。《素问·举痛论》曰:"炅则腠理开。"如果邪热内蒸,腠理开泄,则虚邪贼风易至就会导致反复感冒,

---

[1] 王秋风,路洁,张华东. 路志正教授从脾胃论治反复感冒经验[J]. 中华中医药学刊,2007:253-254.

又因脾经经脉"上膈,挟咽",胃经"上循咽出于口",故本病证患者感受外邪后与内热交织,易出现咽喉发热。法当清利湿热和中,予越鞠保和丸合藿香正气散化裁。

目前,随着全球化的角度越来越快,如今人们为了追时髦而饮冷啜冰、为求美感而天冷薄衣,"排毒"风盛而过用寒凉,致使脾阳受损,寒湿中生,胃不腐熟水谷,脾难输布精微,纳化失常,肺失所养,皮毛失濡,邪风遂犯,此乃因实致虚之证也。属于这一类的患者平时就容易感受风寒,以内外相引,同气相求故也。治宜温中散寒,佐以益气除湿,再造桂枝汤加减。现代人社会压力大,尤其是在大城市打拼的年轻人,容易出现七情不畅,肝气郁结的症状,如果肝气横犯脾土,则出现或肝胃失调,胃纳失和;或肝脾不和,脾运失健,不能散精上归于肺,出现升降悖逆,最终都会影响肺输精于皮毛,不能宣散卫气于肌表,腠理失于濡养,卫外不利而伤风乃作。这时治疗应予崇土抑木,逍遥散化裁,兼腹泻者可予痛泻要方。

我们在临床上亦见到年轻体壮之人,亦有反复感冒者,对其论治不宜只重于表,而应求之于里,而里多责之于脾胃,以土居中央而灌溉四旁,为后天之本,气机之枢也。通过临证观察,中土病而不生肺金亦并非皆因虚,而是虚实兼夹,寒热错杂,枢机不利所致。

2. 病案赏析

樊某,男,31岁,2004年11月24日初诊。患者一年多来觉体质下降,易疲劳,反复感冒,每见咽痛,发热38~39℃。近半年来晨起常脐下疼痛,继而腹泻,泻后痛减,遇冷尤甚。食纳、小便调。面部及口唇周围起有红疹多年,时有刺痒。平素嗜食辛辣及饮冷。舌体稍瘦舌质红,苔薄白,脉沉细滑小数。

辨证属肝旺脾虚,夹有郁热,法当崇土抑木、佐以清热,痛泻要方化裁,药用:防风10g,蝉衣12g,生白芍12g,陈皮12g,生白术12g,生苡仁20g,川椒3g,公英12g,藿苏梗后下各10g,绿萼梅12g,丹皮10g,黄连6g,乌梅9g,甘草6g,药进14剂,嘱忌生冷,油腻,炙烤,慎起居,畅情志。12月17日二诊,诉心情较以前舒畅,腹泻得止,后食辛辣复发。见效守方,前方去藿苏梗、公英,加枳椇子10g,仙鹤草15g。2005年3月随访,患者间断服用二诊方2月余,往年冬季平均感冒2~3次,今冬已安度。

【按】患者食用生冷辛辣过度,致湿热中生,邪热循经上犯唇面发为红疹,脾喜燥而恶湿,湿热中阻致脾土受伤,肝木横犯,木旺于晨而见五更痛泻。方中白芍、陈皮、白术泻肝实脾,防风、蝉衣宣散浮火,又具风能胜湿之意,苡仁除湿,黄连、公英、丹皮清热,绿萼梅疏肝理气,藿苏梗醒脾和中,乌梅柔肝缓急,川椒温运脾土,甘草调和诸药。二诊时因前法已获效,去藿苏梗以防燥烈伤阴,湿热见退而去公英,加枳椇子解酒毒,仙鹤草敛肠止泻。

患者,女,19岁,因反复感冒10余年于2004年8月18日慕名前来就诊。患者自幼体弱,进食稍不慎则腹泻,常有阵发性胃脘痛,大便黏滞不爽,手足汗出多。近日觉皮肤瘙痒。有肠痈史5年,反复发作。4年前患反复瘾疹,服"补肾益寿胶囊"而愈。月经正常。舌红,苔白微干,脉细滑左小弦。

辨证:脾虚湿热中阻。

治则:祛湿理脾。

方药:藿香(后下)10g、佩兰10g、厚朴10g、苏叶(后下)10g、生苡仁18g、大腹皮10g、茵陈12g、炒三鲜(各)12g、桔梗10g、陈皮10g、茯苓20g、炒苍术12g、炒枳壳12g、六一散(包)20g、大黄炭后下2g。药进7剂后复诊,诉大便仍发黏,但较前通畅,胃痛未作,仍皮肤瘙痒。舌尖红,苔薄黄,脉细滑、尺稍沉。

二诊:患者将赴外地上学要带中成药,因前进芳香化浊、清热祛湿之剂,诸证得缓,唯舌质红而尖稍绛,有化热之势,故予藿香正气胶囊加越鞠保和丸缓缓调理,二药交叉服用。

2005年1月28日三诊:患者诉半年来未患感冒,胃痛偶作,时嗳气,大便黏滞,手足多汗。肠痈发作数次,疼痛可忍而未用药。舌尖红,苔薄白,脉右细滑、左小弦。拟和胃降浊,清肠导滞:藿苏梗各10g、厚朴花12g、陈皮10g、炒苍术12g、当归10g、白芍12g、丹皮10g、大腹皮子各9g、大黄炭(后下)2g、生苡仁20g、桃仁10g、甘草6g,间断服药以善后,后随访感冒大减,已如常人。

【按】患者自幼体弱,易患感冒,手足汗多,易发腹泻,似为脾弱表虚之证,然其有肠痈、胃脘痛、荨麻疹等宿疾,伴大便黏滞不爽,舌红,苔白微干,脉细滑、左小弦,皆饮食不慎、素嗜辛辣厚味所致。本患与案一乍看相似,但其湿浊略胜,且有脾运不健,宿有积滞化热之不同,故其治亦异尔,采用藿香正气散加消积导滞之品化裁而获效。从上述验案可见:祛邪可具扶正之功,调内亦有御外之效,此即邪去则正安之谓也。对反复感冒之证,当详加辨证,不可但从虚证论治,以免犯虚虚实实之弊。

(何昆 整理)

二、咳 嗽

咳嗽是内科中最为常见的病证之一,发病率甚高。西医学的上呼吸道感染、支气管炎、支气管扩张、肺炎等以咳嗽为主症者可参考本病证进行辨证论治,其他疾病兼见咳嗽者,可与本病证联系互参。

中医认为咳嗽是指外感或内伤等因素,导致肺失宣肃,肺气上逆,冲击气道,发出咳声或伴咯痰为临床特征的一种病证。历代将有声无痰称为咳,有痰无声称为嗽,有痰有声谓之咳嗽,而临床上多为痰声并见,很难截然分开,故以咳嗽并称。咳嗽既是独立性的病证,又是肺系多种病证的一个症状。

早在《素问·咳论》指出"五脏六腑皆令人咳,非独肺也""肝咳之状,咳则两胁下痛,喉中介介如梗状,甚则不可以转,转则两胁下满"[1]。隋·巢元方《诸病源候论》把咳分为"风咳""寒咳""支咳""肝咳""心咳""脾咳""肾咳""胆咳""厥阴咳"等十种咳嗽,并对这十种咳嗽作了症状的描述及鉴别,如"肝咳,咳而引胁下痛是也","风咳,欲语因咳,言不得竟是也"[2],对后世有较大影响。宋·陈无择《三因极一病证方论》将咳嗽分为内因、外因、不内外因所致的三类。至金·刘完素、张子和更明确地把咳嗽与六气联系起来,提出"风、寒、暑、湿、燥、火皆令人咳"[3],阐明了咳嗽与自然界"六淫"的关系。元·朱丹溪在《丹溪心法·咳嗽》中则将咳嗽分为风寒、痰饮、火郁、劳嗽、肺胀五种[4]。

1. 临证心得

(1)病机强调木火刑金:路老认为随着社会环境的改变及生活节奏的加快,精神紧张、情志因素在咳嗽发病中的作用愈来愈重要,尤其是素有肝气不调导致疾病患者,出现咳嗽。如情志失调,精神抑郁,或忧思恼怒,肝郁化火,影响肺之肃降,肺气上逆而咳;或平时睡眠不佳,或月经失调,或患有乳腺增生、甲状腺结节、子宫肌瘤等内分泌失调疾病,而感受风寒之邪,风寒犯肺,肺失宣降上逆而咳。尤其对于工作压力较大的人群,一般都有肝气郁结,肝血虚等证,若有外邪侵犯,引动内因,则出现顽固性的咳嗽。他还指出,肝咳的病机变化主要体现在肺与肝的联系上,二者在经脉、五行生克、个性特点及功能上有着密切的关系。首先,肝经与肺经脉相连,《灵枢·经脉》有云:"肝足厥阴之脉……其支者,复从肝别贯膈,上注肺。"[5]肝经的支脉与肺相连,二者气血相通。肺属金,肝属木,金克木,从五行生克规律而言,肺克肝,肝又可反克肺,这在临床比较多见,如"木火刑金"。其次,从个性特点看,肺为相傅之官,不耐寒热,肝为将军之官,体阴而用阳,肺为娇脏,肝为刚脏,二者一阴一阳,一刚一柔,刚柔相济,才能保证五脏和谐。从功能上看,肝主疏泄,调畅气机,肺主肃

[1] 王冰. 黄帝内经素问[M]. 林亿,校正补注. 北京:人民卫生出版社,1963.

[2] 巢元方. 诸病源候论[M]. 北京:人民军医电子出版社,2011.

[3] 张子和. 张子和医学全书—儒门事亲[M]. 北京:中国中医药出版社,1970.

[4] 朱丹溪. 丹溪心法[M]. 田思胜,校注. 北京:人民卫生出版社,2008.

[5] 林亿. 灵枢经[M]. 北京:人民卫生出版社,1963.

降,和顺降气,肝气上升于左,肺气下降于右,形成气机的循环,咳嗽乃肺气上逆所致,是气循环障碍的结果,肝气不升则肺气不降,肺气上逆而为咳嗽。

(2)治则当调肝理肺:路老认为凡肝气郁结、肝火犯肺、肝血不足、肝肾亏虚、肝经郁热、肝经受寒、肝气滞血瘀等因素,影响肺之宣发肃降而咳者,皆可依调肝理肺之法治疗,以宣肺化痰止咳治其标,疏肝养肝以治本。正如叶天士《临证指南医案》所说:"人身左升属肝,右降属肺,当两和气血,使升降得宜。"临床常见的治法包括:疏肝解郁法,治以疏肝解郁宣肺止咳,方选四逆散、柴胡疏肝散加减[1],或疏肝解郁佐以化痰,以逍遥散加减治疗[2];和解少阳法,治以和解少阳,宣肺止咳,以小柴胡汤加减治疗;疏肝治肺法,治以疏肝泻肺,以柴胡桂枝汤和升降散加减治疗;清肝法,治以清泻肝火,肃肺止咳,以泻白散和黛蛤散、百合固金汤加减;养阴柔肝法,治以滋阴疏肝,润肺止咳,方选一贯煎加味治疗,平肝潜阳法,治用叶天士"镇补和阳息风法",以镇肝熄风汤合泻白散加减。暖肝温肺法,治以温补肝阳佐以宣肺化痰止咳,方用暖肝煎加减,或以温肝利肺法,以柴胡桂枝干姜汤加减治疗。调和肝脾法,治以调和肝脾,化痰止咳,以柴胡疏肝散合六君子汤加减治疗。清肝活血法,治以清肝活血法,方用柴胡疏肝散合三七粉、青蒿鳖甲汤加减。泄肝和胃法,治以疏肝肃肺和胃,方以旋覆代赭汤加减。

路老治疗咳嗽的经验方临床广泛应用于上呼吸道感染,急慢性支气管炎所致咳嗽的治疗中。对某些不明微生物感染(如支原体、病毒等)所致支气管炎性咳嗽,有较好的疗效,对痰培养无细菌生长(支气管黏膜功能障碍)所致咳嗽亦有效。

2. 病案赏析

患者,女,34岁,主因咽部不适,咳嗽,咳痰半年,于2008年8月12日初诊。患者3个月前查出甲状腺瘤,患者半年前感冒后,出现咽部不适,咳嗽,咳痰稀白,经治疗感冒愈,而咳嗽,咳痰症状始终未能缓解,咳痰以晨起明显,吃辛辣、油腻食物,咳嗽加重,伴有心烦易怒,口苦,胸胁胀满疼痛,睡眠不佳,纳食可,大便正常,舌体胖,质紫黯,苔薄黄,脉弦细。

治则:清肝解郁,健脾肃肺化痰。

处方:素馨花12g,厚朴花12g,生、炒薏苡仁各20g,半夏10g,菊花10g,胆南星8g,僵蚕8g,当归12g,赤、白芍各12g,郁金12g,茜草12g,茯苓30g,黛蛤散10g(包煎),枳实12g,杷叶15g,桃、杏仁各9g。14剂。

[1]乔爱萍.肝咳的临床治疗体会[J].河北中医药学报,2005,20(1):20.

[2]张逸.肝咳中医辨证论治[J].中国民间疗法,2007,15(2):39-40.

药后患者咳嗽减轻,咳痰也减少,饮食正常,二便调,舌质淡黯,苔薄白,脉沉细小弦。治宗上方,疏肝解郁,宣肺化痰加散结软坚之品,上方加海藻15g,山慈菇12g,醋莪术10g。14剂,水煎服。药后咳嗽基本消失,自觉甲状腺瘤较前略有减小,饮食正常,心情不舒畅,二便调,舌质淡红、苔薄白。继以上法调理,以治疗甲状腺瘤为主。

【按】本案患者咳嗽半年,伴有心烦易怒,口苦胸胁胀满疼痛,睡眠不佳,舌体胖,质紫黯,苔薄黄,脉弦细等症,并患有甲状腺瘤。证属肝气郁结,肝郁化火,木火刑金而咳嗽,故治以疏肝解郁,宣肺降逆止咳。药用素馨花、郁金疏肝解郁;菊花、黛蛤散清肝热;胆南星、僵蚕、杷叶清肺化痰;桃仁、赤芍、当归、茜草活血清心肝之火;厚朴花、生薏苡仁、半夏、茯苓、枳实健脾渗湿以绝生痰之源;杏仁降肺气以止咳。诸药从肝、脾、肺入手,调肝气,降肺气,使气机升降顺畅,上下相宜,则咳嗽之证得以缓解,兼以健脾祛湿,以杜绝痰之来源。由于用药得法,咳嗽较快平息。继而遵上法加散结软坚之品治疗甲状腺瘤,也获得较好的效果。

患者,女,40岁,3个月前因吵架外出,感受风邪,恶寒发热,鼻塞流涕,咳嗽痰白,经治1周,寒热除,鼻塞流涕消失,唯咳嗽不已。来诊前挂专家门诊号5次,服汤药30余剂,咳嗽不见减轻,已失治疗信心。刻诊:患者咳声频频,有时咳出少量黏痰后,胸膈略快,昼夜间作,影响工作和生活,偶有胁痛,睡卧方安。形瘦神清,面色红润,纳可,二便调,舌淡苔薄白,脉细,双寸脉小滑。阅前医之方,有三拗汤、麻杏石甘汤加味从表论治的,有用二陈、三子养亲汤加味从痰论治的,亦有按痰热论治施以小陷胸加味者,亦有用祛风脱敏之蝉衣、僵蚕、地龙等治疗的。自诉查血常规、X线胸片均无异常发现,然咳嗽不减。

辨证:肝肺上逆。

治则:舒肝行气,甘润益肺。

处方:枳实、柴胡各8g,芍药12g,南沙参15g,麦冬10g,鲜茅根、芦根各30g,桃仁、杏仁、甘草各9g,炒苏子9g,玉蝴蝶9g,黛蛤散(包煎)9g,炙甘草6g。5剂。水煎早晚空腹服,嘱清淡饮食。

二诊:服药3剂后,咽痒见轻,咳嗽顿缓,痰白黏见少,胁痛不在,痰较前易咯出,欣喜万分,又索前方5剂续服。

三诊:咳嗽很少发作,胸膈畅利,咽部略有不适,偶有轻咳,舌淡红苔薄,脉细缓,为巩固疗效,上方加五味子9g,5剂。嘱清淡饮食调养,避免感冒。半月后随访,咳嗽已愈。

按:患者为外感时邪咳嗽,迁延不愈,干咳痰少,或咳逆痰滞,以咯为主,或呛咳面赤,甚或胶痰闭阻气道致喘憋,阵发性加剧,痰白黏量少,舌淡红,苔不厚腻,脉弦,或细,或寸脉小滑,或小数。辨证立法依据及方义分析:路老认为长期慢性咳嗽以咳为主者,要从内伤着手,非器质性病变者,以调整脏腑功能为先。"诸咳上逆,皆属于肺"。然肺为娇脏,"只受得脏腑之清气,受不得脏腑之病气"。咳嗽日久,故选用疏肝理气之品和清润甘淡之品:柴胡、枳实、南沙参、麦冬、茅根、芦根等以疏肝气,润肺金,益肺气,疗娇脏,治咳嗽,故为君。"五脏六腑皆令人咳,非独肺也"、"诸逆冲上,皆属于火"。干咳少痰,或咳逆痰滞,或阵阵发作呛咳,痰阻气道,致喘憋面赤,属肝(气)火夹痰上逆于肺系,故选黛蛤散清肝火降逆气、除痰止咳以保肺金为臣。咳嗽日久,病机复杂,虚实兼见,但路老认为从气、血、痰三个层次分别把握立法用药,临症才能思路不乱。宜苦、辛平润降肺气,不宜选苦温及耗气走泄之品;宜清润且以化痰,使痰易于排出,忌用逐饮、燥痰、豁痰等辛温燥烈之品等,若用之于治痰无益,而反伤肺气。"肺朝百脉",气血相互影响,气机上逆,则气血失和,宜在方中佐以少量行瘀和血之品,通肺络以降肺气。选苦平辛润之桃、杏仁同用,既能肃降肺气止咳,又可辛润通络和血以利气机。上数味熔降气、化痰、和血为一炉,共为佐药。另选少量甘而微温之炙甘草清润为主,苦平润降为辅,滋而不腻、凉而不寒,有补益之力而无升提之弊,苦平润降而不燥不烈,寓奇巧于平淡之中,气血痰标本兼顾。

（方锐　整理）

第六章 妇科疾病

一、更年期综合征

更年期综合征现多称绝经综合征,指妇女绝经前后由于性激素波动减少所致的自主神经功能紊乱、生殖系统萎缩等一系列精神及躯体症状[1]。更年期生理上不可避免地会出现各种器官形态、功能上的衰退,以及心理情志上的波动。女性在卵巢功能逐渐衰退至完全消失的过渡时期,由于生理和心理改变会出现一系列的临床症状,常见有烘热汗出、烦躁易怒、心悸失眠或忧郁健忘、暂时性血压升高等。有报道称女性更年期综合征存在上述症状在52%~72%之间[2]。同时,更年期又是女性肿瘤的好发年龄阶段,易患宫颈癌、子宫内膜癌、乳腺癌和卵巢癌等,因此,更年期综合征目前已经受到大众的普遍关注与重视。

根据临床表现,本病属于中医学的"经断前后诸证"、"绝经前后诸证"的范畴,古代医籍无此病名,但古籍中有关本病的病因病机、临床表现以及中医药的治疗,论述较多,分别见于"年老血崩"、"脏躁"和"百合病"等病证中。如《金匮要略·妇人杂病脉证并治》指出:"妇人脏躁,喜悲伤欲哭,像如神灵所作,数欠伸。"多发生在妇女绝经前后,肾气日渐衰退,精血日趋不足,肾阴阳易于失调,导致脏腑功能不调。

1. 临证心得

更年期妇女年过半百,肾气渐衰是自然规律,肾的阴阳平衡失调,影响到心、肝、脾,从而发生一系列的病理变化,出现诸多证候,但因妇女一生经、孕、产、乳,数伤于血,易处于"阴常不足,阳常有余"的状态,所以临床以表现肝肾阴血亏虚为多。但"肾为先天之本,脾为后天之本",路老认为,如果脾胃健运,

---

[1] 谢幸,苟文丽.妇产科学[M].8版.北京:人民卫生出版社,2013.

[2] 陈绍玲.更年期综合征患者心理状态分析[J].中国性科学,2006,15(7):47.

则可化生精血以后天养先天。但部分妇女因体质差异,正气不足,易受环境、饮食、情绪等因素的影响,致脾失健运,湿邪停聚,困阻脾阳,脾阳受损与肾气虚衰互相影响,因此脾肾被认为在预防和治疗更年期综合征方面起着决定性的作用。正如刘河间所云:"妇人童幼天癸未行之时,皆属少阴;天癸既行,皆从厥阴论之;天癸既绝,乃属太阴经也。"指出了脾胃功能健运是绝经前后妇女健康的保证。倘若湿邪困阻脾胃,运化失职,水湿泛滥,势必导致精血乏源,肾气更衰,更年期综合征由此而生。对此,路老强调治疗更年期综合征既要补肾调阴阳,又要注重健脾,以滋生化之源,预防水湿内生[1]。

2. 病案赏析

患者,47 岁,2001 年 5 月 16 日初诊。月经先期、量多 1 年,伴肢冷,时而烘热汗出,面目、肢体浮肿半年。诊见:形寒肢冷,时而烘热汗出,晨起面目、肢体浮肿,神倦乏力,纳少,便溏,食后腹胀,痰多胸闷,夜尿增多,舌淡、苔白腻,脉濡滑。外院予西药利维爱治疗半年,烘热汗出症状基本消失,但其余症状未见明显好转。

辨证:脾肾不足,阳虚湿阻。

治则:补益脾肾,温阳化湿。

处方:炒白术、党参、茯苓各 15g,熟附子、泽泻各 12g,干姜、陈皮各 9g,薏苡仁 30g。水煎服,每天 1 剂,7 剂。药后精神好转,形寒肢冷、面目浮肿、痰多胸闷等症减轻,但仍有腰酸、夜尿多,纳少便溏,食后腹胀未减,察其舌淡、苔薄白,脉沉细。上方去泽泻、薏苡仁,加金樱子、杜仲各 15g,连服 18 剂,诸症消失,月经来潮,月经期量、色、质均正常。

【按】更年期妇女素体脾肾阳虚,复受湿邪侵袭,或脾湿日久,伤及肾阳,或湿热中阻,过用苦寒,损伤脾肾,湿从寒化而成者。肾阳虚寒,脾阳不振,水湿不化。故本案患者出现有肢体、面目浮肿、形寒肢冷、神倦乏力、纳少便溏、腰酸、夜尿增多、舌淡、苔白腻、脉濡滑等脾气运化失司、脾肾阳虚之典型表现。治以补益脾肾,温阳化湿。治疗以四君子汤健脾益气,配以熟附子、干姜温补阳气,另以泽泻、陈皮、薏苡仁祛湿健脾。故标本兼顾,方能效如桴鼓。

患者,45 岁,2001 年 6 月 27 日初诊。近半年来经期延长,8~10 天方净,近 2 个月,月经淋漓不止,量时多时少,伴头晕目眩,神疲乏力,腹胀纳差,情志抑郁,多思多疑,白带量多质稀,大便稀薄黏腻,舌淡红、苔白厚腻,脉弦细滑。

[1] 王小云,路志正.路志正教授从湿论治更年期综合征经验介绍[J].新中医,2003(7):12 13.

辨证:肝郁脾虚湿阻。

治则:疏肝理气,燥湿运脾。

处方:香附、白术、佩兰、法半夏各 12g,素馨花、陈皮各 6g,白芍、干姜各 9g,茯苓 15g,水煎服,每天 1 剂。

7月3日二诊:神疲乏力消除,食欲增加,胸闷腹胀症减,舌淡红、苔薄白,脉弦细。湿邪已除,治宜疏肝健脾止血,上方去佩兰、法半夏、茯苓,加阿胶 15g,益母草 20g,紫珠草 30g。续服 10 剂后,月经干净,继续调理半月,诸症消失。3 个月后随访未复发。

【按】更年期妇女由于劳累操心,情志不畅,可致肝木疏泄太过,横逆犯脾,致肝脾不和;或脾胃虚弱,肝木乘之,肝郁脾弱,脾阳不运,均导致水液泛溢,痰湿内生。本例患者受情志因素影响,出现月经淋漓不止,量时多时少,伴头晕目眩,神疲乏力、腹胀纳差,情志抑郁、多思多疑,白带量多质稀,大便稀薄黏腻,苔白厚腻,脉弦细滑等肝郁犯脾、脾虚失运之症。路老以疏肝理气,燥湿运脾为治法,药用香附、素馨花疏肝解郁,白芍药养血平肝、白术健脾,茯苓、佩兰健脾化湿,陈皮、半夏理气燥湿运脾,干姜温助阳气以化湿。二诊时,患者湿邪已除,以疏肝健脾止血为主要治法,辅以活血散瘀调经,续调理半月,患者诸症消失。可见,滋生化之源同时,防止水湿内生;重健脾胃同时,调肝肾阴阳,实可收效显著。

(叶汝萍 整理)

二、产 后 痹

产后痹是指妇人产后,正气虚弱之时外感风寒湿邪所致四肢关节疼痛、筋脉拘挛的一种病症。亦有产后身痛、产后中风、产后痛风等之说。广义的说,凡属产后或褥期发生的痹证均称"产后痹证"。狭义指妇女在产褥期或产后,出现肢体疼痛、酸楚、畏风怕冷、麻木、重着以及关节活动不利等症。古代医籍中无该病名,唐代《经效产宝·产后中风方论》中提到"产后中风,身体疼痛,四肢弱不遂",即为此病。

1. 临证心得

路老认为,产后痹虽可归为痹证,但产后痹气血亏虚在先:既有妊娠期间濡养胞胎气血的消耗,亦有产时气血大量损耗,腠理空疏,肌肉、关节、筋脉、经脉、肌肤、脏腑失养,不荣则痛;气虚则卫气不固,营阴外泄则经脉空虚,加之产后或外感风寒湿热之邪,或饮食起居不慎,过食肥甘滋腻制品,致痰浊瘀血内生阻滞经脉,内外之邪互结,不通则痛。本病属本虚标实,产后初期气血大伤,以虚为主,至产后期则在气血亏虚基础上,脉络不通,表现以邪实为主[1]。

路老治疗产后痹多以补气养血为主,善用调和营卫法,以益气固卫为先,审其虚实,或先标后本,或标本同治,再兼以祛风除湿通络、舒畅情志、调肝补肾,而健脾胃当贯穿始终,注重攻补兼施,他主张用药不能偏寒偏热,寒则冰伏血病,热则伤津动血,宜选性平之药,调补气血营卫[2],并遵循补益勿过壅滞、风药勿过辛散、祛湿勿过刚燥、清热勿过寒凉、用血肉有情之品勿过滋腻等原则。方以防己黄芪汤加减治疗。再据邪实之兼辨证加减:风湿在表者加白芷、桑枝;寒邪偏重者加细辛;有湿热者加四妙散;有瘀血者加片姜黄、泽兰等。用药之时还应重视脾胃,脾胃强健则五脏六腑俱旺,气血充足则筋脉关节得养,常加莲肉、山药、白扁豆等,此处也体现了路老"持中央、运四旁、怡情志"的思想[3]。除用药治疗外,路老还强调应注意适寒温,调畅情志,避免感受风寒湿热外邪,注意产后的调理和保健,未病先防,既病早治,将疾病消灭于萌芽状态。

针对临床多见的四种产后痹证,路老有自己的经验治疗方:

气血大伤,筋脉失荣者,症见遍身疼痛,肢体酸楚麻木,头晕,目眩,心悸,失眠,面色㿠白,舌淡少苔,脉细弱无力等症。治宜益气养血,柔肝祛风。路老自拟方(养血荣筋汤):童参12g,麦冬9g,生黄芪15g,炒白芍9g,炒白术6g,丹参12g,旱莲草6g,地龙3g,夜交藤9g,防风3g。

肾虚骨节失荣者,症见素体瘦弱,月经期腰腿疼楚酸困,产后腰脊冷痛更加明显,乏力,足跟痛甚,舌淡红,脉沉细。治当补肾强腰,佐以祛风散寒,路老处方:当归9g,杜仲12g,川断12g,寄生15g,肉桂(后下)6g,狗脊10g,淡附片3g,秦艽9g,独活6g,甘草3g,谷麦芽各6g。

瘀血阻滞经络者,症见产后身痛,按之痛甚,四肢关节屈伸不利,或伴小腹疼痛,恶露不下或下而不畅,舌质紫暗,或有瘀斑,脉沉涩。治当养血活血,路老自拟产后逐瘀汤:当归12g,川芎6g,桃仁6g,坤草15g,路路通9g,没药3g,炮姜10g,阿胶珠6g,鸡血藤12g。如关节肿胀者加松节6g。

风寒湿痹阻者,症见周身关节疼痛,宛如锥刺,屈伸不利,或痛无定处,剧

[1] 陈祎,张华东,黄梦媛,等.路志正教授治疗产后痹经验[J].世界中西医结合杂志,2011,06(3):187-188.
[2] 王九,赵秀勤.路志正治疗产后痹病的经验[J].北京中医药,1992,(6):4-5.
[3] 姜泉,焦娟,张华东.路志正调和营卫治疗产后痹临床经验[J].北京中医药,2010,29(9):664-666.

烈难忍,或肢体肿胀麻木重着,步履艰难,遇寒加重,得热则舒,舌淡,苔薄白,脉细缓。治宜养血祛风,散寒除湿,路老自拟方(风寒湿痹汤):防风6g,防己6g,当归12g,川芎6g,细辛3g,附片6g,鲜姜3片,片姜黄9g,桂枝6g,炙甘草3g。若变化为湿热痹者,则当随证治之。

2. 病案赏析

患者,女,30岁,工人,1995年9月8日初诊。患者于1994年9月20日生产后15天,因小儿有疾就医,适逢大雨淋雨涉水,后渐感腰酸不适,头昏头晕,自认感冒,服用感冒药无效。1周后手发热,体温37.8℃,倦怠乏力,纳减,腰部酸痛如折,因小儿有疾未及时治疗,腰部疼痛加重,牵至髀、胯疼痛,晨起转侧困难,曾在多家医院就诊,体温渐退,但腰髀胯疼痛加重并牵至腹部疼痛,转侧艰难,畏寒肢冷,双下肢麻木,双踝关节肿痛,时有热感,活动不利,面色㿠白,形体消瘦,头昏头晕,食少伴恶心,口吐清涎,大便不成形,近半年不能参加正常工作,舌淡苔中白腻,脉沉细。化验:血沉62mm/h,抗"O"800U,类风湿因子阴性,血白细胞12.0×10^9/L。辨病:产后腰髀痹。证属肾阳虚,风寒湿内侵,治以温阳祛内湿,方以肾气丸合附子粳米汤加减:附子(先煎)6g,肉桂(后下)3g,仙灵脾9g,山萸肉9g,山药12g,茯苓12g,独活9g,秦艽9g,当归9g,白芍9g,鸡血藤9g,丹皮6g,半夏6g,生姜2片,大枣2枚,7剂。

二诊:药后,恶心、口吐清涎症状解除,但食后胃脘胀满不适,腰髀胯腹疼痛略有减轻,既见效机,守原方减半夏。加砂仁(后下)6g,14剂。

三诊:服后胃脘胀满不适消失,食欲渐振,腰髀胯腹疼痛明显减轻,踝关节肿痛消失,活动已能自如,仍感乏力,四肢欠温,舌淡,苔中薄白细腻,脉沉细。继以原方加减:附子(先煎)6g,肉桂(后下)3g,仙灵脾9g,山萸肉9g,山药12g,茯苓9g,独活9g,秦艽9g,当归9g,丹皮4g,黄芪12g,党参9g,大枣2枚,14剂。

四诊:饮食正常,面有润色,腰髀胯腹疼痛进一步明显好转,转侧已能自如,复查血沉、抗"O"、白细胞计数均属正常。为巩固治疗,间断服上药1月余,恢复正常工作,随访未见复发。

【按】路老宗傅山"产后百节开张,血脉流散"的理论,产后多虚,易受外邪侵袭,致荣卫闭塞不通,以肾气丸合附子粳米汤温肾散寒,和胃止痛。因胃气不和,故去地黄之滋腻,以山药易粳米达脾肾双补,配仙灵脾温肾兼祛内除湿,当归、丹皮活血以止痛。路老妙用附子配半夏,取附子辛热,温阳气散阴寒;半夏辛温,开阴结、降逆气;生姜、大枣以调和之,相反相成以奏奇功[1]。

---

[1] 杨丽苏.路志正治疗产后腰髀痹验案[J].中医杂志,1997,(1).

　　患者,女,43 岁,2008 年 8 月 6 日初诊。因四肢关节疼痛、后背痛反复发作 17 年就诊。患者 1992 年 5 月产后月子里出现周身关节疼痛,后背痛,甚则不能下床活动,曾经中药,针灸等治疗,症状时有缓解,时有加重,一年四季常用电褥子,衣服厚着,劳累或阴天疼痛加重。现周身关节疼痛,后背痛,四肢乏力,活动后手脚肿,汗出,夜寐不安,食欲不振,大便干燥,4~6 天一行,常饮芦荟汁通便,怕冷怕风。晚间仍用电热毯取暖,常咳嗽,无痰,月经正常,而色少华。舌体胖质淡,苔白腻,脉沉细。

　　辨证:卫气不固、心脾两虚。

　　治则:益气固卫、调理心脾,佐以通经活络。

　　方药:生黄芪 20g,生炒白术各 15g,防风 12g,防己 15g,桂枝 10g,当归 12g,川芎 9g,赤白芍各 12g,炒桑枝 30g,茯苓 30g,炒薏苡仁 30g,炒枳实 15g,火麻仁 15g。14 剂,水煎服。

　　2008 年 9 月 17 日二诊:药后诸症稍缓,手脚肿消失,仍后背痛,四肢关节窜痛,周身酸胀,乏力,每晚仍用电褥子,怕冷怕风,食欲稍好转,睡眠可,梦多,大便干,月经正常,舌体胖向右稍歪斜,舌质淡苔白腻,脉沉弦细。治疗当益气血和经络,于上方加党参 12g、秦艽 12g、灵仙 12g、独活 10g、寄生 15g、炒杜仲 12g。

　　2009 年 2 月 25 日三诊:上方服 3 月余,上肢疼痛明显减轻,不劳累已经不再发作疼痛,精力较前见充,仍后背下肢疼,腰部疼痛固定,窜感消失,仍怕风怕冷,睡眠多梦,大便干结,2~3 天一行,纳可,月经正常,舌淡苔白腻,脉沉弦细。减党参、秦艽、灵仙,加乌蛇 10g、地龙 15g、淡附片 6g(先煎)。患者继续进服 28 剂后随诊,关节症状基本消失,病情缓解。

　　【按】本案为产后痹,该患者历经 17 年关节疼痛反复发作,服多种药物不愈,因此治疗不是一方一药所能解决的,但是对于复杂病情仍要善于抓住主证,而随症加减。卫为阳,主一身之表,因产后表虚,卫阳不固,外邪阻滞经络,症见四肢关节及背痛等;病情日久不愈,正虚邪恋,因此症状反复发作;久治不愈,气虚血亏,进而伤及心脾,致心脾两虚证。治疗以防己黄芪汤为主方,并加党参、茯苓等益气固卫,健脾利湿,驱邪外出;加桂枝取黄芪桂枝五物汤之意,以和营之滞,助卫之行;方中蕴含八珍汤化裁,以益气养血,使心脾调和。三诊时患者仍怕风怕凉,因此阳气仍未全复,故加淡附片,上能助心阳以通脉,下可补肾阳益命火以暖脾胃,并能温经止痛,与黄芪相使为用,以温阳益气;加寄生、炒杜仲以补肝肾,强筋骨,可以助阳之弱。路老治痹证喜用乌蛇,该药性善无毒,可治疗顽痹诸风,再加地龙以加强活血通络之力。

(叶汝萍　整理)

三、妊 娠 疾 病

妊娠病是指在妊娠期间,发生与妊娠有关的疾病。临床常见的妊娠病有妊娠恶阻、妊娠腹痛、异位妊娠、胎漏、胎动不安、滑胎、胎死不下、胎萎不长、鬼胎、胎水肿满、妊娠肿胀、妊娠心烦、妊娠眩晕、妊娠痫证、妊娠小便淋痛等。妊娠病不但影响孕妇的健康,还可妨碍胎儿的正常发育,甚至造成堕胎、小产。本病的产生是因妇女受孕以后,阴血聚于冲任以养胎,致使孕妇机体处于阴血偏虚,阳气偏亢的生理状态;同时,随着胎体渐长,往往影响气机之升降,这些生理变化,多数孕妇皆能适应,但对于素有脏腑气血偏盛偏衰,或孕后复感邪气,则可伤及脏腑、气血或冲任,从而发生妊娠病。

路老不但精于内科,也娴于女科,在妊娠病的临证中,积累了许多心得验案。其临诊执"有故无殒"之古训,又守胎前应慎之旨,整体调治效如桴鼓[1]。

1. 临证心得

(1)胎漏、胎动不安:妊娠期间,阴道少量下血,时下时止是为胎漏,《素问病机气宜保命集》始以"胎漏"命名。若妊娠期间,胎儿于母腹内经常躁动不安,或有母体腰酸腹痛,小腹坠胀,或伴阴道少量出血,则为胎动不安。胎漏与胎动不安,常是相兼而见,两者难以截然分开。此为临床堕胎、小产的先兆,西医称之为先兆流产。

路老指出,肝肾不足,冲任不固;脾胃薄弱,生化乏源;心身违和,情志不畅;劳役过度或过度安逸,均为导致胎漏、胎动不安的主要病因病机。第一,肾为先天之本,男子藏精,女子系胞;肝藏血,女子在成年期间以肝为本,二者为母子关系。肝是为血海,任脉起于胞中,隶于肾而主胞胎。若肝肾不足,冲任失调,则母子受损而病作。第二,脾胃为气血生化之源,若过食辛辣厚味,偏嗜生冷冰糕,戕脾害胃,纳呆运迟,生化乏源,气虚不能载胎,血虚不能养胎;或过度温补,误食有害物品,灼阴耗液,阴虚内热而迫血妄行,致胎漏、胎动不安时作,甚至发生堕胎。第三,女子以肝为先天,妊孕血聚养胎,肝体失养,肝阳易亢,或多思过虑,更耗阴血,则见心烦失眠、急躁易怒、呃逆头眩等心身违和诸症,甚者劫动胎元之气致病。第四,妊娠期间劳役过度,是造成胎动不安、早产之重要因素。但安逸太过,不思活动,也有碍胎儿正常发育[2]。

路老用药具有调理肝肾,重护脾胃,标本兼顾的特征。首先,胎前首重调

---

[1] 杨悦娅. 有故无殒辨治妊娠病——路志正教授经验撷菁[J]. 中医药通报,2006,5(1):13-16.
[2] 王小云,路志正. 路志正教授治疗妊娠病经验介绍[J]. 新中医,2007,39(5):13.

理心身,安神定志。路老主张在辨证论治的前提下,选用一些清心除烦,安神定志的药物,如莲子肉、莲子心、百合、麦冬、小麦、炒酸枣仁、柏子仁、天竺黄、合欢花(皮)。柔肝缓急之芍甘汤,不仅能调理心身,且对胎动不安有利。其次,滋补肝肾,调理冲任,以固胎元。药如桑寄生、续断、杜仲、菟丝子、山药、熟地黄、枸杞子、山茱萸、桑葚等。对于其中重浊滋腻的药,常佐以宽中行气,助运消胀之紫苏梗、佛手、炒枳壳、八月札、谷芽、麦芽、鸡内金等,防止呆胃碍脾。再次,塞流止血,凉血止血,急则治标。路老组方遣药偏重滋阴以和阳,阴液充则虚热熄而血自止,常收效较佳。药如二至丸、制何首乌、阿胶、生地黄。路老凉血止血喜用荷叶、牡丹皮、苎麻根、白茅根、藕节、小蓟;收敛止血常用海螵蛸、仙鹤草、伏龙肝、地榆炭、棕榈炭、熟地黄炭等。最后,护脾胃是治胎前重要法门。血聚以养胎,脏气皆壅,在调脾胃时,宜用清肃肺胃,宽中顺气之品,以顺胃降,而无壅滞痞满之虞。

(2)妊娠恶阻:妊娠恶阻亦称为"子病"、"病儿"、"阻病"。恶阻者,谓其恶心而阻其饮食,是妊娠早期常见现象,多见妊娠后 6~12 周,出现呕恶、厌食、择食或食入不下,恶闻食气。若反应重者,反复呕吐迁延不能自止,甚可诱发他病或殃及胎儿正常发育,故当及时治疗。

恶阻病因,有胃虚、痰滞、气郁等不同,多有兼夹之异,寒热虚实之别,但其病机,总属孕体血聚养胎,冲脉气盛,其气上逆,引动胃失和降所致。

路老辨治经纬有序,对于妊娠恶阻之因于脾胃蕴热,腑实不通,且肝气冲逆,伤及血络之证,当随证治之,不因苦寒、泻下之品而舍黄连、代赭石、大黄诸药而不用。此即是谓"有故无殒,亦无殒也"。

(3)子嗽:妇人重身,无论外感或内伤所致的咳嗽,均称为"子嗽"。肺为娇脏,不耐寒热,喜清恶浊,外司呼吸而卫外,内调水道朝百脉。孕妇因精血养胎,故阴常不足而阳常有余,肺失濡润,则更易受邪而失宣。

子嗽临证首辨虚实,虚以阴虚内燥为主,实以痰热壅肺为主。阴虚子嗽,多干咳无痰或少痰,口咽干燥,舌红少苔脉细数;痰火子嗽,多咳痰不爽,痰黏黄稠,口干面红,胸中烦热,舌红苔黄腻,脉滑数。前者养阴润肺为主,后者清金涤痰为主,同时还要结合临证具体情况,外感而邪未尽者应结合宣表祛邪,内伤而源于他脏者,又当清本正源,只有辨证精当,才能施治无误。路老认为,咳嗽一症,虽为常见,但孕妇久咳,必伤胎元,甚有损胎、坠胎之虞,故不可因其常而轻之,因其微而怠之。

2. 病案赏析

胎漏、胎动不安

患者,27 岁,1992 年求诊于路老,职业亦为医生,来诊时值妊娠 6 月有余,胎动不安2个月,工作繁忙,劳役过度,妊娠4个月时,感到胎儿在腹内躁动不安,5个月时,出现子宫不规则收缩,时有少量阴道出血,血色暗而稠。除此,孕妇常有心烦易怒,夜半惊醒,盗汗,胃中嘈杂,望诊其面色浮红,舌质微红,苔薄腻,脉滑数。

辨证:肝郁化火,痰热扰心。

治则:清化痰热,柔肝安神。

方药:竹茹12g,黄芩9g,苏梗9g(后下),白芍15g,炒白术10g,砂仁5g(后下),丹参12g,炒枣仁10g,茵陈10g,玉蝴蝶6g,炒枳壳12g,甘草3g。

此方中竹茹、黄芩清化痰热并安胎,苏梗、白芍柔肝舒肝使其条达,共同以为君;白术、砂仁健脾祛湿,截生痰之源并安胎;丹参、枣仁养血安神共为辅佐,茵陈、玉蝴蝶、枳壳共以清热育阴,调和肝胃;甘草与白芍相伍敛阴和营,缓急止痛而解宫缩。嘱服4剂,水煎每日1剂分服。

二诊诸症均有减轻,心烦得解,夜眠改善,宫缩次数减少,漏血已止,面色浮红已退,舌质淡红,苔薄腻,脉仍滑数,法已奏效,方药增损继进。上方去茵陈、玉蝴蝶;易苏梗为苏叶以事除烦呕,加山药滋养脾阴以和营,佛手通滞而护阴。嘱服6剂。

三诊来诉,诸症悉除,则嘱其暂停服药,适当户外活动,但免再劳役。

四诊时隔2周,唐某再次来诊,因自觉前期胎安无陨,故照常上班,医院工作较忙,时有夜不得安寐。近日胎动不安及宫缩又起,伴腹痛,心烦,嗳气泛酸。西医产科检查诊为胎儿臀位,已入盆腔,有早产之征,建议住院保胎。患者因经过前次中医治疗,对中医疗效信心大增,故再次求诊不愿住院。观舌淡红,苔薄白,脉诊弦滑,此时气阴不足为主,治以益气养阴,补血和营,健脾畅中,清热安胎。考虑到胎孕之位不顺,路老结合灸法,综合治疗以正胎位。施以艾灸至阴穴,并处方药:太子参10g,炒白术12g,白芍15g,沙参12g,砂仁15g,苏梗9g(后下),竹茹12g,麦冬10g,丹参15g,炒枳壳12g,甘草6g,5剂水煎服。

五天后来诊,胎动已柔和,心静眠安,纳谷日增,偶有宫缩,无漏血。嘱上方再进10剂,并配合艾灸。2周后到产科检查,胎位已正,孕妇诸症均杳。为资疗效,再以益气养血,清热安胎,调理冲任,健脾和中而巩固善后。该孕妇足月顺产一3公斤男婴,母子安康。跟踪随访,男儿体格健壮,反应灵敏。

【按】此孕妇先后两度来求诊,前以实热痰扰为主证,故治当清化祛实为主,后以气阴不足,虚热为主,治以益气养阴顾虚为法,辅以砂仁固冲,苏叶、枳壳理气安胎,则母子得养,宫安胎逸,并结合灸至阴穴而顺转胎位,终收足月顺产之效。

妊娠恶阻

患者,34岁,1983年初至路老处就诊,主诉身孕已两月有余,自早孕40天始出现恶阻,呕吐不能进食,现症渐见加重,呕吐频(呕物酸黏),饮食俱拒,并时伴吐血鲜红。孕妇身冷烦躁,夜不能寐,大便三四日不行,诊其脉来弦滑,左寸脉上鱼际,观其舌质黯红,少苔。药用:苏叶3g(后下),黄连2g,黄芩9g,生大黄3g(后下),炙杷叶12g,陈皮6g。

上药进二剂后,腑气得通,恶心呕吐明显减轻,两日未见吐血,且稍能进食,再诊其脉,仍见弦滑,但已不上鱼际,舌质红,苔少。诸症好转,但呕吐日久,阴液受损,脾胃失养,现既腑气已通,热势已减,则应虑其伤阴化火之变。随立治法,和胃降浊,养阴和络,佐以清肝制冲。方药:藿梗3g,竹茹10g,清半夏6g,云苓15g,川连2g,吴萸1g,杷叶9g,玉竹6g,刀豆6g,旋覆花9g(包),代赭石12g(包)。每日水煎一剂分四次少量频服。共9剂。另有苏叶3g,黄连1g,日常开水冲泡茶啜饮,2剂。

服上药后,呕恶均瘥,纳谷渐进,精神来复,停药未再呕吐,后少事调理,以资巩固。

【按】上述之例,证势笃急,然路老认为,妊娠孕后,经血不泻,内聚养胎。冲脉气盛,上犯于胃,胃失和降,胎滞气血,蕴而化热,伤及阳络,故有呕吐频作,时见吐血鲜红。阳明燥热,腑气不通,气郁内闭,阳不达表,故有便秘烦躁,身冷诸症。舌黯红少苔,脉弦滑而大,均为热蕴气盛之象。故治宜清热止呕,通腑泻浊为主。冲脉气盛当以平肝制冲,而金能克木抑其冲盛,且肺胃之气同以降为顺,胃气上逆易影响肺失清肃,因而治应佐以清肃肺气,一平其肝气,二固未殃之地,一举两为矣。故随其证而治之,不因苦寒泻下之品而舍黄连、代赭石、大黄诸药而不用。路老认为"有故无殒",只要辨证准确,掌握药量,小制其剂,中病即止,有是证用是药则无伤胎之虞。

子嗽

曾有一位杨姓孕妇,27岁,重身3个月,因气候骤变未能适时添衣御寒,不慎感受小寒,寒束其表,肺失宣降,清肃失司,而见咳嗽上气,肺窍不利,则鼻塞流涕并作,初因顾虑服药会有碍胎气,故持强冀其自愈。然受孕之身,当气血旺盛以养胎,若非表卫不固,正不抵邪,岂会一遇小寒稍有受凉则嗽起。而既有正不足以御邪,又怎能冀邪之自去。延误近月,诸症未减反渐趋重,方来求诊于路老。时诊其孕妇咳嗽、胸闷、胶痰难咯,周身拘紧,且伴有呕恶时作,纳谷不馨,舌质淡苔白腻,脉滑数。

药用:苏叶3g,杏仁9g,宣肺散邪并降胃气;枇杷叶12g,肃降肺气,止嗽化痰,与杏仁配伍,宣降相宜,调畅气机;佐以薏苡仁9g健脾利湿于下,截其痰源;

佛手 9g，刀豆 6g 两药并以理气化痰以开痰结；更有白术 9g 益气健脾安胎；黄芩清肺燥痰并安胎。丹溪推白术、黄芩为安胎之圣药；生甘草 6g，清化痰热，调和诸药。全方共奏散表宣肺，理气化痰，和胃安胎之功。

药仅服 2 剂，咳嗽大减，胸膈畅快，恶呕并消，守上方稍予加减，调理善后。数月后喜告，顺产一子。

【按】此寒邪失于表散，内闭于肺，肺气失于宣降则咳嗽、胸闷。肺窍不利，鼻塞咳声重浊。肺为水之上源，肺失清肃，水津不布，聚湿为痰，壅而阻隔，则痰滞难咯，胸闷不畅。寒邪束表，经气不利，周身拘紧不舒。肺胃之气，同以降为顺，肺金不肃，胃气不降，而见呕恶之作。舌淡苔白腻均为痰湿内阻之象。盖子嗽月余，症情迁延，若不及时诊治，必有伤胎之忧。所幸邪尚在其表，证未其传变，乃属外寒束肺，肺失宣降，兼胃气失和。治拟散寒宣肺，利气化痰，和胃安胎。

（阙翼 整理）

第七章 其他疾病

一、恶性肿瘤

　　肿瘤是机体在各种致瘤因素作用下,局部组织的细胞在基因水平上失去对其生长的正常调控,导致异常增生与分化而形成的新生物。与良性肿瘤相比,恶性肿瘤生长速度快,呈浸润性生长,易发生出血、坏死、溃疡等,并常有远处转移,造成人体消瘦、无力、贫血、食欲不振、发热以及严重的脏器功能受损等,最终造成患者死亡。

　　远在殷墟甲骨文就有"瘤"的记载。《说文解字》:"瘤,肿也,从病,留声。""癌"字首先见于宋·东轩居士所著的《卫济宝书》,该书将癌作为痈疽五发之一。在中医学著作中,较多的结合各种癌病的临床特点予以相应的命名,如甲状腺癌类属于"石瘿",肝癌类属于"肝积"等。路老对于恶性肿瘤的见解也独树一帜。

1. 临证心得

　　路老认为,正虚邪实是恶性肿瘤的主要特点,正虚导致邪实,而邪实则进一步加剧正虚,形成恶性循环。机体的正气亏虚,加上感受外邪,或脏腑功能紊乱,气机失常,继而导致气滞、血瘀、湿聚、痰凝及毒阻等相互胶结,日久不解而成肿瘤。正虚包括不同脏腑的亏虚,诸虚之中,脾虚至为关键,脾虚证在恶性肿瘤中最多见。脾居中焦,为人体后天之本,气血生化之源,正气充足有赖于脾胃滋养和化生,脾胃盛衰直接决定了正气盛衰。故脾的功能在恶性肿瘤发展中至关重要,若脾胃功能正常,正气强盛,则邪不可干,肿瘤受抑制;若脾胃虚弱,百病丛生,肿瘤则进展或发生转移[1]。

　　路老在治疗恶性肿瘤的过程中,主张健脾扶正为先,次以理气化痰疏肝治其标,活血化瘀、补益肝肾治其本。

---

[1] 冯磊,宋军.路志正教授治疗恶性肿瘤经验撷菁[J].世界中西医结合杂志,2007,2(4):193-195.

健脾扶正时,路老依据脾胃特性,多采用升清药(如生麦芽、荷叶等)与降浊药(如生谷芽、苏梗等)同用,达到脾胃升降正常,以通畅全身气机。且路老习用黄芪、山药、党参、茯苓、生白术、莲肉等益气健脾,同时加用佛手、厚朴花等理气之品。若兼恶心呕吐者,常加生姜、藿香、苏梗、旋覆花止呕;若以脾胃阴虚为主,症见口干舌燥、饥不欲食、大便干结、舌红、少苔等,则选用沙参麦冬汤、益胃汤、甘露饮、生脉散、增液汤等化裁以治之。

理气化痰疏肝时,路老坚持"坚者削之"、"结者散之"的原则,常应用瓜蒌、贝母、牡蛎、夏枯草、山慈菇、昆布、瓦楞子、穿山甲、僵蚕等以软坚散结化痰。若有肝郁气滞者,配伍疏肝解郁、行气化滞之品,如橘叶、绿萼梅、八月札、娑罗子、玫瑰花、甘松、佛手、荷梗、枳实、沉香等。同时对于刚检查出的肿瘤患者,多在健脾的同时加大应用理气之剂,若有郁热,则配合清热解毒之品如半边莲、石打穿、半枝莲、连翘、白花蛇舌草、败酱草等。对于手术过后,需要减轻放疗、化疗等副作用的患者,多给予益气养阴药,如黄芪、太子参、玄参、天麦冬、生地、玉竹、黄精、西洋参等,以改善患者生活质量。对于癌转移的患者,多采用脾肾双补、阴阳并治的方法予以治疗,多取得较好的疗效。

在肿瘤的后期,多发生转移,已经不适于手术,多应用中医药治疗以减轻症状,稳定瘤体,提高生活质量、延长生存时间。路老在治疗本类患者当中,多从肝肾入手,以补益肝肾为主,根据肾阴肾阳偏盛偏衰之不同,给予桑寄生、熟地、旱莲草、女贞子、杜仲、何首乌、黄精、鹿角霜、附子、炮姜、枸杞、菟丝子、龟鹿二仙胶、当归、补骨脂、狗脊等药物,或补益方剂,如阳和汤加减进行辨治。

最后,以食为先,顾护胃气贯穿始终。路老对体质虚弱、毫无食欲的晚期癌症患者,以食用稀粥护胃气,同时也采用扶正健脾消食方药。若患者出现腹胀、倦怠、食欲不振、大便溏薄、消瘦,甚则恶病质等,常用香砂六君子汤、异功散、资生丸、参苓白术散等,加用莱菔子、焦神曲、鸡内金、生麦芽、生谷芽等消食药物健运脾土、芳香。他常告诫后学者:"留得一分正气,就存得一分生机",在肿瘤的治疗过程中,切不可一味攻伐,使虚者更虚,促其危殆。

2. 病案赏析

患者,女,54岁。患者于2002年3月初发现右颌腭侧牙龈有一个白色突起肿物,遂于3月26日去北京某口腔医院就诊,发现肿物约1cm×1.5cm,疑有恶变。次日住院治疗,行肿物切除,病检结果为牙龈疣状癌。2002年4月8日在全麻下行右上牙龈疣状癌扩大切除加右上颌白色病损切除加右上牙槽截骨术。术后靠牙托夹碘纱条保护创面。当时面颊肿甚,伤口久久不能愈合,于2002年7月25日来路老处求诊。症见牙龈因手术呈凹陷状,色红,疼痛甚,术后体重锐减9kg,整日卧床,无法进食,胸脘满闷,两目无神,面色晦黯,舌红,苔厚腻,脉细濡。

辨证:湿热内阻。

治则:清利湿热,健脾和胃。

方药:鲜藿香、佩兰(后下)各 8g,枇杷叶 15g,炒杏仁 10g,姜半夏 9g,瓜蒌皮 10g,黄连 4g,炒薏苡仁 20g,芦根 20g,六一散(布包)15g,炒枳壳 10g,竹叶 6g,西瓜翠衣 80g。6 剂,水煎服。

患者服上方 6 剂后食欲有加,舌苔渐退,效不更方,再进 12 剂。

2002 年 9 月 12 日诊:患者全身症状均有改善,食欲、体力均明显好转。由于患者创面久用碘纱条,致使唾液中有大量碘配成分,有时不慎吞入而渐渐出现胃肠烧灼难忍的症状,于下午 3 时尤为明显,服用各种制酸剂均无效。

辨证:脾胃阴伤,肝郁气滞。

治则:健脾养阴,疏肝解郁。

方药:太子参 10g,南沙参 15g,麦冬 10g,绿萼梅 10g,生石膏(先煎)20g,枇杷叶 12g,石斛 10g,茵陈 12g,生谷麦芽各 20g,苏荷梗(后下)各 10g,预知子 10g,川楝子(打)10g,玫瑰花 12g,生姜 2 片为饮。12 剂,水煎服。

此方用 12 剂后,患者胃肠烧灼基本痊愈。后宗药方之旨加减调药,到 10 月 30 日患者已恢复到术前水平。观察 4 年,患者体重已增加近 10kg,经复查口腔黏膜基本正常。

【按】本病属于中医"牙疳"、"骨槽风"的范畴。牙疳以骨槽溃后肿硬不消、出臭血为主要临床表现。临床有青腿牙疳、葡萄疫、走马牙疳等不同的种类,其中青腿牙疳多发于成人,葡萄疫好发于儿童,走马牙疳则多为痘疹等病之后而成。患者素有脾虚胃热之候,湿热蕴久酿毒上攻于牙龈,致成疳状恶变。今术后口腔开合不利影响饮食,加之情怀抑郁,横犯脾胃,又值盛夏,暑湿外受,引动内湿,致湿热阻滞气机不利,而成湿热中阻,浊气不降之证。

首诊方中藿香、佩兰祛暑化湿以醒脾,西瓜翠衣祛暑利湿,为祛除暑湿之邪的要药;肺为水之上源,主宣发肃降,通调水道,故枇杷叶、炒杏仁、炒薏苡仁、瓜蒌皮轻宣上焦,以利水之上源;脾主运化,更主水液之运化,故用姜半夏、黄连清中焦之湿热,同时配以炒枳壳调中理气,气顺则水液敷布正常,而湿邪自去;肾主水液,膀胱为州都之官,故用芦根、六一散、竹叶利水渗湿,使湿有去路。全方合用,融芳香化湿、肃肺、疏肝、畅中、清暑祛湿于一体,共奏清热利湿之功。2002 年 9 月 12 日就诊时患者因吞入大量碘酊,灼伤胃阴,阴虚则无以制阳而火盛;同时因久病难愈,痛苦难当而致心情郁闷,阻滞肝气,木盛则克伐脾土,故出现胃口烧灼难忍等症状。方中太子参气阴两补,为平补之剂,益气而不助热,养阴而不滋腻;南沙参、麦冬、石斛益胃养阴,四药合用,共奏益气养阴之功,阴液充足则虚热自除;生石膏清热泻火,除烦止渴以祛胃中热邪;绿萼梅、茵陈、生谷麦芽、预知子、川楝子、玫瑰花疏肝解郁,以达"抑木扶土"之效;脾主升,胃主降,二者均居中焦,为气机升降之枢纽,故用苏荷梗,一升一降,调理脾胃气机;枇杷叶清热肃肺,肺属金,为脾土之子,同时为肝木之所不胜,故肺气得清,不但可以"子实母壮",亦可"佐金平木"。全方合用,共奏健脾养阴、疏肝解郁之功。

(阙翼 整理)

二、甲状腺疾病

甲状腺疾病主要常见的有甲状腺功能亢进症(简称甲亢)、甲状腺功能低下症(简称甲低或甲减)、甲状腺瘤、甲状腺炎、甲状腺囊肿、甲状腺功能亢进并发症等。

甲状腺疾病,古人多以"瘿病"概之,早在《吕氏春秋》即有记载。中医认为,"瘿病"是体质因素加以水土失宜、外感邪毒、情志郁结等因素引起。是气郁、痰阻、血瘀,聚结于颈前喉结部位所致的以颈前逐渐形成瘿肿或结而成块为典型表现的病证的总称。"瘿病"范围很广,但皆是以颈前逐渐形成瘿肿或结而成块的典型表现为基础病,故统称"瘿病"。甲状腺疾病相关病种比较复杂,常见的包括"瘿囊"、"瘿气"、"瘿痈"、"瘿痛"、"瘿瘤"、"石瘿"等多种[1]。

甲状腺功能亢进症

甲状腺功能亢进症,简称"甲亢",是由于甲状腺合成释放过多的甲状腺激素,造成机体代谢亢进和交感神经兴奋,引起心悸、出汗、进食和便次增多和体重减少的病症。多数患者还同时有突眼、眼睑水肿、视力减退等症状。

"瘿气"是中医对甲状腺功能亢进的命名。中医"瘿气"是颈前轻度或中度肿大,其块触之柔软光滑,无根无结,可随吞咽活动,并见急躁易怒,眼球外突,消瘦易饥等为特征的颈前积聚之病证。

1. 临证心得

甲状腺为五脏六腑之气血津液运行上下的通道,也是诸多经脉气血交结汇聚的重要场所。路老强调,甲状腺独特的解剖部位和生理特点对甲亢发病有重要影响。对于甲亢的病因,路老认为,不外乎内因、外因、不内外因三个方面。具体包括:水土饮食、精神情志、先天禀赋(如甲亢发病以女性多见;情绪

---

[1] 赵进喜,邓德强,王新歧.甲状腺疾病相关中医病名考辨[J].陕西中医学院学报,2005,28(4):1-3.

忧郁易怒之"木"形人易患;有家族史或先天不足、肝脾肾亏虚者易患等)以及外感邪毒等几个方面。对本病的病机,路老强调"以肝郁为中心,与五脏失调相关",初期以肝郁胃热为主,中期以心脾气阴两虚明显,后期多属脾肾两虚,痰瘀互结。证属"本虚标实",以"肝肾心脾亏虚"为本,"肝郁胃热、化火生风、痰瘀停滞"为标。

早期"肝郁胃热",治宜理气解郁,清肝泻火。路老认为甲亢早期机体功能亢进为代偿性改变,病至中期则气阴耗伤,诸多脏腑功能明显失调,而现本虚的一面。故此时治疗上当以补虚扶正为治疗的主要原则。治以益气养阴,软坚散结。而甲亢日久可致肾气不足、后天匮乏,脾失健运、真阴耗伤,虚火妄动,煎熬津液而成痰,痰气郁阻,血脉不畅,痰瘀互结,凝聚颈部,久则难散;邪聚于目,上犯肝窍则成突眼难愈。甚至肝阳暴张于上,阴液亏竭于下,往往出现阴竭阳脱,风动痉厥的危候。治以健脾补肾,化痰祛瘀散结。若久病失治,损及肾中真阴真阳,则兼见肾阴、肾阳亏虚之候,宜补肾固本,坚阴泻火。

除内治法外,路老尚重视给予黄药子等药物外敷甲状腺,若联合针灸治疗则可以达到疏通经络、调和五脏的良好作用。同时还强调,心理治疗具有药物等治疗不可替代的特殊作用,也不可忽视;并且坚持日常合理的饮食宜忌和生活习惯,以及配合气功等综合治疗措施,都能对治疗起到一定的辅助效果。

路老还有一些独到的对症用药:①突眼颈肿:以祛实攻邪为主,兼养肝血。常用药物如露蜂房、木槿花、密蒙花、蝉蜕、白蒺藜、枸杞子、白芍、当归等。②腹泻:因虚火亢盛、胃纳失常、耗气伤脾致脾虚运化无权而成。治疗上当清胃补脾为主。常用药物:黄连、知母、葛根、怀山药、扁豆、薏苡仁、茯苓、鸡内金、生麦芽等。③心悸、失眠:因肝气郁久化火,耗气伤阴,扰动心神所致。临证可加瓜蒌、黄连、龙胆草、丹皮等清心泻热、宁心安神,或加酸枣仁、远志、柏子仁、浮小麦、合欢皮等养心安神。

另外,在治疗过程中,路老还常用一些引经药。路老认为,因甲亢病患在上、位于颈前喉结处,故常用桔梗等引药上行,以使药达病所,更好地发挥诸药的疗效。又因病位在上,属肺卫,凡见肺卫症候,均可加用清肺化痰之品如桑白皮、地骨皮以清肃肺气,而少用温燥。其他药如胆南星(天南星不可生用)、僵蚕、蝉衣、露蜂房、木槿花、密蒙花、蝉蜕、白蒺藜、枸杞子、菟丝子等药也较常选用,但仍需辨证并视所及脏腑的不同选用相应药物发挥引经报使作用。

对于含碘中药的使用,路老认为本病"并非全系水土缺碘所致",故不必一定要用海藻、昆布、海带等含碘丰富的中药。

2. 病案赏析

患者,女,24岁,工人。因"心慌、低热、乏力、手颤、眼突两个月"于1974

年 8 月 31 日来北京中国中医研究院广安门医院就诊。患者此前经北京某大医院行吸碘率等检查,明确诊断为"甲亢",并服西药治疗两个月,病情未见明显减轻。主症见:两眼外突不能闭合,红赤多泪,烦热易怒,心慌多汗,纳增易饥,大便烂,日两次。舌质紫黯欠润,苔薄白微腻,脉弦滑小数。辨证属肝郁气滞,夹痰阻络,治疗则分三个阶段进行。

第一阶段:治以疏肝解郁,理气化痰。处方:太子参 9g,杏仁泥 9g,柴胡 9g,夏枯草 15g,天竺黄 6g,黄药子 9g,胆南星 3g,陈海藻 9g,青皮 6g,醋香附 9g,元参 9g,生牡蛎(先下)24g,川贝母 6g。

服药 30 余剂后,心率减慢,体温下降。但病情仍不稳定,心率 65~99 次 / 分,时有低热,体温波动在 36.6~37.6℃。调整方案,治以养血柔肝,扶土抑木,佐以化痰散结治之。处方:全当归 9g,杭白芍 12g,柴胡 9g,黄芩 6g,黛蛤散(先下)12g,天竺黄 6g,薄荷(后下)6g,海藻 12g,川贝粉(冲)3g,黄药子 12g,昆布 9g,生牡蛎(先下)30g。用药约 20 余剂,病情明显好转,心率、体温恢复正常,精神状态好转,但仍感心烦气短,夜眠不安。舌质淡黯,苔白微腻,脉弦细。

第二阶段:治以益气养阴,清心泻肝化痰。处方:党参 9g,麦冬 9g,玉竹 12g,黄芩 6g,当归 9g,白芍 9g,生地 12g,玄参 9g,蛤蚧粉 15g,天竺黄 7.5g,生龙牡(先下)各 30g。

服 7 剂后,病情逐渐稳定。继续以益气养阴为主,佐以化痰散结,处方:玄参 12g,生地 9g,山药 12g,扁豆 9g,莲子肉 4g,鳖甲 12g,陈皮 9g,白芍 9g,生牡蛎(先下)30g,白芥子(炒)9g,车前子(包)12g。服前药 30 剂后,病情明显改善,无不适。但突眼如故。

第三阶段:以益气健脾,化痰散结为主,兼补益肝肾。处方:生黄芪 45g,党参 30g,白术 24g,茯苓 30g,杏仁泥 18g,黄药子 24g,蛤蚧粉 30g,夏枯草 30g,川贝母 24g,海藻 30g,玄参 30g,佛手 18g,白芥子(炒)24g,丹参 45g,何首乌 60g,旋覆花 24g,制鳖甲 60g,玉竹 24g,白芍 24g,生牡蛎 30g,醋香附 30g,当归 24g,黄精 24g。服药 50 剂后,突眼逐渐改善。后将该方制成丸剂,长期服用,以进一步巩固疗效。

经治 1 年多,病情逐渐被控制,甲状腺功能恢复正常,突眼也渐改善。此后结婚生女,完全恢复正常工作能力。随访 20 余年,至今无复发。

【按】本病例较为全面地反映了路老分阶段辨证用药的思路和组方特点,成功地运用中药治愈难治性疾病之甲亢症合并突眼。尤其值得一提的是,在病程的不同阶段,路老辨证选用软坚散结的含碘中药如海藻、昆布、夏枯草、牡蛎、黄药子等,并未影响疾病的治疗,更未引起疾病的加重或恶化。关于"中医药治疗本病是否应当使用含碘中药"的问题是目前争论的热点,用或不用、应如何使用等尚无定论。路老的临床经验表明：根据疾病本身的发病特点，合理汲取西医学的研究进展而组方用药是必要的，但在辨证论治的前提下，含碘中药也并不是不可以使用，若运用恰当可收良效[1]。

甲状腺功能减退症

甲状腺功能减退症（简称甲减）是由各种原因导致的低甲状腺激素血症或甲状腺激素抵抗而引起的全身性低代谢综合征，其病理特征是黏多糖在组织和皮肤堆积，表现为黏液性水肿。

甲状腺功能减退症，在中医学中无专门病名，基于甲减临床主要表现为元气亏乏，气血不足，脏腑受损的症状，故多归属于中医学"虚劳"、"水肿"等范畴，因病久难愈、正气亏虚并伴颈部瘿肿或结块者，又属于"瘿病"、"瘿肿"、"劳瘿"范畴。

1. 临证心得

本病病因总属先天不足或后天失养，现代医源性疾病常常为罪魁祸首，应予以重视。病机上，路老认为肾为一身之本，肾阳是人体诸阳之本，五脏之阳皆取诸于肾，病机关键在阳虚，以肾为本。阳虚虽多见，但阴虚、血亏和痰凝、气滞、热郁者也并非少见。故本病实质存在阴阳两虚、精气俱损、虚实夹杂等复杂情况，临证首当详辨机体阴阳虚损之轻重主次，次辨虚实夹杂与寒热真假，分清"标本缓急"，同时重视以肾为本，与五脏相关的整体观念。

本病属慢性疾病，起病隐匿，进展缓慢，宜稳中取效，缓缓图之。路老用药不仅轻灵，且主张治宜"平、和、温、柔"之品，药性平，药力和，药味温，药势柔，忌长期过量使用大辛大热、温补峻剂。对于阴阳虚损之证，处方多不离左、右归丸（饮）之形意。对于解郁，路老常取柴胡疏肝散、逍遥丸、四逆散之义。补脾和胃，多用四君子汤、平胃散、黄芪建中汤之神。养心宁神，处以归脾汤、温胆汤、生脉饮之精妙。

2. 病例赏析

患者，女，46岁，于2004年10月17日初次就诊。心悸、怕冷近2年，全身浮肿4月余。患者平素性情急躁易怒，2002年11月以来工作较前紧张，休息不足。于一次外感后开始出现阵发心悸，伴血压升高，最高达180/90mmHg，经120急救，服心痛定后稍降，后经全面检查未见异常，然此后每因受凉或噪音过大则易发，多于夜间3~4时发作，伴血压升高，周身不温，手足冰冷，战栗。近5~6年心率逐渐减慢，安静时约47次/分。今年6月出现周身浮

---

[1] 魏华,路洁.路志正教授治疗甲状腺机能亢进症的用药经验[J].广州中医药大学学报,2004,21（5）:407-409.

肿,下肢沉重。查心脏 B 超,左房轻度增大,轻度肺动脉高压,少量心包积液。外院检查甲功:T_3 为 0.88μg/ml(正常 0.66~1.92μg/ml);T_4 为 3.01μg/ml(正常 4.30~122.50μg/ml);FT_3 为 1.66pg/ml(正常 1.80~4.10pg/ml);FT_4 为 4.4pg/ml(正常 8.1~18.9pg/ml);TSH>150μIU/ml(正常 0.25~4.5μIU/ml)。于外院诊断为甲减,并给予甲状腺片治疗,每次 1 片(40mg),每天 1 次。患病后,怕冷头晕,乏力纳呆,腹胀便结,大便 2 日 1 行,初硬后软,胆怯怕惊,面色浮红,夜间口干,寐多易醒,入睡困难。小便尚调。月经 2~3 个月来潮 1 次,量中等,色黯,有血块。舌体胖,质淡,苔薄白,脉沉弦,右寸大,尺部弱。既往史:子宫肌瘤 10 余年,现子宫萎缩。1999 年开始血压偏高,可达 130/80mmHg,未予系统治疗。

辨证:肝脾肾虚,虚热扰心。

治则:疏肝和胃,温胆宁心。

方药:西洋参(先煎)10g,柴胡 12g,姜半夏 10g,素馨花 12g,郁金 10g,黄精 12g,茯苓 18g,炒柏子仁 12g,竹茹 10g,炒三仙各 12g,莲子肉 15g,炒枳实 15g,胆南星 6g,天竺黄 6g,生龙骨、生牡蛎(先煎)各 30g,紫石英(先煎)15g,共 7 剂。

2004 年 10 月 24 日二诊:药后乏力、睡眠均见好转,下肢浮肿基本消退,仍头晕,偶有夜间惊醒,但发作程度减轻,唯畏寒未见缓解,现纳谷渐增,仍作嗳气,大便调,日 1 行。舌淡微胖,边有齿印,苔白,脉沉缓,右寸大,尺弱。既见效机,原法不更,前方进退:方中胆南星、天竺黄改为 8g,去紫石英,加炒白术 10g。继服 14 剂。

2004 年 11 月 8 日三诊:患者服上药后,自觉畏寒怕冷稍减轻,睡眠好转,纳增,嗳气减,二便调。舌淡微胖,边有齿印,苔白,脉沉缓,尺弱。治疗:原法不更,健脾养心和胃,守方进退。处方:西洋参(先煎)10g,柴胡 12g,姜半夏 10g,素馨花 12g,郁金 10g,黄精 12g,茯苓 18g,炒柏子仁 12g,竹茹 10g,炒三仙各 12g,莲子肉 15g,炒枳实 15g,天竺黄 6g,生龙骨、生牡蛎(先煎)各 30g,当归 5g,炒白术 15g。继服 14 剂。

后经继续调补阴阳,平补肝脾肾等治疗 3 月余,逐渐停服甲状腺片,半年后复查,甲功各项指标恢复正常,甲状腺 B 超示组织回声正常。随访至今仍无异常。

【按】本案病机复杂,患者平素肝旺气郁,多思神伤,年值七七临近而病起,经水稀至而伴躁扰不宁、畏寒肢肿,实系肝郁渐起在先,脾虚后天失养,心气日渐不足,时有胆热相扰,痰气凝滞于中,而更值此时肾水渐亏,天癸渐竭,以致心肾不交,阴阳失调。路老认为其病本于肝脾肾虚,阴血亏耗,心失所养,而虚热夹痰上扰、水气凝聚下焦为标,故见虚阳浮越于上,真阳不能内守以荣四末、散水气,则诸象渐现,如心悸烦躁、失眠多梦、纳差便结、畏寒肢肿、经水稀至、舌淡胖苔白、脉沉弱寸口大等,故慎酌病机,巧取中州、通达上下,方以"温胆汤"加味,取其理气解郁、清胆宁心之功,增补西洋参补益心脾、兼固气阴,黄精不温不燥,同安五脏,并补三焦以扶助正气;以炒三仙代陈皮,和茯苓共奏健胃运脾、补益后天气血之功;加柴胡、郁金、胆南星和天竺黄以助法半夏、枳实、竹茹清胆解郁、除烦热之力;更入素馨花、柏子仁清润心君,和莲子肉、紫石英、生龙骨、生牡蛎固涩肾精,填补肾气,收敛浮散之真阳,全方合用,共奏"交水火、媾心肾、益气精、共济先后天",是路老"持中央以运四旁"诊疗特色的体现。本案用药似平实无华,却执简就繁,进退灵活,收效不凡[1]!

(唐有瑜 整理)

三、烧 伤

灼伤,为热力(火焰、灼热气体、液体或固体等)所引起的损伤。由于电能、化学物质、放射线等所致的组织损伤的病理和临床过程与热力烧伤很相近,故都将其归为烧伤一类。烧伤面积超过30%,Ⅲ°烧伤面积超过10%即为重度烧伤,若处理不当可引起死亡[2]。

中医对烧伤的认识较早,又名火烧疮、汤泼火烧,轻浅者一般不影响内脏功能,仅在局部呈现红晕、起疱或腐烂;重者损害面积大而深,皮焦肉烂,热毒炽甚,耗伤体内阴液,甚则热毒内攻,出现口渴、发热、神昏、便秘、小便不利等症[3]。

1. 临证心得

(1)大面积灼伤,分期论治:路老曾于1960年2月赴包钢职工医院巡回医疗。在配合治疗大面积灼伤的工作中,除运用四诊八纲,进行辨证外,并按照温病学中卫气营血和三焦作为诊断、治疗和辨别病邪浅深以及推测预后转归的重要依据。通过大面积灼伤患者的会诊和临床观察,体会到可将患者病程分为前期、后期和恢复期三个阶段[4]。

[1] 魏华,路洁,殷翠儿.国医大师路志正教授临证辨治成人甲状腺功能减退症经验浅析[J].中华中医药杂志,2012,(12):3132-3134.

[2] 朱家恺,黄洁夫,陈积圣.外科学辞典[M].北京:北京科学技术出版社,2003.

[3] 李经纬,余瀛鳌,欧永欣,等.中医大辞典[M].北京:人民卫生出版社,1995.

[4] 路志正,余瀛鳌.中医对大面积灼伤的辨证论治[J].中医杂志,1961,(1):19-21.

前期——"清营解毒,活血止痛":由于大面积灼伤的患者,伤势严重,火毒炽盛,不仅使皮肤受到侵害,甚则皮焦肉卷,肌肉腐烂,剧烈疼痛是患者最大的威胁,并且很快影响到内脏,因此它与温邪之由表及里(或从上焦到下焦)逐渐深入迥然不同,由于火毒传变迅速,很快直入营分血分,形成"邪正相争"的局面,出现壮热神昏,谵语烦躁,口渴引饮,幻视躁动,甚或手足抽搐等症状,如病员陈某于1960年4月26日晨4时堕入开水池中,烫伤面积达91%,病情严重,在很短时间内送来医院抢救,在会诊时,患者即有上述的部分症候。因之在治疗原则上采用了"清营解毒,活血止痛"的原则,处方以《外科正宗》(明·陈实功撰)中之四顺清凉饮加减;如毒气内攻,邪陷心包,出现壮热神昏,烦躁不安,扬手掷足等症候时,则用"清营解毒,养阴育神"法,处方以清营汤出入,并用安宫牛黄丸、牛黄清心丸等"芳香开窍,醒脑安神";如火毒炽盛,热极生风,筋脉拘挛而产生高热神昏,寒战抽搐等症候时,宜用"凉肝息风"法,方剂以羚羊钩藤汤加减。一般在服药后,所有症候特别是精神神经症状,能够得到一定的改善。

后期——"益气养血,扶正祛邪,柔肝息风,滋阴潜阳":后期,病员的阴液大耗,肝肾阴气受损,体质虚弱,抗病能力减低,形成"正虚邪少"的局面。由于肾水枯竭,不能涵木,营血久耗,筋不能荣,故出现形体衰惫,神倦思寐,语言低怯,胃纳少思,手足蠕动,时时瘛疭,肉瞤筋惕,甚则两目上视,半合半闭,神气已夺等一系列肝风内动和虚弱现象。上面所举病例,到了后期出现以上症候,因而采用"益气养血,扶正祛邪,柔肝息风,滋阴潜阳"的法则,用大定风珠、增液汤、三甲复脉汤加减,并加入人参、黄芪等益气之品,以填补气阴,滋养肝肾。大多患者在服药后,均有一定的进步,如睡眠平稳,瘛疭减少,神气得复等。

恢复期——"清余热、滋养气血、健脾和胃、养心安神":恢复期系指创面愈合,败血症完全控制,血培养连续阴性,全身无其他显著症候而言。这时仅是肢体功能的恢复和皮肤肌肉的充实,至于善后调理,仍应按照温病的处理原则,大抵以清余热、滋养气血、健脾和胃、养心安神,根据不同症候和患者体质强弱进行辨证施治,不难加速痊愈。

(2)常见兼症,辨证处理:路老对灼烧患者的内服方药主要以温病理论作为治疗的参考,同时,他认为在病程中经常遇到一些兼症,对于兼症的处理,可以不限于温病的治疗法则,主要是根据当时所见,在辨证的基础上加以治疗。

食欲不振——填补胃阴、健脾和胃:灼烧患者无论在前期或后期都容易产生胃纳呆滞,不思饮食的病状,其病理机制乃因热邪伤及胃阴,久则脾阳亦伤,故在治疗方面有填补胃阴(以沙参麦冬饮、益胃汤等加减)与健脾和胃(四君子汤加麦芽、炙内金等)两法。

　　腹泻——前期清里热止泻,后期补脾益气止泻:病员出现腹泻症状,在前期阶段多为火泻,可以葛根芩连汤加减治疗,切勿用"实脾止泻"法;后期阶段,多属溏泻,用四君子汤加味及参苓白术散加减治疗,常能收到意外的疗效。

　　便血——凉血清络:便血的患者大多有腹部膨胀,大便或为褐色或为柏油样便,这是因为邪入血分,阴络受伤,血从下溢的表现,应速采用凉血清络法,以犀角地黄汤合清络饮加减治疗,不同于一般内科杂证便血的处理。

　　咳嗽——前期清热降气化痰,后期清燥救肺:据中医五脏相关学说,肺合皮毛,皮毛灼伤,热邪首先犯肺,以致产生咳嗽、多痰、呼吸气粗等症,前期患者多用清热降气化痰法(二陈汤合泻白散加苏子、枇杷叶、瓜蒌皮等),后期多为燥咳,故应以清燥救肺汤治疗。

2. 病案赏析

　　患者,男,23岁,工人,病历号10748,入院日期:1960年2月15日。自述于今晨八时,抢堵出铁口没堵住,被铁水喷到全身燃着衣服。当时周身疼痛起泡。烧伤面积达63%,三度烧伤达35.7%。于22日出现败血症严重情况,于23日中医科会诊,脉案如下:

　　病员神识昏蒙,谵语不休,手足振掉,烦躁不安,两目直视,头摇如铃,舌质红绛,苔起黑芒刺,因大面积烧伤,两手寸口无法诊脉,遂宗内经"三部九候"上下部诊法——上部:两额之脉弦动,耳前之脉弦数。下部:足少阴脉微细,足太阴脉有力(九候未诊之处,即系有烧伤)。

　　辨证:火毒入营,邪陷心包。

　　治则:清营解毒,养阴育神。

　　方药:银花六钱,元参五钱,生地、丹皮、寸冬各四钱,归尾、赤芍、黑山栀、黄芩、生甘草、防风各三钱,川连二钱,一剂水煎分服。另以安宫牛黄丸两粒,分两次送下。

　　3月12日(后期):

　　病员自4日输血后,引起高热寒战,于7日血培养为金黄色葡萄球菌,连续至3月10日,已证实为败血症,体温每日升降差1.5℃左右,(早低37℃～晚高39℃以上)血色素下降,肌肉震颤,梦语,因此必须控制败血症。中医科于14日会诊脉案如下:

　　望诊:病员形体衰惫,两目无神,手足蠕动,肉瞤筋惕,舌质晦黯,边缘灰滞,舌苔微黄,色如赭石,干枯无津,中有裂痕。闻珍:呼吸微弱,语言无力。问诊:胃纳呆滞,口干不思欲,大便溏薄,小溲微黄。切诊:左手尺部,有虾游之象,右手沉细数,足厥阴(太冲)脉沉弦无力,足少阴(太溪)脉未触及(此时患者两手创面愈合,已能诊脉)。从以上脉证来看,肾脉无根,后天脾胃之本又虚,当前治疗,急宜扶正祛邪,大补气阴,潜镇摄纳法,并应使患者安静,多事休息。

处方:人参须四钱(先煎)、黄芪八钱、麦冬四钱、干地黄三钱、玉竹三钱、杭白芍三钱、白术三钱、茯苓四钱、生牡蛎一两(先煎),生龙骨、生鳖甲(先煎)各八钱,两剂一日一夜服完。

3月15日复诊脉案:

病员意识清楚,精神较昨日少充,但语言无力,仍有神疲现象,大便已不溏泻,小溲增多,自觉胃脘烧心,嗳气腹胀。肉瞤筋惕大为减少,仅两腿内侧足厥阴经脉处小有瞤动,舌质转红,但右边仍紫黯,舌苔赭石色少变正黄,津液少生,已不甚干燥焦裂,唯缺乏润泽。脉象左尺细弱然力,少有根底,与昨日之虾游无根迥然不同,右手沉弦,较左手稍有力,左足少阴(太溪)脉今日能触及,唯细弱,足厥阴(太冲)脉沉弦,右足部脉未摸及。

根据以上脉证来看,总的来说,病情有好转趋势,但险期仍未安全渡过,需予高度警惕,治疗原则,仍本前法,原方加减,佐入和胃之品(处方从略)。

【按】患者因被铁水喷溅致烧伤,烧伤面积达63%(Ⅲ°烧伤达35.7%),出现神识昏蒙,谵语不休,手足振掉,烦躁不安,两目直视,头摇如铃等症状,舌质红绛,苔起黑芒刺。路老认为患者病程前期属火毒入营,邪陷心包,治以清营解毒,养阴育神,方用银花、元参、生地、丹皮、寸冬、归尾、赤芍、黑山栀、黄芩、生甘草、防风、川连。另以安宫牛黄丸收效。后期并发严重败血症,急宜扶正祛邪,大补气阴,潜镇摄纳法。予方药:人参须、黄芪、麦冬、干地黄、玉竹、杭白芍、白术、茯苓、生牡蛎、生龙骨、生鳖甲,病趋好转。

(王传池　整理)

四、男　子　不　育

男子不育症是精子的产生、成熟、运输或射精能力缺陷等所引起的不能生育的总称,一般把婚后同居2年以上未采取任何避孕措施而女方未怀孕,称为不育症。临床上把男性不育分为性功能障碍和性功能正常两类,后者依据精液分析结果可进一步分为无精子症、少精子症、弱精子症、精子无力症和精子数正常性不育。男子不育的原因较为复杂,包括各种原因引起的性腺发育不全、生殖道发育异常、雄激素的合成和作用异常、生殖免疫异常、各种原因引起的精液成分异常、生殖道感染、精索静脉曲张、性功能障碍等。

在中医学中本病属于"绝孕"、"无子"、"五不男"等,其原因可分为先天性的缺陷及后天病理性的两种。先天性不育早在唐朝太仆令王冰就提出五不男,即"天、漏、犍、怯、变"五种生殖器官畸形或发育不良。后天因素,就脏腑而论,主要责之于肝肾,肝经络阴器,肝阴亏损则精少,肝经湿热则精伤无子,肝肾同源,肾主生殖,主二阴,生精血,肾虚则性功能障碍,导致精清、精冷、精少而艰嗣。此外,气血两虚、气滞血瘀等均影响生殖功能而致不育。路老治疗本病以滋补肝肾,益气养血为主,临床经验丰富,效果显著[1]。

1. 临证心得

路老认为男子不育症人群中精寒气虚者居多,痰湿、虚火、气郁、精稀者也时有所见,几种病因混杂者亦屡见不鲜。故临证之际要认真诊断,详细辨别,审清病因,分清主次,治疗效果才会显著。

精寒不育型:路老认为精寒不育是因精液清稀不能生育。早在《脉经》就有"精气清冷"的记载。而《医学入门》称"精冷",《古今医鉴》称"寒精"。其主因有二:一为肾气不足,即先天不足,禀赋素亏;二为肾阳不足,即命门火衰,沉寒痼冷。治疗原则前者多补,后者必温。

气衰不育型:路老认为气衰即肾气虚衰,气不化精,脾气虚弱,精失所养,久则早泄,早泄则不育。如《傅青主男科》所云:"见色倒戈者,关门不守,肾无开合之权矣。谁知皆心君之虚,而相火夺权,以致如此。"

痰多不育型:路老认为痰多不育者多为肥胖之人。痰为有形之物,痰凝则气滞血瘀,瘀阻精道,故无精液排出。此型患者常感阴部胀痛,并兼胸闷易怒。因肾藏精,生髓,脑为髓海……治脑即治心。心主血脉,脉者血之府。路老遇此类患者多用血府逐瘀汤加蛇床子、韭子治疗,即可奏效。也有因湿痰壅滞,湿邪下注,致使阳痿不用或遗精早泄患者。此型气虚痰盛者居多,故用利湿、化痰、活血之法治疗,收效甚速。

相火盛不育型:路老认为此型多为相火扰动精室,形成血精死虫,造成不育。治疗此型患者应清热利湿,并佐以理血。方多用前列腺汤加减。如属阴虚火旺不射精症,路老多用坎离既济汤。因湿热相火引起的早泄或遗精、阳痿,对生育也有影响,更应多方辨证,分析归纳,综合治疗,方可收效。

精稀少不育型:路老认为此型多见排精稀少或精液清冷。原因多在脾肾。肾精不足,脾气衰弱,加之思虑过度,精血暗耗,则精少而不育。路老临床多用归脾汤加壮阳之品治之。

气郁不育型:此型多因气郁血滞形成。如《沈氏尊生书·前阴后阴病源流》中说:"失志之人,抑郁伤肝,肝木不能疏达,亦致阳痿不起。宜达郁汤。"此

---

[1] 李智. 路志正教授治疗男子不育症经验简介[J]. 山西中医,1991,7(6):11-13.

型患者,路老常用升麻、柴胡、川芎、香元、刺蒺藜、桑皮、远志、枸杞、桂叶或菖蒲治之,常获显效。

临床上补法、温法、泄法、通法、育法是最常用的方法。要在审证求因的基础上,找出疾病的本质,选用上述最适当的方法。补,补其肾精,治肾亏不孕。若精断不育,则补其脾血,健其脾胃。温,温其肾阳,治精寒不育。泄,泄其相火,多用于肾阴亏损、相火妄动而须滋阴降火、去其实邪的患者。通,通其精道,痰阻气滞者多阻其精道,故以通调精道为首务。育,育其精血,凡精液稀少不能排精者,须多用气血有情之品育其精血。

2. 病案赏析

"温"法治男子不育之精寒

患者,男,31岁,陕西省人。门诊病历号110779号。该患5年前与一健康女子结婚。婚后经常早泄,又屡梦遗滑精,但无阳痿,性生活正常。自觉畏寒腰酸,易疲劳,睡眠差。曾赴海淀医院检查:精子活动迟缓,不能液化,畸形2%~3%,死精子20%,精子数6400万个。辨证为命门火衰,精液不化。治以补其命门,助其肾气。药用盐茴香9g,补骨脂10g,菟丝子12g,山药12g,炙狗脊9g,黑料豆18g,巴戟天9g,肉苁蓉15g,枸杞子10g,黄柏6g,紫河车10g。连服10剂。后又以上方加首乌30g,香附6g,再服7剂。一月后其妻怀孕,病告痊愈。

【按】方中盐小茴入肾温化寒精,配狗脊壮肾温精,佐以紫河车气血有情之品补气益精生血,用黑料豆、巴戟天、枸杞、苁蓉、菟丝子、补骨脂助阳填髓,配山药补脾肾,黄柏泄相火。方药精当,丝丝入扣,故疗效显著。

"补"法治男子不育之肾气衰

患者,男,34岁,自述婚后5年未育,甚感苦恼,化验死精2/3,活精虫活动力弱。自诉与妻同床后疲乏无力。检查舌暗而肿大,脉沉细。路老认为属肾气衰弱,不能化精所致,需补其肾气,化精生血。方用:桑寄生30g,菟丝子30g,山药30g,枸杞18g,沙苑子18g,熟地30g,仙灵脾15g,鹿角霜9g,丹皮18g,知母9g。服用14剂,又以上方加补骨脂30g,服20剂后,其妻怀孕,足月顺产一男婴。

【按】方中桑寄生、菟丝子补其肾气,山药补脾振其生源,枸杞、沙苑子、熟地滋其阴,仙灵脾、鹿角霜助相火,牡丹皮活血,知柏泄相火。此方专补心脾肾,使气旺生精,精旺则能育。

"通"法治疗男子不育之痰多精道不通

患者,男,36岁,自诉婚后未采取任何措施但3年未育。该患者形体肥胖,动则气短,腰酸腰困,劳累加剧,乏力汗出,口干腻,脉弦滑,舌苔薄黄。查精液性状黏糊,活动(+++),死亡40%,计数6500万,红细胞(3~4)×10^{12}。经北京各大医院多方治疗无效,路老诊断为脾虚痰多型,遂用祛湿燥痰理气之剂治疗。方药:半夏15g,生姜5g,黄连5g,黄芩5g,茵陈18g,蔻仁18g,香元12g,仙茅30g,路路通18g。服用15剂后,气短、腰困、口干好转。继用上方去黄连加巴戟天15g,苍术30g,连服15剂后症状基本消失。后改服六味地黄丸,服用两个月后,其妻停经有孕。

【按】此方中半夏燥化寒痰,生姜温肺化痰,黄连、黄芩苦燥辛开,可清痰热降肺气,茵陈化湿,蔻仁化湿理气,香元调气机。全方共奏利湿化痰通络之效。即古人"调气机,精道通,通则育"的治疗原则。

"泄"法治疗男子不育之相火盛

患者,男,30岁,婚后6年不孕,深感苦恼。自诉6年前受雨淋后,阴囊肿胀,恶寒发热,心烦不寐,烦躁不安,大便3日一行。路老认为是相火偏亢、心肾不交所致,宜用滋阴、降火、交通心肾之法治疗。药用:玄参24g,沙参30g,麦冬15g,柏子仁15g,枸杞15g,熟地15g,丹皮18g,知母18g,黄柏12g,肉桂12g。服用12剂后,阴囊肿胀基本消失,心烦好转。上方加阿胶(烊化)30g,补骨脂30g,夜交藤30g,连服12剂,3个月后其妻怀孕。

【按】方中用玄参、沙参、麦冬滋阴,柏子仁、枸杞、熟地补肾阳,丹皮活血,知母滋阴降火,黄柏直清相火,肉桂引火入肾并滋补肾阳。因方药对症,其法精妙,故收立竿见影之效。

"育"法治疗男子不育之精稀少

患者,男,32岁。婚后4年未育,伴四肢困倦,头重无力,饮食少,常出汗,二便调。舌红苔薄,脉沉弱。其精子死亡60%,计数1500万。路老认为是脾肾虚弱,精血亏虚所致,治宜补其脾肾,育精化血。方用:白术15g,山药15g,紫河车30g,熟地30g,首乌15g,枸杞15g,牛膝30g,泽泻18g,知母、黄柏各20g,牡丹皮15g。

【按】方中白术、山药补脾,紫河车补精血,熟地、首乌益肾固髓,枸杞补阴,牛膝壮阳,泽泻滋阴利湿,知母、黄柏泄邪火,牡丹皮活血。仅服20余剂,其妻受孕。

路老治男子不育症,辨证、治法都有其独特之处,引人深思,值得学习。在对本病的遣方用药中补肾精善用紫河车,此药咸甘性温,补气养血,生精尤佳,为血肉有情之品,女子不孕男子不育均选用。鹿角霜功能益肾助阳,补力虽小,但不滋腻,为专治肾精清稀良药。韭子壮阳特佳,早泄、阳痿者首用,配淫羊藿强肾,蛇床子助阳,效果更好。补骨脂多用于遗精,早泄,久不能交。杜仲、寄生平补肾气,寒热错杂时用之。熟地甘温,补肾良品。为精血两亏良药,用之得当,常收显效。首乌苦甘涩,性缓温,补肝益肾,益精血,又能收敛精气,且不寒不燥不腻,堪称滋补良药,亦常选用。肉桂壮肾阳,小茴温中散寒,遇肾精冷症多用之。知柏对药,多用于因肾阴亏损、湿热下注的不育症。痰多阻道,多用半夏燥之,干姜温之。总而言之,路老用药针对性强,风格灵活多变,不拘一格。

（王传池　整理）

第四篇
临证治学要旨

篇首短语:"以行而求知,因知以进行",医学既是一门实践性极强的学科,也是一门知识更新非常快的科学。在漫长的从医生涯里,路老不仅精于治病救人,善于临床实践,在治学求知方面也形成了自己的独特方法。治学路上,他孜孜不倦,"师古不泥",善用其心,为后来者总结出可循之道。无论是"问道岐黄,研习经典";还是"处理'博'、'约'关系,适应职业需求";抑或是"总结个案,在'动'、'静'结合的文字里检验理论"。路老治学教诲颇多,今再学其诸论,体会所强调总以上述三者最为紧要。

第一章　问道岐黄，研习经典

研读经典乃临证治学的第一要务。经者，径也。学经典，是中医大才必由之路也。中医药学博大精深，是一个琳琅满目的巨大宝库，而中医经典更是其中闪亮的明珠。那些现存的和未传世的医学经典论著，见证了中医药文化在漫漫岁月里百花齐放的灿烂，也见证了我国先民及中医药学家在与疾病斗争的几千年里不屈精神与无限的智慧。路老从医 70 余年，深感学习中医经典的重要性。学习中医经典，就是学习中华文化特有内涵的大集合，它源于古代生活与临床实践，并反过来指导着人们的社会和医疗实践活动。

一、学习经典，极其重要

1. 沐经典之风，可悟大家之学　路老对经典古籍的学习十分看重。他认为，中医院校的学生和在职中医师应在古汉语和中医历代经典著作上下功夫，感受中华优秀传统文化的深邃，体会中国古代医学大家们的风范，耳濡目染，必须钻进去，再钻出来，才能了解到中医理论的真谛，才能牢牢地掌握中医理论基础，才能在临床上充分发挥中医的优势和特色，真正用传统中医的方法解决患者的问题，赢得患者的信任，成为中医的后继人才。

2. 循经典之道，能解今日之难　中医古籍经典之生命力强大不息，内容丰富。其中不仅包含了丰富而系统的理论知识和历代医家的临床经验，现代医务工作者还能从其中找到现今遇到的难题的答案。例如在对形形色色，或地位高，或个性固执骄傲、难以听进医生劝告的患者进行语言劝导时，路老充分地借鉴了《内经》中岐伯"人之情，莫不恶死而乐生，告之以其败，语之以其善，导之以其所便，开之以其所苦，虽有无道之人，恶有不听者乎"的做法，将疾病的后果以及如何预防，通过调理，会有什么好的结果告诉患者，便把劝患者在日常生活进行调理的注意事项处理得很好了。

3. 习经典之作，能固理论之基　学习中医基础，尤其学习中医经典古籍，既是认识中医的重要方法，也是中医学子提高学术修为、锻炼临床思维的重要途径。目前中医院校的教育体制存在西医课程所占篇幅过多，中医经典学习相对不足"出现反客为主的倾向，其教学方法是先基础、后临床，以课堂和教师为中心，实习基地多采用西医院的模式，与中医注重临床实践脱节"，更凸显出学习中医经典的重要性。因此，当路老闻及山东中医药大学进行教育改革，把中医四大经典、《本草经》《易经》与中国传统文化课程作为重要的学习科目，强化它们的地位时，不禁为此拍手叫好。对于"山东省中医管理局'要求在3年内对全省从事中医临床的医生都要参加《内经》等四部经典著作的全省统一考试，并以此作为年度考核、任期考核和职称晋升、执业注册的必要条件'"这项举措更是感到欣喜，认为这是从根本上提高中医理论水平和业务能力的关键措施。正如山东中医药大学附院于文生先生所说："此举主要是提高中医门槛，淘汰一些'南郭先生'"，这与南京中医药大学干祖望教授提出的"净化中医队伍"的意见不谋而合。

二、学习经典，尤重方法

古人云"善学者，师逸而功倍"、"不善学者，师勤而功半"。人生短短数十载，中医成才之路更是漫长，如何在有限的时间内有效地研习经典，以使学术不断发展而少走弯路；同时又能更好更快地运用于临床，服务于大众，有效的学习方法很重要。在经典的研习上，路老有自己的经验和方法，值得我们后辈学习。现分列如下：

1. 通读经典原著，不可贪功求速　古代经典论著多篇幅不长，因此主张学习时不要急于取舍，还是以通读原著为好。只有通读，才能全面了解著作之原貌。首先明其句读，借助字典、词典掌握难僻字词的读音和词意，然后熟读原文。常言道："书读百遍，其义自见。"诵读有声可以帮助记忆，反复朗读以体会文中意义。有些重要章节，熟到朗朗上口，能够背诵才好。熟读后再考虑借助注释参考书籍，逐节逐章地弄通文意。参考各家注解释义只是为了帮助理解原文，不能代替诵读原文。在读和释的过程中，读原文是学习的重点。初学时宁拙勿巧，宁慢勿快，宁涩勿滑，不放过一字一词，务在弄通原意。若有所体会，即择其要作好学习笔记[1]。

2. 重视校勘考据，不可盲目遵经　经典著作多成书较早，文辞古奥，加之

---

[1] 路志正.怎样学好《难经》[J].中医杂志，1983，04：54-57.

辗转誊录,鱼鲁亥豕,致使有些文字真伪难辨、不易理解,在所难免。历代注家争论较多。对于这些问题,一方面鼓励学者大胆争鸣,勇于提出自己的见解,另一方面治学要严谨,"大胆假设,小心求证"。清代学者重视考据,这种讲求实际的学风值得我们学习。比如"十一脏取决于胆"这一命题,语出《素问·六节藏象论》:"……脾、胃、大肠、小肠、三焦、膀胱者,仓廪之本,营之居也,名曰器……此至阴之类,通于土气。凡十一脏,取决于胆也。"自王冰以降,诸家歧见纷呈,多数注家拘于原文,曲为解说,如王冰、马蒔等认为"胆者,中正之官,决断出焉。故凡十一脏皆取决于胆耳。盖肝之志为怒,心之志为喜,脾之志为思,肺之志为忧,肾之志为恐,其余六脏,孰非由胆以决断之者乎?"李东垣、张志聪等则认为胆主少阳春生之气,余脏从之,故取决于胆;张介宾等则认为胆主半表半里,通达全身阴阳,故十一脏取决于胆。由于各家对文字传抄之误认识不足,故其论虽有一定价值,但有的不免牵强。而今人成肇智先生从校勘角度出发,认为"十一"二字乃"土"字之误。因为字形上,古书为竖写,"土"字竖写时稍拉开距离则变成"十一",而且这种把一个字写成两个字的现象在古书传抄中并非少见。如果正为"凡土脏,取决于胆也",与上句"通于土气"文意相连,顺理成章。如果不重视校勘,过分遵经而一字不易,反而与经旨相去甚远。而临床上多见"胆胃不和"之证,这样更切合临床实际,则文理、医理皆通[1]。

3. 溯源析流,不可漠视历史发展 学习经典要采取历史唯物主义的态度。路老在论述《难经》的学习时就此点论之甚详。他认为,《难经》是以问难的形式解释《内经》的理论性著作,学习《难经》就应该结合《内经》的有关章节,溯本于《内经》以探其源。如《难经》的脉学部分,源于《内经》,要参阅学习《脉要精微论》、《玉机真藏论》、《三部九候论》以及《五藏别论》等篇章。《内经》或言而未明,或引端未发,而《难经》在《内经》的理论上有所发挥,对中医学理论的发展和完善做出了贡献。学习的同时还要参考后世各家学说对经典的发展发挥以析其流。其中有关奇经八脉的论述,应参阅《十四经发挥》、《奇经八脉考》,学习《难经》有关命门的理论,应结合后世薛立斋、孙一奎、张景岳、赵养葵等人的论述。这样才能了解《难经》自出机杼,在理论上的创新及对后世的影响。再者,《难经》中的有关章节,前后互参,则更易了然。

经典成书于古代,限于当时的历史条件,必有不够恰当之处,如肝有"七叶"、"心有七孔三毛"、"木得水而浮,肝得水而沉;肺得水而浮,金得水而沉"等,对此必须以辩证唯物主义和历史唯物主义的态度对待,不责备于古人,而

---

[1] 路志正.关于中医经典著作研究的一点思考[J].世界中西医结合杂志,2012,10:829-830.

是吐误茹真,汲取其精华,剔除其糟粕。

4. 全面把握学术思想,不宜断章取义 经典著作内容博大精深,且言简意赅,几个字就表达出丰富的含义,因此一段经文往往涵盖了多方面的思想和内容。我们在研究经典时就要注意通读全文、上下联系,这样才能全面把握其学术思想,否则容易断章取义,拘于片面的理解,误读经义,会贻误后学。比如一谈到中医学的预防思想,就说"正气存内,邪不可干"(语出自《素问·刺法论》),但后面紧接着还有一句"避其毒气",强调了辟毒的重要性。其后还具体论述了预防疫病的针刺、取嚏、存想五气护身、吐、汗、服小金丹等法。如"天化从来,复得其往,气出于脑,即不邪干",张景岳释为取嚏法,疫病之邪从鼻(呼吸道)而入,通过取嚏,一是通过物理作用,将在鼻腔黏膜的病原微生物排出,二是宣通肺气,使肺之宣发功能保持活跃,则邪气易于排出。小金丹为《内经》13方之一,由辰砂、雄黄、雌黄、紫金四味组成,现代临床上广泛应用的温病"三宝"中,安宫牛黄丸和至宝丹,均含有雄黄、朱砂、金箔,包含了除雌黄外的小金丹全方,其主要作用无疑是解毒以辟疫。全方并无一味扶正药物,与当代防疫注重应用黄芪、灵芝等扶正药加上清热解毒药的组方思路有很大不同。《刺法论》还指出吐法和汗法对防疫有重要作用。吐法取春分之日、日未出而吐之,是顺时令阳升之时,用吐法有利于祛除外邪毒气,同时促使人体阳气向上升发,与天地阴阳相应,发挥防御功能。雨水后用药浴发汗,也是散邪之重要方法。

综观经文,论祛邪辟毒之法有取嚏、吐、汗、服小金丹以及针刺等五法,而扶正则仅存想、针刺而已。说明本文的预防思想是存正气、避毒气二者兼顾,且论辟毒之法更详。如果不通读全文,就很容易得出《内经》的预防思想只强调"正气存内,邪不可干",而忽略了辟邪预防的重要性。这句话在中医界流传了数千年,人人耳熟能详,但是许多人并未能对本文学术思想全面把握。因此,做学问切忌断章取义,否则就会曲解经旨,立言不可不慎。

5. 狠抓要点深钻研,不应脱离实践 对于经典中的重点内容,即其对中医理论有重大发展的部分,要深入进去,深钻精研,探微而索隐,密切结合临床实践进行学习,或做专题研究。如独取寸口、治损之法、命门理论、三焦元气、七冲门、八会穴、针灸刺法等内容,都应做深入研究。以治损之法为例,其理论渊源是什么?历代医家有何论述、发挥?对临床有什么指导意义?具体有哪些治疗方法、方药,其实用价值怎样?必须一一明悉。"损其肝者缓其中"则可结合学习《素问·藏气法时论》"肝苦急,急食甘以缓之"和《金匮要略·脏腑经络先后病脉证》"夫肝之病……益用甘味之药以调之",则可知其理论是一脉相承的。又如"八会穴"是《难经》对针灸的重要贡献之一,是古代针灸医疗经验的科学总结，今日临床尚广泛应用。八穴与脏、腑、血、气、筋、骨、髓、脉的内在联系，八会穴治疗疾病机制的探讨，则是学习《难经》的专题研究之一。其他经典论著中重点内容的学习，也是一样的道理。

6. 紧密结合临床，不可轻易否定前人 由于时代变迁，一些古人的理论在现代看来似乎有简单、机械之嫌，用西医学的理论不能作出合理解释，往往质疑这些学说的科学性，更有学者斥为谬说而加以挞伐。如五六十年代对于"五行学说"的争论，有的医家提出要废除五行，但试问这些医家，在临床上是不是用参苓白术散治肺病？这难道不是以培土生金为指导吗？黄连阿胶汤治失眠不即是水火交济、交通心肾理论的具体实践吗？五行学说经历代医家不断吸收改进，与临床紧密结合，具有很大的实用价值。如果没有临床经历，仅从西医学的观念出发，很容易将中医的精华当做糟粕而抛弃，五行学说一废，中医学之大厦倾矣！

已故中医名家程门雪先生，在1940年评注《伤寒论》麻黄升麻汤方证条文，认为其"方杂不纯，药不符证，非真无疑"。1945年，再次评注该条，又依据临床实际，联系上热下寒、上实下虚的病证表现，对其复方配伍的处方原则作了充分肯定，并自责以往误断，谓"学无止境，勿自以为是"。这种实事求是的治学精神，值得大家学习。路老曾经在脑外科查房时就遇到一例脑积水术后患者，发热月余不退而长期使用冰床，有肺部感染、心衰、低蛋白血症，已经西医治疗乏效，中医辨证属表气闭郁、湿热郁肺、脾肾阳衰，以麻黄升麻汤加入化湿之品而收效。路老认为，如果没有临床历练，对于经典的理解就无法深入，往往会拘于常理和自己的一隅之见，而轻易否定前人。临床实例是丰富多彩的，常有意外之事，而经典是古人依据自己或前人的经验总结升华而来，其中绝大部分是实事求是的，如果没有亲自的实践，就不应以己之浅见，不加深入的临床验证而轻易否定。

第二章 "由约至博，由博返约"的治学之路

医学作为一个专门的学科具有其特殊性。它的工作内涵决定了医学工作者必须要"专"；对疾病的生理病理，以至于诊疗都要有一个较为详细而深刻的认识。同时，医学作为一个服务性的学科，医学从业者必须要"博"。世间众人皆会得病，他们可能是天文学家、教育家、农民、化学家、环卫工人等，他们所处的环境各不相同，所面临的致病因素也大相径庭。而不同的因素作用于人体后，由于个人具体情况的不同又会有不同演变。另外，单独的疾病发生常见，而并发疾病同样常见。因此，治疗不同的患者、不同的疾病，要求医生不仅要了解患者的身体状况，还要了解他们的生活状态；不仅要了解患者过去的情况，还要了解现在和将来可能面对的情况；不仅要了解面对的患者，还要了解社会动态。解除病患的痛苦不是仅仅依赖药物，更需要多方面的知识，这是作为医生必须"博"的重要原因。

古人高瞻远瞩，早早预见"专科专业"的重要性。我国医事分科，远在周代即有食、疾、疡、兽四种。到了唐代，增少小、耳目口齿、外治（角法）、针灸推拿等科。宋元以降，随着医学的不断发展，分科更加细致，在唐代分科的基础上，又增风科、眼科等，号称十三科，对精研专科、提高业务能力起到了很大的促进作用。而中医内科在古代十三科中，是一门重要的基础学科，它不仅病种广泛，涉及各个系统，且不少妇、儿等科疾病，亦多通过内科诊察而转请专科处理，故前人有"大方脉"之称。而外科建立在内科基础之上，发展了许多外治方法。此类衍变在此不一一赘述。由此可见我国古代的医事分科呈现一个"细化"的趋势。

当然，细致的分科并不代表着历史上的医家只会看自己的"专业病"。从医生个人的发展来看，我国医学家从古至今即善于咀嚼、消化各种优秀文化和思潮，吸收外来对我有用之学问与科技，以不断充实、提高自己的素质。"于书

无不窥"，又反对"靳靳守古法"；既"为方博达"，又"不名一师"。善于继承，又善创新。无不由约至博，再由博返约。

路老精读医史，结合多年从医经验及当下社会现状，对如何处理好博约关系颇有自己的一番见解，值得广大中医师借鉴。

一、由约至博，再由博返约的路径

如何处理好博与约的关系？路老认为可以依"始于约"、"进而博"、"博而通"、"通而达"、"博返约"的次序进行，其实这也是做学问的一般规律。

1. 始于约 约是简略，也可说从零开始，由浅入深，循序渐进，不积跬步，无以至千里，万丈高楼从地起，要打好基础。旧时代的学者，多从小学开始，即从文字学入手，再逐渐扩大范围，终于成为有基础的专家。

2. 进而博 博指知识广博，多才多艺，欲达此目的，就要多读书，尤其是与己相关学科的书。

3. 博而通 通指通晓博识。《易·系辞》上："一阖一辟之变，往来不穷谓之通。"做学问做到博而能通，才能避免食而不化，而通又存在着纵通、横通等问题。"纵通"，即从古至今，从源到流。中医药学，上自《五十二病方》、《灵枢》、《素问》，下至明、清、民国、现代，都应有所了解，如《文史通义》中说："史学家的史学……都有历史眼光，每论一事，上下千古，如数家珍。""横通"，指以专科为中心，但与其他各科广泛联系，涉猎医学之外的其他文化知识。

4. 通而达 通而能达，才能知常达变，不墨守成规。汉·王充云："通书千篇以上，万卷以下，弘扬雅闲，审定文牍，以教授为人师者，通人也。"（《论衡·超奇》）三国魏文帝（曹丕）《典论》云："盖奏议以雅，书论宜礼，铭诔尚实，诗赋欲丽，此四科不同（四科系指四种文体而言），故能之者偏也，唯通才能备。"太史公言："易之为道，幽明远矣，非通人达才孰能注意焉。"

5. 博返约 博学多识，通晓多科之学，再精究专业之学。即点与面的辩证关系，深度与广度的问题。只有相当博的精，才算真正的精，只有相当的精与专，才算真正的博。浅尝辄止的博不是博，坐井观天式的精不是精。只精不博谓之无识，只博不精谓之无根；不广征博采难免狭隘之讥，然不专于某科则流于散漫而无重心，不能深透。在我国学术史、文化艺术史、医学史上曾经出现过许多杰出的人物，如果他们没有广博而雄厚之基础，或仅约束于某一专业的精专，就难以创新开拓，不可能成为一位名副其实的专家。

孙思邈在《千金要方·大医习业》中提出："凡欲为大医，必读素问、甲乙、皇帝针经、明堂经、十二经脉、三部九候、五脏六腑、表里孔穴、本草药对、张仲景、王叔和……"若按此衡量,目前医生的知识含量远未能达到。某省曾对 61 名中医医生调查,其中系统学过《内经》的 12 人,占 19.6%;学过《难经》的 1 人,占 1.6%;学过《伤寒论》《金匮要略》《温病条辨》的 4 人,占 4.5%,更不用论其他著作了,这是一种危险的倾向,当然也是一种可怕的现象。

二、处理好博约关系的建议

为提高中医医生知识含量,以期实现由约至博,由博返约,路老提出以下几点建议:

1. 开卷有益,温故知新　许多医生具有良好之理论根基和临证经验,但过去所学统一教材,尚不能满足客观诊治需要,因此,应有计划地开展读书运动,请名家提出学习书目,宜分层次提出不同要求,定期检查,或自由结合,温课复习,形式可多种多样。

2. 加强文言基础　中医古籍,文言较多,若无文学根底,阅读困难,理解不易,"文是基础医是楼"。路老建议加强医古文学习或从《古文观止》中选择名篇阅读之。中文是我国母语,简洁明快,只要肯下工夫,不难掌握。并曾推荐同学们阅读《上海中医药杂志》社所办《医古文知识》专刊,认为该刊专为广大同学而设,如能按期浏览,自会登堂入室。

3. 研究历代医案　医案是前代医家理论指导临床实践的结晶,具有借鉴与启迪作用。特别是在疾病谱转变,疑难病增加的情况下,更应从前人医案中寻找智慧。

4. 重视信息　广泛吸收和分析科研和临床信息,如多阅读各类期刊,尤其是对中医药期刊有关医药动态均应有所了解。

5. 注重自然科学知识与人文社会科学知识的融合　在学习和研究医学的同时,吸收人文社会科学知识,扩大视野和扩展思维,提高自身素质,全面提升知识水平。

第三章　重视临床个案总结

随着医学科学的发展,人们日益感到中医临床总结方法十分重要。它不仅关系到中医理论能否在实践中得到继承,并积极地反作用于实践,而且也关系到中医水平的再提高。目前,中医临床总结的方法虽然多种多样,但从有关材料来看,却有忽视个案总结的倾向。路老认为:个案总结是各种总结方法的基础,是最能体现中医学术特点的总结方法,应当大力提倡。

一、个案总结是理论与实践密切结合的最好形式

个案总结,就是运用中医学理论,对临床个案病例,进行研究性的总结。它既能充分反映疾病的个性,做到"具体问题具体分析",也能反映疾病的共性,寓共性于个性之中,是理论与实践密切结合的最好形式。

辩证唯物主义的认识论告诉我们:把来源于实践的感性材料加工制作,造成概念和理论的系统,这是整个认识过程中的一个必要阶段。个案总结是把来源于实践的感性材料,经过医者加工制作,从而升华到理论,是认识疾病过程中的必要阶段。东汉张仲景,在"感往昔之沦丧,伤横夭之莫救"的临床实践中,在《素问》《九卷》《八十一难》《阴阳大论》等书的理论指导下,创立了辨证论治的理论体系和治疗法则,《伤寒论》397 法,每一条都是从大量个案中总结出来的规律,如"疮家"、"汗家"、"衄家"、"亡血家",皆不可发汗等,这些规律若没有仲景对个案的体验是无法总结出来的。清代温病学家吴鞠通,在精研叶天士临证个案总结中得到启发,并结合自己的实践体会,写成《温病条辨》,他说:"叶天士持论平和,立法精细,然叶氏吴人,所治多南方证,又立论甚简,但有医案散见于杂证之中,人多忽之而不深究,瑭故历诸贤精义,考之《内经》,参以心得,为是论之作。"试想,吴氏若没有叶氏的临证个案和自己的临床实践,要在温病理论上有较大建树也是不可能的。

中医是一门传统的临床实践医学,它来源于临床实践,升华到理论,又指

导着中医临证实践。且经过大量个案的总结,又升华到理论,而理论反作用于实践又是通过个案具体落实,因此,个案总结也有一个由低级到高级的升华过程。古代医案大多是以个案总结形式出现的,最早见于《周礼》,当时的医生每日看病都有记录,姓名住所患何病,疗效如何……《史记》太仓公看病也有姓名里居,病症以何方法治疗、结果如何等。不过,医案以个案形式总结进入到高一级的阶段,主要是在明、清以后,明·吴鹤皋《脉语·卷下》拟出了医案格式,韩懋《医通》亦立有医案格式:"式云某处有某人某年月日填医案一宗……"而清·吴崐的《脉案格式》,喻嘉言的《议病式》则要求又更高,这些医案格式都很详细,使个案总结,初具楷模。

古代医案虽然体例不一,详略有异,但有很高的学术价值,具体而言:①能充分反映医者的学术见解和精湛独到的医疗经验,有利于交流经验,指导临床;②能帮助后学从疑难复杂多变的证候中,找出疾病症结之所在,提高辨证论治水平;③能密切理论与临床关系,既为理论研究提供宝贵的文献资料,也为临床总结提供可靠的科学论据。如《临证指南医案》、《治验回忆录》、《冉雪峰医案》等,都是较好的个案总结。事实证明:不同时代的个案总结,确能反映出不同时代的中医学术水平,故前人有云:"读书不如读案。"章太炎也说:"中医成绩,医案最著。"

二、个案总结最宜于中医临床研究

中医的学术特点主要是整体观念和辨证论治,个案总结正是体现这些学术特点的较好方法。从整体观念出发,宏观地观察、认识人体生理病理的运动规律,并通过外在的表象去探讨机体动态变化的实质,从而把握疾病的共性;但时有春夏秋冬、邪有风寒暑湿燥火、地分东南西北、人有老幼壮羸,禀赋有阴阳、情志有喜乐、病程有长短、病情有顺逆、病势有进退,不同的发病条件,疾病也会表现出不同的个性。共性和个性是疾病的两个方面,疾病的共性不是"实例的总和",疾病的个性也不是普遍规律,而个案总结的优点就在于:既掌握疾病的个性,又把握疾病的共性,既能体现整体观念,又能反映辨证论治的特色。所以,个案总结最宜于中医临床研究。

科学研究的方法可以多种多样,但任何一门科学都必须为实践服务,并接受其检验。个案总结是检验理论正确与否的一个途径。古往今来的医家都很重视。无论是医话、医论、专题研究,或者分证总结,或一病一证,从几十例至上百例的统计研究,都不能脱离个案而存在,因此,搞好个案总结,是临床研究的基础。而名老中医的宝贵经验,来之不易,他们高深的学术造诣,就体现在临床的个案治验之中。因此,传承名老中医的经验,最有效的方法,就是首先抓好个案总结,或以个案总结为基础,写出医话、医论等多种形式的经验集,才能比较全面地反映老中医的学术思想和临床经验。但是,有人认为"中医经验不能重复",从而否定个案总结的临床研究价位。但从中医基础的发展来看,阴阳五行、四诊八纲、气血津液、脏象经络、六经、卫气营血、病因病机、治疗法则、药性归经、方剂等,都经历了"实践—认识—再实践"的过程,接受了几百年乃至几千年的重复和检验,至今仍是中医临床所必须遵循的理论,《伤寒论》这部巨著,就是从实践中上升到理论性经典著作,直到今天仍有很高的实用价值。所谓"重复",不是"原方原药"、"一病一方"的重复,而是在中医基础理论指导下,辨证论治的重复。不同的病,不同的阶段,有不同的变化规律,如急性热病传变迅速,"到一境即转一象",因此,论治也要有相应措施。若刻舟求剑,采用"一病一方"的对症重复,那就会丢失中医辨证论治的精华,也无法提高疗效。

三、个案总结的方法

随着自然科学领域每一个划时代的发现,自然科学的本身也常常带来新的飞跃。古代医案,大多以个案总结的形式存在,但格式已不符合今天的要求。应当指出:现代个案总结,不是古人经验的简单重复,而是在继承前人学术思想的基础上,结合现代的科学技术,运用个案的形式,进行临床研究性的总结。

怎样做好个案总结呢? 路老认为主要应抓以下几个环节:

1. 写好病历,为个案总结打好基础 病历是临床科研工作的真实记录,它既反映某个疾病的一般规律,也反映该病在个案中的特殊表现。一份完整的病历,是一份好的科研资料,可以根据新的实践经验,提出一些需要重新研究,或提出一些探讨性的意见。因此,写好完整的病历,是个案总结的基础。中医病历的书写首先要详细记载望、闻、问、切四诊所搜集的材料,并遵循中医的基本理论,作重点突出、简明扼要的辨证分析和客观的诊断,为立法处方提供依据。复诊时必须对其转归、发展、疗效作出正确的判断。书写时,既要体现中医的诊疗特点,也务必保持理、法、方、药的一致性。目前,病历的书写,繁简不一,不利于临床总结,要使其条理化、系统化,需要有一套切实可行的病历格式,要避免遗漏,或文字上的冗长,做到绝对真实可靠。

2. 加强"证"的研究,提高个案总结质量 "证"是证据,是辨证论治的主要根据。它概括发病各方面的条件和因素,从而确立疾病的部位、性质,揭示发病机制、发展趋势,并提出治疗方法等。辨证论治是中医的精华,辨证是前提,从主要证候中推求主要病机之所在,论治是辨证的目的,是解决病机的主要点。因此,在整体宏观水平上,阐明"证"的实质和客观指征,既能发扬辨证论治的特点,也有利于提高个案总结的质量。张仲景强调"病脉证治"即是以证候为基础,如桂枝汤证、麻黄汤证等,只有强调"证",才能在个案总结中分析综合个性,进而认识疾病发展变化的规律。

3. 探讨病与证的内在联系,促进个案总结再提高 辨证,固然可以解释疾病过程中出现某些证候的病理,但不能认识某一病的全部病理,若全部病理不明,立法就没有原则性,因此,还必须结合中医的辨病。中医所讲的"病",绝不是一个孤立的证候,也不是一个证候群,而是有病因,有发病机制,有发展过程,有规律可循,有预后可测的疾病,它的治法也有一定的原则,徐灵胎说:"症之总称为病,一病必有专症。"比如疟疾是病,而寒热往来、呕吐、口苦等是症,但又有不同的证型,合之称为疟疾。辨病,能把握病的全部病理发展过程,也可以指导预防性的治疗,如"见肝之病,知肝传脾,当先实脾","或其人肾水素亏,病虽未及下焦……务在先安未受邪之地,恐其陷入易易耳"。实践证明,只有通过辨病,才能体现中医整体观念的特点。当然,只辨病不辨证,辨病就无从入手,因此,探讨病与证的内在联系,才能揭示疾病的规律,只有把大量个案进行综合分析,加起来统计研究,才能把握疾病,做到胸有成竹。

4. 精研中医基础理论,指导个案总结的全过程 任何理论要成为科学都需要系统化,或者说科学就是理论的体系。中医具有独特的理论体系,它在阐明人体生理病理规律时,认识到许多相互联系、从属、转化的属性关系组成的整体,因此,中医学基础理论是个案总结的支柱,而个案总结则是中医基础理论的具体运用。个案总结的全过程,都必须以基础理论为指导,并使其理论得到进一步完善。

科学是务实的,进行个案总结,必须实事求是。记录病情要完整详细,分析病理要有的放矢,判定疗效要客观可靠,成功的经验要总结,失败的教训也要吸取,有条件的单位还应运用现代科学技术来整理充实,只有这样,才能使个案总结,真正为中医临床、教学、科研服务[1]。

（叶汝萍、许伟明 整理）

---

[1] 路志正. 略谈个案总结[J]. 新中医,1982(4):49-50.